仆尝思之：人果有志振兴医学，当狂澜难挽之时而作中流砥柱，当自著一书，发前人所未发，言今人所不能言。其书一出，俾医界人人信仰，以为标准。原不必排挤他人，以自鸣其识见之高也。是以仆生平著作论说，不下五六十万言，不敢是己之是，亦不敢非人之非。惟偶有会心，即笔之于书。其言之皆是也，人自信之；其方之皆非也，人自弃之。不然则我方雄辩高论，以指人之疵谬，乃我之辩论未传，而所为指疵谬者转能广行于世，人人信用，返躬自思，能无汗颜乎？

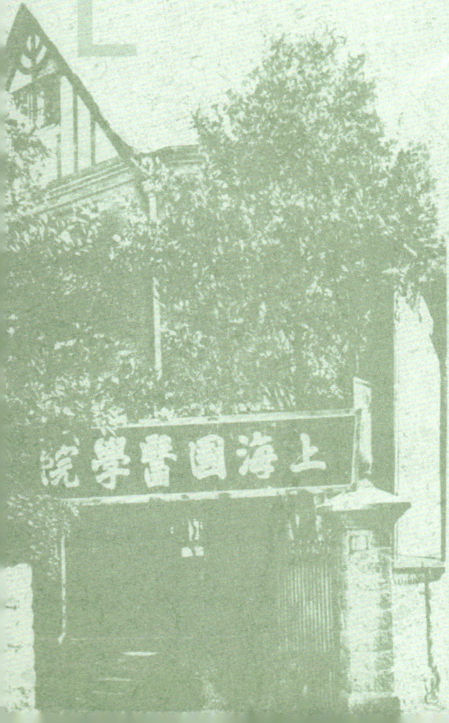

二十世纪初中医名家医学文集丛编

张锡纯医学论文集

王咪咪 编纂

学苑出版社

图书在版编目(CIP)数据

张锡纯医学论文集/王咪咪编纂.—北京：学苑出版社，2011
(二十世纪初中医名家医学文集丛编)
ISBN 978-7-5077-3753-0

Ⅰ.①张…　Ⅱ.①王…　Ⅲ.①中医学-文集　Ⅳ.①R2-53

中国版本图书馆 CIP 数据核字(2011)第 033326 号

责任编辑： 陈　辉　付国英
特约编审： 高振英
出版发行： 学苑出版社
社　　址： 北京市丰台区南方庄 2 号院 1 号楼
邮政编码： 100079
网　　址： www. book001. com
电子信箱： xueyuan@ public. bta. net. cn
销售电话： 010-67675512、67678944、67601101(传真)
经　　销： 新华书店
印 刷 厂： 北京市广内印刷厂
开本尺寸： 890×1240　1/32
印　　张： 13. 125
字　　数： 267 千字
印　　数： 1—3000 册
版　　次： 2011 年 8 月第 1 版
印　　次： 2011 年 8 月第 1 次印刷
定　　价： 30. 00 元

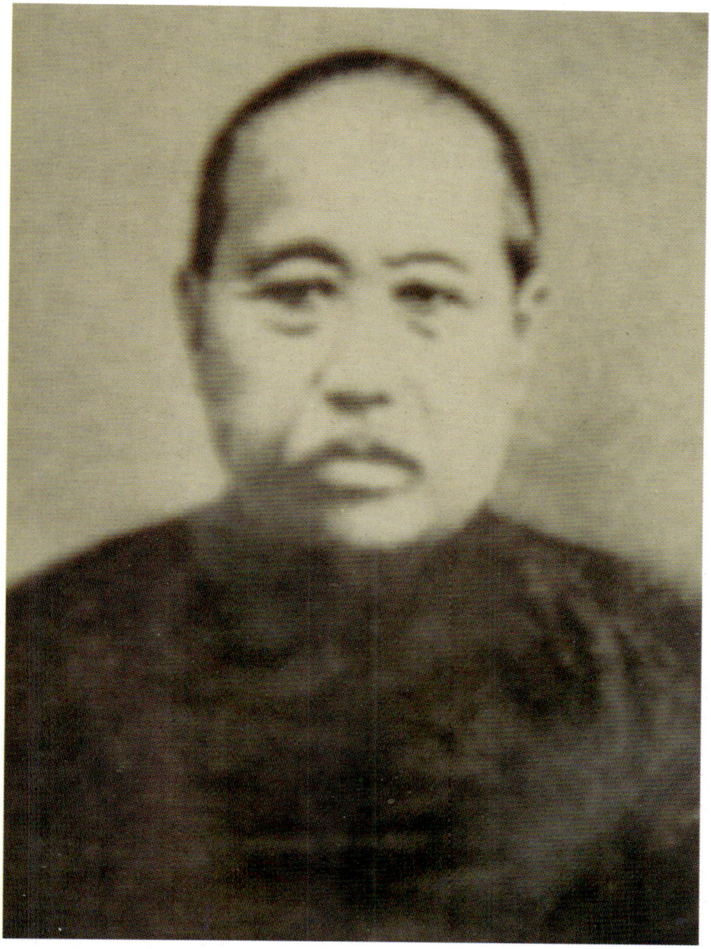

张锡纯

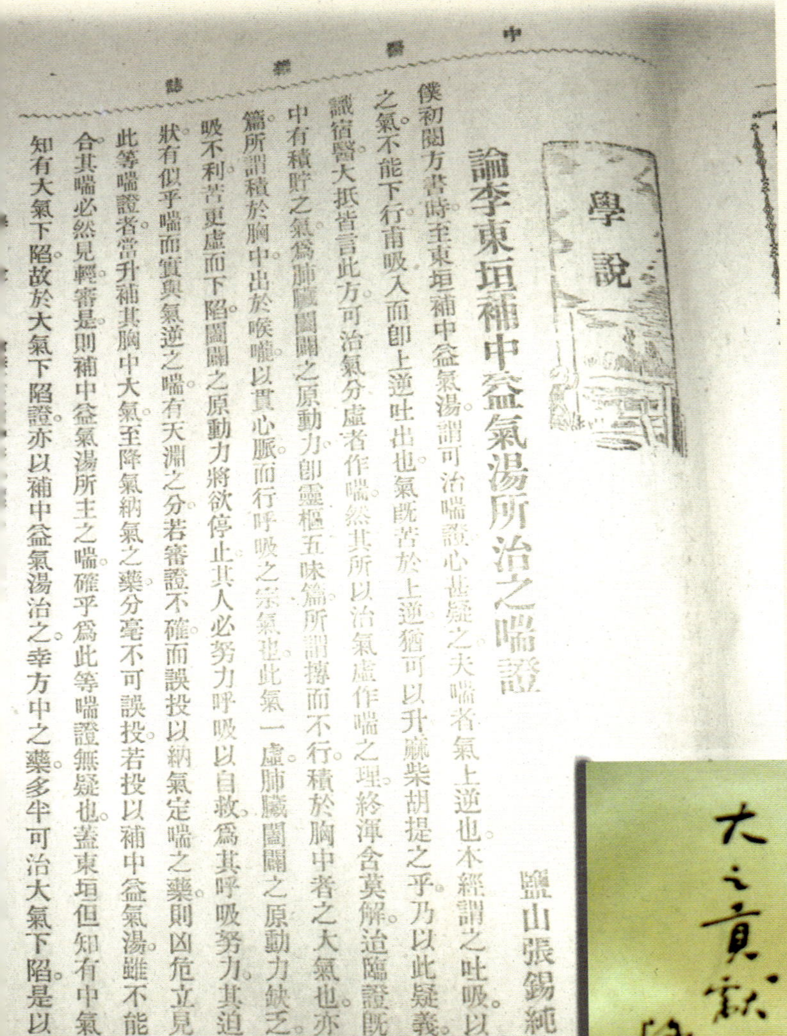

學說

論李東垣補中益氣湯所治之喘證

鹽山張錫純

僕初閱方書時。至東垣補中益氣湯。謂可治喘證。心甚疑之。夫喘者。氣上逆也。本經謂之吐吸。以其吸入之氣。不能下行。甫吸入而即上逆吐出也。氣既苦於上逆。猶可以升麻柴胡提之乎。乃以此疑義。徧質所識宿醫。大抵皆言此方可治氣分虛者作喘。然其所以治氣虛作喘之理。終渾含莫解。迨臨證既久。知胸中有積貯之氣。爲肺臟闔闢之原動力。即靈樞五味篇所謂摶而不行。積於胸中者之大氣也。亦即客邪篇所謂積於胸中。出於喉嚨。以貫心脈。而行呼吸之宗氣也。此氣一虛。肺臟闔闢之原動力缺乏。即覺呼吸不利。若更虛而下陷。闔闢之原動力將欲停止。其人必努力呼吸。以自救。爲其呼吸努力。其迫促之形狀。有似乎喘。而實與氣逆之喘。有天淵之分。若審證不確。而誤投以納氣定喘之藥。則凶危立見矣。故治此等喘證者。當升補其胸中大氣。至降氣納氣之藥。分毫不可誤投。若投以補中益氣湯。雖不能十分脗合。其喘必然見輕。審是則補中益氣湯所主之喘。確乎爲此等喘證無疑也。蓋東垣但知有中氣下陷。不知有大氣下陷。故於大氣下陷證。亦以補中益氣湯治之。幸方中之藥。多半可治大氣下陷。是以投之亦

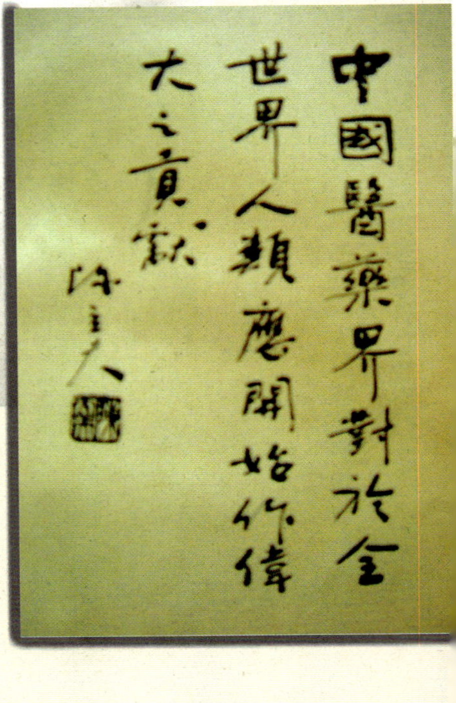

《二十世纪初中医名家医学文集丛编》

编辑说明

一、《二十世纪初中医名家医学文集丛编》以清末及民国时期（1900~1949）著名中医家个人论文集为单元分册。书前的前言和序文对本书的编辑及时代背景等方面做了说明；论文集前有专家撰写的医家生平、学术成就及主要医学贡献。因论文收集的年代跨度大，登载期刊多，论文内容所涉及的范围广，故在论文集前撰有导读性的内容提要及目录，以方便读者阅读。《二十世纪初中医名家医学文集丛编》（第一集）每册只载一位医家，故每篇论文之后不署名（个别收入的非本医家所写论文会特别标出）。论文的收集以编者能收集到的1900年至建国前的中医及相关期刊上的医学论文为依据。个别医家因其论文的连载及学术的延续性，可到建国初期（1955年）以前。这部分资料一般来源已比较困难，但又能反映一个历史时期的中医发展及特点，故有极大的文献性、资料性，是系统研究中国医学史、中医文献发展及医家个人学术经验不可缺少的宝贵资料。

二、"论文集"前的目录为该册所收集论文所作，题目后标有论文所在的页码，以备读者查找。书后索引为现能收集到的该册作者在建国前五十年内的论文题录，后有所在期刊和发表时间，（包括作者一稿多投的论文出处），旨在为读者查找原文提供方便。

三、有关对中医经典的研究性论文中，凡“原文”，本次文集均以期刊引录为准，不纠正前辈的引录误差。引录文献出处等小字注一律不在行文中出现（民国期刊中此种现象较少，故统一不出现在行文中。个别有所需求的读者可依据书后索引在原文中查找）。

四、民国间期刊论文90%以上以竖排本、繁体字、无标点（有的有句读）形式出现。本书则统一体例为横排、简体，通用标点。具体讲，竖变横后，凡原书中的“右”字通改为“上”，“左”字通改为“下”。一般繁体、异体字通改为通用简体。仍在用的个别今古字、异体字，包括能反映当时文字特点的一些字，视情况有所保留（如：猝—卒；周—週；症—癥；骨格—骨骼；翔实—详实；盅—钟；着—著；养气—氧气等）。其宗旨在让读者能看明白原文的前提下尽可能体现原文特点，不强行统一。由于期刊保护问题，凡个别字迹不清或缺字处，以“□”表示。

五、文中数字的写法宗原文，计量单位一律不改，保持原貌。书中有民国时期的西药所用剂量而现在完全不用，其药名有的也甚古怪，并难以找到出处，（如沃度仿漠、马尔匹拿囊；剂量上的醋酸铅一瓦等）均一律照原文，不做任何解释及出处。

六、本论文集所收论文有的已距今百年，大部分也七八十年了，故词句用法、语言断句有的与今日之文章有很大差异。而本论文集非注释本，只为展现原貌。愿读者谅解，一律不加文字说明。

七、论文行文中有引录文的，与原文基本一致的加引号，否则只以冒号标之。行文中的完整方剂，方剂名、中药名同正文，剂量、炮炙方法等用小半号字标之，而行文中的药剂量及炮炙法字号不变。个别论文在引录文中用大小字处理的，此论文集中亦用小半号字处理。

八、在数千篇的论文中，有少数文章有八卦、阴阳五行等图符、表格等，考虑全书统一，书中未加保留。个别有兴趣的读者可在书后索引找原文查看。见谅。

九、民国时期期刊管理较为混乱，故一稿数投，改变题目再投，几年后改变期刊、改变名称再投，或略改动论文再投的现像很常见，我们虽做了大量斟别，这种情况难免还会出现，但不会影响展现这些医家的学术思想及反映当时的医学氛围。

王咪咪

2009 年 10 月

《二十世纪初中医名家医学文集丛编》

序

20世纪前50年，中国社会剧烈变革，革命者在民主科学的旗帜下，反对旧道德，提倡新道德；反对旧文化，提倡新文化，形成了浩浩荡荡的反帝、反封建、反官僚大军，对旧民主主义革命、新民主主义革命取得成功曾发挥了重大的作用。但令人遗憾的是，出现了盲目搬套西方的现象，特别是以日本明治维新“废止汉方医学”的政策为师，视中华民族传统医学为旧医、旧文化，这种思潮和行动使中医学蒙受了残酷的打击，多次出现废止、取缔中医的方针政策。在当时，卫生教育官员要废止中医，在学术界，胡适反中医，鲁迅也反中医，在如此巨大的压力下，中医界有识之士，为了求真理，求生存，求进步，求发展，与之进行了生死存亡的抗争。反对废止，与废止派进行了长时期针锋相对的批判与反批判论战，从而诞生了一批维护中医继续发展的中坚力量。

王咪咪教授为了探索这段历史，以十数年的时间阅读了大量昔日的期刊文献，获得了许许多多启迪与感叹，下决心对参与这场斗争的代表人物进行一次有计划、有系统的疏理，并作了初步的分析研究，选其较有影响的一批近现代医家，除撰有传记性评述外，还力求附录其主要学术论文，再附索引，以备研究者探索参考，此工程名为《二十世纪初中医名家医学文集丛编》。

历史是一面镜子，学习历史，借鉴历史，可以使人聪明，有才智。学习医学历史，借鉴医学历史，特别是学习、借鉴中国近代医学发展的历史经验与教训，对当今与未来医学发展的方针与方向，都有着重要的参考价值。因此该书的撰写与出版，并非单纯的医史研究，也非单纯的文献整理，而是有着很现实的宝贵价值，为我们提供前人的智慧与可供借鉴的思想。

该书完成之际，作者希望我能为之作序。说实话，我虽从事医史文献研究、教学50多年，也阅读过许许多多的论著与论文，但如此巨大深刻的功夫使我感动，也很钦佩。医史文献研究必须有这种苦功夫，当今颇多适应某些急需而打短平快的写论著、作论文之风，实在应当少而再少为好。我为作者们的成功，发自内心的祝贺，特草此以为序，愿与作者共勉。

李经纬

2009年5月于中国中医研究院

《二十世纪初中医名家医学文集丛编》

前 言

在中医发展史上，二十世纪前半叶是一个特殊而又十分重要的时期。在这期间中医承受着前所未有的巨大冲击，既有外来医学的强大影响，也有来自政治上的压力。中医队伍的抗争和自强取得了有目共睹的成就，涌现出了一大批有影响的医家，其中许多医家在 1949 年后还曾做了大量工作，可以讲是二十世纪五六十年代中医界的栋梁，这些医家对本时期及其后中医的发展、中西医结合理论的建设、中医教育体系的建立都发挥了中流砥柱的作用。这些医家在二十世纪前半叶各类中医及相关期刊上发表了许多对中医发展、中医学术研究具有独特见地的学术论文及临床诊疗医案，时至今日，对临床及各类医学问题的研究都有着重要参考和启迪作用。但是，这些论文由于时间远久及期刊保存的艰难，人们一般很难看到了。多年来我们通过各种途径收集到了大量该时期中医名家的医学论文，欲将他们经典的临床医案和医论汇集整理出版，以为读者提供一份难得的了解、研究、继承中医的宝贵资料，这就是《二十世纪上半叶中医名家医学文集丛编》编辑出版的目的。

这套医学论文集的特点是：真实地记录了二十世纪前半叶这一特殊年代中，一位位中医学家为了一个目标、一种事业所做的方方面面的努力。

二十世纪前半叶对中医来讲是很敏感的时期，从清末始，中医逐渐失去了延续数千年的主流医学地位，在许多最基本，也是最核心的问题上受到西医的冲击，加之政府的不支持，处境极为艰难。此时的中医大家，不仅要更满腔热忱地在临床上开辟一片新天地，而且要更加积极地创办各种报刊、团体，在社会上宣传自己的观点、想法，为中华民族的医疗卫生保健事业的发展与中医在社会上的一席之地奔走呐喊，在这些呐喊声中有几个论题是具有时代特点的，如：中医向何处去、中医如何改革、中西医能否汇通、如何汇通、中医教育应如何走等。

这不只是一个事件，一种学术思想，一次疾病诊疗技术的展示，它还包括了当时各种中医内容讨论的关注焦点，及这些医家在长期临床实践中积累的医案汇编、医话、医论等丰富资料，这些资料是当时中医学术发展的实录，它从一个侧面反映了一定历史时期的关注焦点；同时展现了这些医家为中医的生存和发展所做的不懈努力，也体现出这些医家积极进取不畏强权的人格魅力。

《二十世纪初中医名家医学文集丛编》所收入的资料是一批真正的历史见证，见证了最特殊的二十世纪前50年中，中医的有识之士在那个时期为维护自己的正当权利所做的种种努力，展现了在当时的条件下，为解除人们的疾病痛苦积极参与社会上的卫生保健事业，如何在养生健体诸方面发挥自己的一技之长。

《二十世纪初中医名家医学文集丛编》所收入的资料是一批还在流动的精神财富，虽然时间已经流逝了，但许多讨论课题百年来一直在延续，先哲们早期的许多观点，至今仍有重要的学术和现实意义。

由于二十世纪前半叶的期刊寻找和阅读的困难，所以论文的收集肯定不全，尽管不全，那也是一段历史。正因为如此，这次历经十数年之久搜集的大批论文必将成为宝贵的文献资料。

《二十世纪初中医名家医学文集丛编》的每一分册医家论文前均撰有医家生平，文章客观、公正、全面地记录了一代名医的生平事迹和学术思想。

愿这本论文集能为大家提供一段特殊历史时期的真实记录，以此了解中医发展的历史，及在这段历史中曾经叱咤风云的中医人物。

此文集在整个资料收集、编写过程中，得到了医史文献界前辈李经纬、余瀛鳌等的支持和鼓励，也得到了众多图书馆及对此感兴趣的诸同道们的大力支持，在此一并表示感谢，也期盼着各位同道能对文中各位医家提供更多的在民国间所发表的各类论文，以便有更多更翔实的资料来展示中医在这一历史时期所走的每一步路，发生的每一件事。

王咪咪

2009 年 5 月

目 录

内容提要 …………………………………………………………（1）

医家生平 …………………………………………………………（4）

研究性论文 ………………………………………………………（28）

1. 论中医之理多包括西医之理沟通中西原非难事 ……………………………………………………（28）
2. 论中西之药原宜相助之理 …………………………（34）
3. 大气诠 ………………………………………………（36）
4. 深研肝左脾右之理 …………………………………（42）
5. 续申肝左脾右之研究 ………………………………（44）
6. 论先天元气与人身之关系 …………………………（46）
7. 论哲学与医学 ………………………………………（50）
8. 论人身君火相火皆有先后天之分 …………………（52）
9. 医学宜参看丹经论 …………………………………（54）
10. 少阳为游部诠 ……………………………………（57）
11. 论用药以胜病为主不拘分量多少 ………………（59）
12. 心与脑之知觉运动 ………………………………（63）
13. 谈七伤 ……………………………………………（64）
14. 内肾、外肾、睾丸在人之功用 …………………（66）
15. 伤寒论中有治温病初得方用时宜稍变通说 …（68）

16. 论《伤寒论》少阴篇桃花汤是治少阴寒痢非治少阴热痢 ……………………………（71）
17. 伤寒风温始终皆宜汗解说 ……………………（73）
18. 《伤寒论》以六经分篇未言手经及足经，后世论温病者言入手经不入足经，且谓温病不宜发汗之质疑 ……………………………………（76）
19. 论冬伤于寒春必温病及冬不藏精春必温病治法 ………………………………………（79）
20. 温病之治法详于《伤寒论》解 ……………（82）

临床性论文 ………………………………………………（88）
21. 论火不归原治法 ……………………………（88）
22. 治虚劳证宜防汗脱说 ………………………（93）
23. 续断筋必效 …………………………………（94）
24. 温病结胸与寒痰结胸相并治验 ……………（95）
25. 温病虚极并大气下陷 ………………………（96）
26. 答邓卓卿君问痫风治法 ……………………（99）
27. 三家磨刀水可治痫风…………………………（100）
28. 治下焦寒凉泄泻及五更泻方…………………（101）
29. 论吐血衄血之原因及治法（一） …………（102）
30. 论吐血衄血之原因及治法（二） …………（104）
31. 论吐血衄血之原因及治法（三） …………（106）
32. 论吐血衄血之原因及治法（四） …………（108）
33. 论治吐血衄血不可但用凉药及药炭强止其血……………………………………………（110）
34. 论肝病治法……………………………………（113）

35. 论肺病治法……………………………………（115）
36. 治肺病便方……………………………………（120）
37. 总论喘证治法…………………………………（121）
38. 肺劳咳嗽治法…………………………………（128）
39. 论治淋证………………………………………（129）
40. 答严坤荣君代友问痰饮治法…………………（131）
41. 答金履升君代友问治吐血后咳嗽之法………（132）
42. 论气臌治法……………………………………（133）
43. 论血臌治法……………………………………（136）
44. 论脑充血之原因及治法………………………（138）
45. 脑充血之原因及治法…………………………（142）
46. 治脑充血便方…………………………………（149）
47. 新拟治消渴方…………………………………（150）
48. 论消渴治法……………………………………（151）
49. 因凉而得之吐血治法…………………………（153）
50. 神昏谵语之原因及治法………………………（154）
51. 论胃气不降治法………………………………（158）
52. 论噎膈及反胃治法……………………………（160）
53. 脑贫血与肢体痿废之关系……………………（166）
54. 论冲气上冲之病因病状病脉及治法…………（169）
55. 麦苗善治黄疸…………………………………（170）
56. 论黄疸有内伤外感及内伤外感兼证并详
治法……………………………………………（171）
57. 申论黄疸治法…………………………………（175）
58. 虚劳温病此忌橘红说…………………………（176）
69. 论鼻渊与脑漏之异同…………………………（178）

60. 胡莱菔能解砒石毒 …………………………… (180)
61. 少年温病痧疹治验记 ………………………… (180)
62. 论龙骨之由来及龙骨入药之功效 …………… (182)
63. 论治疗宜重用大黄 …………………………… (183)
64. 野苋菜根为治霍乱之良药 …………………… (184)
65. 山药解 ………………………………………… (186)
66. 石膏煅用性同卤水生用直如金丹说（一）… (190)
67. 石膏煅用性同卤水生用直如金丹说（二）… (196)
68. 石膏煅用性同卤水生用直如金丹说（三）… (203)
69. 石膏煅用性同卤水生用直如金丹说（四）… (208)
70. 石膏煅用性同卤水生用直如金丹说（五）… (213)
71. 论石膏不可煅 ………………………………… (218)
72. 论石膏善解疮疡热毒 ………………………… (220)
73. 石膏论 ………………………………………… (221)
74. 石膏论（续） ………………………………… (223)
75. 石膏煅用即同卤水说 ………………………… (226)
76. 论鲜茅根生石膏与西药阿斯匹林并用可代羚羊角 ……………………………………… (227)
77. 论三七有殊异之功能 ………………………… (231)
78. 答黄雨岩君问有谓三七是破血之药非止血之药者《衷中参西录》中治吐衄之方多用之究竟其性何如 ……………………………… (233)
79. 鸡内金解 ……………………………………… (234)
80. 小茴香辨 ……………………………………… (235)
81. 答黄雨岩君问小茴香或云有毒用至三钱以上即足伤人《衷中参西录》温通汤用小茴香至

一两岂无妨碍乎 …………………………… (237)
82. 牛肉反红荆之目睹 ………………………… (238)
83. 论白虎汤及白虎加人参汤之用法 ………… (239)
84. 历序用小青龙汤治外感痰喘之经过及通
变化裁之法 ……………………………… (241)
85. 论李东垣补中益气汤所治之喘证 ………… (250)
86. 治肠结兼呕吐验案 ……………………… (253)
87. 重用赭石治胃气不降验案 ……………… (254)
88. 治吐血单用赭石验案 …………………… (255)
89. 一个内伤外感相并成结胸险证 ………… (255)
90. 瘰疬验方（中西各一） ………………… (257)
91. 腹痈治验出疹喘泻治验 ………………… (257)
92. 小便秘治验 ……………………………… (259)
93. 怪病奇治（一） ………………………… (259)
94. 怪病奇治（二） ………………………… (261)
95. 论室女月闭血枯治法 …………………… (262)
96. 答人问胞中子宫气海儿枕 ……………… (265)
97. 答唐秋成君问白翳治法 ………………… (266)
98. 阅刘华封君烂喉痧证治辨异书后 ……… (266)
99. 论痢证治法 ……………………………… (268)
100. 治痢之方 ……………………………… (273)
101. 痢疾治验笔记 ………………………… (275)
102. 痢疾症治详论（一） ………………… (279)
103. 痢疾症治详论（二） ………………… (281)
104. 治痢最要药（一） …………………… (283)
105. 治痢最要药（二） …………………… (285)

106. 西法治痢之方 ……………………………………（286）
107. 论霍乱之病因及治法 ……………………………（288）
108. 论治疯犬伤方 ……………………………………（291）
109. 评论猩红热治法 …………………………………（294）
110. 论鼠疫之原因及治法 ……………………………（299）
111. 论卫生静坐法 ……………………………………（308）
112. 论医士当兼用静坐之功以悟哲学 ………………（310）
113. 志诚堂医案（一）………………………………（313）
114. 志诚堂医案（二）………………………………（317）
115. 志诚堂医案（三）………………………………（320）
116. 志诚堂医案（四）………………………………（321）
117. 喉症治验 …………………………………………（322）

其他论文 ………………………………………………（324）
118. 敬致医界诸同人书 ………………………………（324）
119. 答萧介青先生书 …………………………………（326）
120. 慈溪张生甫先生《医学达变》序 ………………（328）
121. 《金匮广义》序 …………………………………（329）
122. 周禹锡《伤寒金匮三字经》序 …………………（330）
123. 张山雷先生《中风斠诠》序文 …………………（331）
124. 杨如侯先生《灵素生理新论》序 ………………（333）
125. 黄纂医学要诀四种序 ……………………………（334）
126. 致周小农君书（一）……………………………（335）
127. 致周小农君书（二）……………………………（336）
128. 致周小农君书（三）……………………………（338）
129. 慈溪医学博士张生甫先生六旬初度 ……………（338）

130. 答徐韵英君疑问四则 …………………… (339)
131. 呈请同人书 …………………………… (340)
132. 复刘希宪君书 ………………………… (341)
133. 张寿甫先生《医学衷中参西录》第四期药物讲义序 ……………………………… (342)
134. 第一集《三三医书》评 ……………… (344)
135. 寄周禹锡君书 ………………………… (354)
136. 复王肖舫先生书 ……………………… (355)
137. 致王宇高先生书（一） ……………… (356)
138. 再致王宇高先生书（二） …………… (361)
139. 答吴玉纯君书 ………………………… (370)
140. 致俞鉴泉君书（一） ………………… (370)
141. 致俞鉴泉君书（二） ………………… (371)
142. 致俞鉴泉君书（三） ………………… (374)
143. 和胡天宗君五旬自寿原韵 …………… (375)
144. 致山西中医改进研究会书 …………… (375)
145. 临证随笔录 …………………………… (376)
143. 复竹祥余君书 ………………………… (380)
147. 复李祝华君书 ………………………… (383)
148. 复冉雪峰君问创建医学校规划书 …… (385)
149. 答医界同人问双修之道 ……………… (386)

论文选编索引 …………………………… (389)
出版后记 ………………………………… (396)

内容提要

本文集所收集的张锡纯先生论文，基本是于20世纪20~30年代，发表于数十种中医及相关医学期刊上的医学论文，约近150篇。大致反映了先生一生的学术理想、人品、医学成就及在那样一个历史背景下为中医奋斗的过程。

论文虽只以研究性、临床性及其他医学论文三部分划分，但所包括的内容极丰富。在研究性论文中包括了20余篇文章，突出的基调就是中西医结合。作者生活在一个西医刚刚进入中国，且在统治者的操纵下，已成为社会上的主流医学，而中医又备受挤兑的时代。为着自身的生存，更为着民族医学的延续与发展，作者以博大的胸怀积极地吸收着西医的长处和特点，努力以中医的理论为指导，积极地振兴医药，从一个侧面反映了最初的中医先行者在与巨大的社会势力抗争中是如何保存和发展中医的，同时也给我们留下了在学术上中医发展的轨迹。那是一段不能让人忘怀的历史，许多思想和实践今天看起来似乎有些牵强附会，可那是最初的尝试，正是我们今天应该知道和总结的。那段历史是中医发展到今天不可逾越的一个过程。这部分研究性论文包括《论中医之理多包括西医之理沟通中西原非难事》、《论中西医药原宜相助之理》、《论先天之气与人身之关系》、《论人身君火相火皆有赞颂后天之分》等等，多是从中西两种理论探讨一种新型、希望被人接受而又不违背原有理论的思想，尽管不成熟，却是一种新思想的萌芽，在当时还是很大地促进了医学改革的步伐。

第二部分为临床性论文，近100篇，基本是临床实践的体会及不断改革中医临诊治疗方法的尝试性感想和总结，这是介绍民国医案很有特点的一方面。张锡纯先生在期刊上发表的维护中医的单纯的理论文章很少，对于中医教育也涉及不多，但却以毕生精力在临床诊病中实践着中西医结合的探索。这近百篇的临床医学论文中，包括《吐血衄血之原因及治法》、《论吐血衄血不可但用凉药及炭药强止其血》、《论脑出血的原因及治法》、《论中风之原理及治法》等等，其临床论文中还多夹杂医案，以理服人，有理有据。张氏留给后人的最著名的医著就是《医学衷中参西录》，当时的很多临床文章也都是依此而撰，"衷中"即是以中医基本理论为指导，"参西"则是不排除西医有用的医学理论与药物，而共同为临床服务。在些实践中，最著名的学说就是张氏活用石膏，这对后人的影响很大，当时所发的论文包括《石膏煅用即为鸩毒之警告》、《论石膏不可煅》、《论石膏善解疮疡热毒》、《石膏论》、《石膏煅用即同卤水说》、《石膏煅用性同卤水生用直如金丹说》等等。从文章中可以看到张氏主张中西医结合并用，在一个个病例中阐明石膏的妙用。尤其使后人不能忘记的就是张氏的"阿斯匹林加石膏"这一创举，成为了后世中医成方加用西药而提高疗效这一事实的先驱，张氏的这一系列论文至今仍有不可磨灭的应用价值。张氏还有一些养生保健的文章，这些文章并不是引录，而多是亲身实践的体会与感想，很值得一读。

张氏论文集的第三部分医学论文，主要收集了先生的一些序文及通讯函件，多数仍反映先生的临诊经验。张锡纯的《医学衷中参西录》是从1918～1934年以八卷的形式逐步记录了研究中西两种医学在临床实践中的中西药互补的应用与体会，而本论文集正可作为《医学衷中参西录》的补充，它们从另一个侧面反映了先生的思想原貌，对深入研究，客观评价张锡纯先生的业绩是最好的补充资料，愿读者从中有所收获。

医家生平

振兴医药，沟通中西——张锡纯学术思想简介

剑铗羞随俗士弹，浮云富贵等闲看。
既倒狂澜凭挽救，多岐医术定从违。
经研灵素深参奥，理汇中西妙入神。
——张锡纯《和胡天宗君五旬自寿原理》摘句

清末民初的医家中，张锡纯的影响可谓经久不衰。笔者1965年跨进中医学院之门不久，就得闻张锡纯之名，而印象最深的莫过于他的石膏阿斯匹林汤。能如此别出心裁地将中、西药融于一碗的老前辈，究竟是哪路神仙？直到后来专攻医学史，才对张老先生有了更多的了解，也增添了许多敬意。

张锡纯在民国初期颇有医名，属于当时的“医林四大家”（河北张锡纯，江苏陆晋笙、杨如侯，广东刘蔚楚）之一，又是当时“三张三达”（盐城张锡纯、慈溪张生甫、嘉定张山雷）之一。时过70多年，对民国早期这些大家与名医，人们耳熟能详的大概首推张锡纯。当然，这并不意味着张锡纯的学术水平就一定要高过其他的大家与名医，而是由于他毕生奉为宗旨的“振兴医药，沟通中西”给后世留下了深刻的印象。

《医学衷中参西录》是张锡纯的代表作，其中包括了他

毕生的临床经验，丰富的新方、新法，甚切实用。该书实际上是张氏报刊论文的不定期汇集本。从1918年第一期问世，到1934年第七期为止，共30卷。该书在此后的90多年内曾在中医界产生过很大的影响，1957年河北卫生工作者协会曾经将其整理出版。1974年尚处在“文革”中，该书又由河北新医大学《医学衷中参西录》修订小组再次修订出版。

近些年内，各种有关该书的校点整理、研究本陆续问世。恕我直言，这些整理本大多只注意提取张氏“有价值”的实用医疗经验，而对张锡纯某些看似不合时宜的文字则予以删削。删削最厉害的是1974年修订本。据其修订说明，该本“修订时变动较大，对确无保留价值的予以删去”。被删的包括“论人身之生理、哲学与医学之关系以及静坐练功等内容，或因立论虚玄、主观唯心，或因中西牵强附会比较明显者大部分删掉”。经过这么一删，从学术上来看，似乎增添了临床实用价值，但读者却因此再也见不到能展现张锡纯思想原貌的真实文字。重术轻人，于此可见一斑。

张锡纯对近代中医的贡献，固然在于他留下的许多颇有创意的新方新法，但更重要的是，先生在中医抗争图存的民国初期为振兴医药所做出的巨大努力。他面对当时社会上“推倒中医”势力的百般挤兑，高呼“吾等定欲兴起中医！一息尚存，此志固不容少懈”！张锡纯“振兴医药”的努力体现在多方面，其中最突出的是“沟通中西”。用现在的眼光来看张锡纯沟通中西的某些文字，确实有不少牵强附会之处。但筚路蓝缕，先驱们趟路的艰辛尝试，不能因其简陋粗糙就弃之不顾。

从反映张锡纯思想原貌的角度来说，本文集可以部分弥补当前对张锡纯研究的某些缺陷。这是因为本文集所收文章，不是取自民国初期已经结集的《医学衷中参西录》，而是直接从当时的报刊摘取张锡纯的各种文章。虽然这些文章数量有限，不足以全面反映张先生的学术成就，但却能切实体现他的学术思想，让读者认识到张锡纯先生在学术之外的某些方面，如勤勉好学，思路活跃，能说善辩，古道热肠，厚道求实……

笔者应主编的邀请，为本文集写人物介绍，因此就以本文集的材料为主，略谈张锡纯先生为振兴医药、沟通中西方面所做出的种种努力。在进入正题之前，先简要介绍一下张锡纯先生的生平。

一、简要生平

张锡纯，字寿甫。河北盐山县张边务乡人，故张先生文章署名好用“盐山张锡纯”。清咸丰十年（1860），他出生于书香门第，童年时一边入私塾读四书五经，兼习经史百家，一边留意医学。在儒学方面，据载先生曾在弱冠之时补博士弟子员。但科举并不是先生所好，据张先生自述：“自幼承家学，医学与读书并重，是以自成童时，即留心医学。弱冠后，即为人诊病疏方”。（见《论中医之理多包括西医之理沟通中西原非难事》）可见张锡纯对医学的热爱由来已久。

张先生“弱冠后即为人诊病疏方”，有医案为证。据本文集《论吐血衄血之原因及治法（四）》一文记载：“又堂兄赞宸，年五旬，得吐血证，延医治不效，脉象滑动，按之尊敬的读者：

首先感谢您的惠顾。我是本书的负责编辑陈辉。为了能够了解您对本书的意见和建议、解答读者咨询，也为了联络广大热心读者，请您在方便的时候填写以下内容，并将其寄给我，我将免费为您寄上一份书目，扩大您的选择范围、及时购得称心图书，同时建立一座编者与读者之间的桥梁。

我的地址：北京市丰台区南方庄2号院1号楼
邮　　编：100078
学苑出版社　陈　辉
我的电话/传真：010-67601477
我的E-mail：chenhui706@sohu.com
读者服务部联系人：许　力
电话：010-67601101
E-mail：xueyuanyg@sina.com

请您填写以下内容并寄回出版社

① 姓名：

② 职业：

③ 电话/传真

④ E-mail：

⑤ 通信地址：

⑥ 所购书名：

不实。时愚年少，不敢轻于疏方，遂用鲜藕、鲜白茅根各四两，切碎煎汤两大碗，徐徐当茶饮之，数日痊愈。”这是一个非常值得称赞的治疗案例。其实张先生年少，因为经验不足，胆小而不敢用药，所以试用了这么一个平和而又有效的止血方。过几天又治疗了一少年吐血，在鲜藕、鲜白茅根基础上，再加鲜小蓟根四两，同样获得了良好的疗效。有此经验，于是将前方命名为二鲜饮，后方为三鲜饮。

另一个案例是在张先生弱冠后出游津门归里，有其本村刘姓少年，因腹痛卧病月余，昼夜号呼，势极危险，延医多次，皆服药无效。张锡纯诊为下焦郁热作痛，又为热药所误，故痛加剧。因确知其下焦郁热作痛，即疏方以治，重用生石膏二两，一剂病大轻减。又即原方加鲜茅根数钱，连服二剂痊愈。这两个例子说明张先生行医，从年轻的时候开始，就善于动脑筋（先生自谦，称“鄙人才质庸碌而性好思”），勇于实践，并能巧妙地因势利导，创立新方。

据载张先生因其父早丧，遂秉遗训专心治医学。清末中医仍然是中国社会的医疗主力，因此张先生学习的自然也是中医。30 岁以后，张先生开始接触西医。这时的张锡纯，对西医兴趣盎然，“颇喜其讲解新异，多出中医之外”。又经过十几年的中、西医疗实践，先生的思想开始有了新的变化，认为“西医新异之理，原多半在中医包括之中。特古籍语意浑含，有赖后人阐发耳”。也就是说他发现西医许多新奇的理论，多半在中医书已经蕴涵。可惜的是古医书语意含混，需要后人去加以阐发才能更加明了。因此张锡纯开始起意“远采古代之书，近参时贤之说”，尝试沟通中西医学。此时的社会，已进入清末。2000 多年的封建社会风雨飘摇，大厦将倾。张锡纯先生业已40多岁，医学日进，医名也日盛。

1911年，辛亥革命爆发。应德州驻军统领黄某之请，张锡纯先生担任过军医正一职。民国初兴，也是张先生学术如日中天的时候，张先生的文章开始频繁见诸报刊。然而自进入民国以来，中西医之争愈演愈烈，中西医学术之争逐渐演变为行业存废之争。某些新医人士进入政府医疗卫生部门以后，开始仿效日本，试图排挤或废止中医。张锡纯先生身处其时，以“振兴医药”为己任，除积极地撰文弘扬中医，沟通中西之外，也试图励志中医改革，设立医院，提高中医的学术水平。

1918年，张锡纯先生应沈阳同仁之邀，在沈阳设“立达医院”，并出任院长。他的《医学衷中参西录》第一辑也在这一年结集出版，并立即在中医学界产生了很大的影响。在大城市设立医院，接触面广，与西医的过往也更密切。往往有西医院无法治疗的患者，转到张锡纯手里来治疗，经常获得出人意料的效果。于是张锡纯先生医名大振，与全国中医界的联系也日益广泛。本文前提到的“医林四大家”、“名医三张”的美誉，基本上是在这段时间形成的。

1920年以后，山雨欲来风满楼，某些掌握着医政大权的新医人士正酝酿着废止“旧医”的阴谋，此时身处沈阳的张锡纯先生愈发感到自己个人与整个中医界所承受的压力正在日益增大。1924年，在沈阳一次会议上，张锡纯先生对来宾演说，申明“中医之理原可包括西医”，并举例为证。这本是学术上的事，尽可争鸣，但当时在场的某些西医却觉得大丢脸面。后来张先生又接连治愈了西医院无法治好的患者，因此某些掌有市政机关实权的西医由嫉生恨，暗中倾覆沈阳中医医社。当时的市政厅借换行医执照的机会，用“严加考试”进行刁难，甚至连中药铺的药工也要考试，导致沈阳中医医社行将瓦解。张锡纯先生因为是医社的中坚人物，成为陷害的主要对象。有人造谣，说宪兵司令部某科长，因为服张先生的中药导致大小肠互相扭结，导致警察传讯张锡纯，迫令停止营业。当这个谣言不攻自破之后，又有人试图从政治上进行陷害。1922与1924年，曾分别发生了两次直、奉战争，直、奉军阀之间的关系十分紧张。有人欲以张锡纯曾在直系军队当军医多年为由，加害于张。在这样险恶的情势下，张锡纯先生只有赶紧离开沈阳，返回河北。

上述受迫害的经历，给了张先生很大的打击。张先生平生奉行的处世原则是“君子不怨不尤”，他并没有因此而气馁，而是更坚定了振兴医学、百折不回的志向。1924年，张锡纯先生在老家盐山附近的沧州创办了“立达医院”，借此立足点，“更思与我中华医界同人振兴医学”。此后的张锡纯先生又陆续出版了3期《医学衷中参西录》，更积极地投入到振兴医学的事业中去。本文集收录的文章，大多发表在1921年以后。张先生回到河北以后，文章频频见诸报刊，未曾停歇。

1928年，张先生移居天津。在此期间，曾创办国医函授学校，治病、著述、课徒。1933年8月8日，先生不幸病故，享年74岁。一代名医，从此星陨长空，但他曾经在中医最黑暗的时期所放出的光芒，在人们心中永远不会熄灭。

本文以下略述张锡纯先生在学术上的某些业绩，期盼读者在关注其实用方药的同时，更多了解他振兴中医的某些思想与方法。

二、沟通中西

在20世纪初期中西医之争最激烈的二三十年代，张锡纯先生“沟通中西”的思想可以说是自成一家。他说：

愚生平以振兴医药为宗旨，更以沟通中西为目的，岂复有中西畛域之见？（见《续申肝左脾右之研究》）

张锡纯先生致力于沟通中西，可以说是不遗余力，从学理、治法、方药等各方面发掘沟通渠道。

“沟通中西”，其立论之点，就是中、西医有共通之处，因此可以沟通。换言之，张锡纯先生的这个观点，是既肯定中医，也肯定西医，并无门户畛域之见。张先生为什么要选择这样“沟通中医”作为自己的努力方向呢？笔者以为，其中既有大气候的原因，也有他个人性格与处世原则的因素在内。

张锡纯所处的时代，正是“新学”盛行之时。西医进入中国，到清末民初之时，已被越来越多的国人所掌握。某些新派医家以维新自诩，炫耀西医医术之奇异，进而指责中医经典《内经》为陈腐荒谬。在这样的时候，有的中医急急地自辩、反击，祭起“气化”大旗对抗西医解剖生理；有的中医则主张取西医的理论，用中医的治疗。于是中西医“互相抵牾，终难沟通”。

张先生则不然，他的一个根深蒂固的思想是：“中医之理多包括西医之理”。其巧妙之处是肯定二者都有理，但我中医的“理”多数已经包含了西医的“理”。既然二者相通，就不妨用西医的“理”，来阐释或印证中医的“理”。这样做的结果是阐明提高了中医原有的理，也与时俱进地引进了西医的“理”。

在具体治疗方面，张先生则主张“中西之药原宜相助”，就是说“取西药之长，以济吾中药之短”。其道理是“西医用药治局部，是重在标也，中医用药求原因，是重在本也，究之标本原宜兼顾，若遇难治之症，以西药治其标，以中药治其本”。药物是物质的，在处理中西用药差异时，不能套用理论上的沟通方法，所以张锡纯采取取长补短的方法。

基于以上两方面的主张，张锡纯先生将他的医学著作命名为“衷中参西”。“衷”的意思是“正”，“折衷”也就是取正。因此“衷中”就是以中医为本，以中医为正，但同时也参考西医，取其理之新，用其药之长。虽说张锡纯的“中医之理多包括西医之理”，在某些西医听起来也很不服气、很别扭腻歪，但此说对社会具有现代知识结构的多数人群来说，确实有相当的亲和力，也能帮助中医更加进一步地认识到中医固有理论的合理及不足之处，这就是“衷中参西”在当时颇有影响的原因。

张锡纯先生沟通中西理论的例子很多。在现代读者看来，有些例子似乎过于粗浅、牵强。但不要忘记，将近一个世纪前的西医理论与现代西医理论相比，其实也很粗浅。张先生只能用当时的西医理论去阐释中医固有理论，其目的只是想说明二者在学理上并不相悖，在思维逻辑上有相通之处。如果试图以当代精确的西医理论去衡量张锡纯沟通中西的水平，那显然是失之苛求了。

例如张先生最著名的沟通例子是中风与脑充血。

脑充血病之说倡自西人，而浅见者流恒讥中医不知此病，其人盖生平未见《内经》者也。尝读《内经》至“调经论”，有谓“血之与气，并走于上，则为大厥，厥则暴死。气反则生，不反则死”云云，非即西人所谓脑充血之证乎？所有异者，西人但言充血，《内经》则谓血之与气并走于上。盖血必随气上升，此为一定之理。而西人论病皆得之剖解之余，是以但见血充脑中，而不知辅以理想以深究病源，故但名为脑充血也。至《内经》所谓“气反则生，不反则死”者，盖谓此证幸有转机，其气上行之极，复反而下行，脑中所充之血应亦随之下行，故其人可生；若其气上行不反，升而愈升，血亦随之充而愈充，脑中血管可至破裂，所以其人死也。(见《论脑充血之原因及治法》)

张锡纯此论，没有纠缠在中医固有的“中风”理论之中，不去考虑真中风、类中风，他认为“中风”是由风引起之说，乃是“后世医者的附会之说”，真正的原因是《内经》的“血之与气，并走于上”，这就拉近了中西学理的距离，也使中医认识到中风由风引起并非中医理论的根本和精粹。此病衷中参西的结果，是选择在风引汤基础上改进方“建瓴汤”，既不用风药驱外风，也不用滋补药熄内风，而用平肝降逆的方法引血气下行。此外，张先生最著名的“镇肝熄风汤”，也是在沟通中西之后创立的。因此，张锡纯的“衷中参西”，并不简单，需要丰富的中医理论知识，并且需要对中医固有理论进行甄别筛选，才能与西医理论互相沟通。

西医的思维在脑，是最早对中医产生冲击的学说。明末西医传入之时，此说就引起了中医的兴趣和反思，因为中医占统治地位的是“心主神明”。如何沟通中西医的心和脑？张先生说：

西说谓人之神明在脑，故安神之药，注重在脑。中说谓人之神明在心，故安神之药，注重在心。及观《内经》，知中西之说皆涵盖其中也。《内经·脉要精微论》曰：“头者精明之府。”为其中有神明，故能精明；为神明藏于其中，故名曰府。此西法神明在脑之说也。《内经·灵兰秘典》曰：“心者君主之官，神明出焉。”所谓出者，言人之神明，由此而发出也。此中法神明在心之说也。盖神明之体藏于脑，神明之用发于心也。如必谓心脏惟司血脉之循环，于人之神明毫无关涉，可仍即西人之说以证明之。

虽然张先生的“神明之体藏于脑，神明之用发于心”，还是有些难理解，但毕竟张先生能承认神明在脑，并声明中医经典也有类似的说法。此后他在研究《丹经》（泛指道家之书）时，又有新的说法：

故凡神明受病，皆注重治脑。及观《丹经》，则以脑中所藏者为元神，心中所发者为识神。此其义，实可沟通中西。心者君主之官，神明出焉之文，相符合也，盖人之神明有体用，神明之体藏于脑，神明之用出于心也。

这种调和心、脑之说，虽然还有可议的空间，但在当时能有这样的解释，恐怕中、西医都不会有太大的意见。尤其是对那些攻击中医不知脑主思维的人来说，似乎是重拳砸在软绵上，被张锡纯顺势化解了其攻击力。与此同时，张先生实际上也在告诫中医，不宜固守心主神明之说，也要承认

"神明之体藏于脑"。

民国初年中西医理论争议颇多的还有"肝左肺右"，黄疸究竟是"脾受湿热"还是"胆汁滥行"等许多问题，张锡纯先生不回避，不固执，本着沟通中西的原则，用各种方式去说明二者可能存在的某些相通之处，而且最终落实到中医的治疗方面，用疗效来说明问题。

关于张锡纯先生沟通中西的许多观点和说理方式，读者可以从本文集所收文章窥其一斑。由于当时所用的西医术语译法与现代有很大不同，可能会给读者阅读带来不便。由于时代的进步，现代读者可能会觉得其中某些说理方式已经不合时宜。张先生在沟通中西时，偶有言过其实之处，难免给人以任何西学发明，都在我中医《内经》中早已有之的印象。例如张先生说：

又尝观西人论地为球形，人处于地之上下，实无分于上下——其语甚新奇。及读《内经·五运行大论》，"帝问岐伯：地之为下，否乎？岐伯曰：地为人之下，太虚之中也。帝曰：冯（音凭）乎？岐伯曰：大气举之也"数语，乃知人在地上者，固以地为下。即人在地下者，亦以地为下。故岐伯谓地为人之下也。继又释之为太虚之中，原为大气之所包举，而无分乎上下也。西人之讲地学者，早包括于《内经》数语中也。（见《复王肖舫先生书》）

不可否认，《内经》中谈到的地为人之下，太虚之中，大气举之，确实令人惊叹2000多年前的哲人，就已能有如此高度的论说。但《内经》的说法，毕竟属于哲学层面的成分较多，并不意味着当时的人们已经发现了地球是圆球形的，甚至能意识到地球周围包围着厚厚的大气层。同理，

《内经》中已经谈到人身经脉气血流行，如环无端，周而复始，固然也是很了不起的认识，但这和后来哈维发现血液循环现象毕竟不可同日而语。哈维的血液循环说，认识到人体有动静脉之分，阐明了心脏推动血液沿动脉流向全身各部，再沿静脉返回心脏的全过程。哈维据此可以测定心脏每博的输出量，这一伟大的发现是《内经》时代的人不可能认识到的。因此沟通中西，能在思维逻辑层面沟通，已经对互相理解很有帮助了。一定要说西学之新奇，尽在我古代经典早已有之，则不免有自大之嫌，难以服人。但张锡纯先生的这些沟通失当之处，读者们若能充分顾及时代的局限，自然能从大处理解张锡纯沟通中西的良苦用心，无须逐一计较其精确之细节。

笔者想在这里多说几句的是，张锡纯先生“沟通中西”的主张，可能也和他的处世准则甚至性格有很大关系。

张氏从小接受的是儒学教育，结合他自己的成长经历，形成了他的一套处世哲学。例如前面提到张先生崇奉“君子不怨不尤”，不好斗，不结怨。对待事理争执，他的处理方法和思维是这样的：

夫天下事理之赜，非一一亲身经过，且时时留心，必不能确切言之。若凭空拟议，动斥他人之非，且以轻薄黜之，直讥其为大言不惭，无论所讥者之失于妄诞也。即使其人果有此弊，又何不学古人之忠告善道，而必出语自伤其忠厚乎？（见《深研肝左脾右之理》）

由此可见，张锡纯先生处理争执，注重实际考察，不凭空论断，更不主张恶语伤人。即便自己绝对占理，也宜“忠告善道”，忠厚待人。张先生的这一为人原则，确实称得上有忠厚长者之风。

民国初期，社会上中西医之争，中医内部的伤寒、温病之争，门户之争等等，颇为激烈。有的学者恃才傲物，狂狷耿介，争论之时极尽挖苦讽刺之能事，以求压倒对方。因此经常出现将学术之争变为意气之争，既无益学术，又伤了和气。这样的文章在民国初期的报刊上并不少见。但张锡纯先生虽然以能言善辩著称，却从来不恶语伤人。在中医抗争图存之时，他的主张是：

仆尝思之：人果有志振兴医学，当狂澜难挽之时而做中流砥柱，当自著一书，发前人所未发，言今人所不能言。其书一出，俾医界人人信仰，以为标准。原不必排挤他人，以自鸣其识见之高也。是以仆生平著作论说，不下五六十万言，不敢是己之是，亦不敢非人之非。惟偶有会心，即笔之于书。其言之皆是也，人自信之；其方之皆非也，人自弃之。不然则我方雄辩高论，以指人之疵谬，乃我之辩论未传，而所为指疵谬者转能广行于世，人人信用，返躬自思，能无汗颜乎？（见《深研肝左脾右之理》）

笔者以为，张锡纯先生之所以在中西医之争中取“沟通中西”之论，之所以在伤寒、温病之争中择善而从，恐怕都和他的上述主张有很大关系。张先生不排挤别人，也不抬高自己。专心写书做学问，认真研究中医典籍，汲取西医的长处，并在临床治疗上多琢磨。无论中医、西医，伤寒、温病，有用即取，无用则弃，让实践做检验师，无须争胜好强，抑人扬己。

中医最近几年也成为一个社会的热门话题。但在争议之中，经常见到一些偏执的言论。有人拾几十年前“废止中医”论者之牙慧，企图再度让中医回归到民间医学的地位。他们或以人废医，或以偏概全，甚至把当今的中医与旧时巫医、走方医混为一谈；也有的中医人士，见人谈“中医科学化”，就斥之为“中医西医化”。议论现行中医教育某些弊病并非不可，但有人却由此而倡言取消中医院校的西医教学，主张回归封建社会的“师带徒”，要在当代培养“纯中医”，甚至将中医院校毕业生贬为中医的掘墓人……和这些人相比，张锡纯先生旧日关于“振兴中医”的某些看法，就显得厚道宽容，非有坚实中医功底和自信心的人决计达不到这样的境界。

张锡纯先生沟通中西，除上述理论上的沟通以外，在临床治疗方面，也几乎无处不在地致力于沟通中西。

三、“良工心苦”——张锡纯临床用药研究杂谈

张锡纯先生在临床方面的业绩，当代研究甚多，拙文不拟多谈。可以毫不夸张地说，近现代如果要论创立的新方之多、所创新方影响之大，恐怕无人能超过张锡纯。但在这辉煌业绩的背后，也蕴涵着无比的艰辛。

张先生处方用药，的确与众不同。乍看起来，似乎他的处方用药不按规矩出牌，总是别出心裁。但只要看了张先生的《复李祝华君书》，就能知道他不是不守规矩，而是陈规旧矩中的错误太多，让他无法遵从，只有通过自己的不断验证，去发现新知。

经过几十年的医疗实践，张先生领悟到“学医功夫原有数层”，其中第一层是“识药性”。然而他认为旧本草中，

大多不足信。最值得信任的是《神农本草经》，不过即便是《神农本草经》，也难尽信。他列举了很多例子，来说明《神农本草经》有关记载的可信与不可尽信。

例如《神农本草经》可信的药物记载有：

石膏，《本经》谓其“微寒”，且云宜于产乳。但后世本草说它“大寒”，没有人说石膏可用治产后病。根据《金匮要略》用方及张锡纯个人的用药经验，产后热甚，用石膏确实可以取效。

山茱萸，《本经》谓其“逐寒湿痹”。张锡纯遇到“肢体疼痛，或腹胁疼痛，脉虚者，重用萸肉，其疼即愈。因其气血因寒湿而痹，故作疼，痹开则疼自止也”，但后世诸家本草都不言其逐痹。又《本经》记载该药可以“主寒热”。张锡纯用它“治肝虚极，寒热往来，汗出欲脱，重用萸肉即愈”。但后世本草都不说该药可以主寒热往来。

桂枝，《本经》谓其“主咳逆，上气吐吸”（喘也）。张仲景方中经常使用该药治疗痰喘。张锡纯屡次参照张仲景之方用桂枝，也都随手奏效，但后世诸家本草都不言桂枝能治上气吐吸。

《本经》也有难以尽信的记载，张锡纯举了如下的例子：

如人参，性本温也，而《本经》谓其微寒。当归味本甘而微辛也，而《本经》谓其味苦——诸如此类。或药物年久有变迁欤？或其授受之际有差讹欤？斯皆无从考究。

对那些不能尽信的记载，张锡纯的做法是“自费研究”，也就是自己通过医疗实践和亲自的口尝身受，来检查药物的性能。他介绍了他研究药物的某些细节：

仆学医时，凡药皆自尝试。即毒若巴豆、甘遂，亦曾少少尝之。犹记曾嚼服甘遂一钱，连泻十余次后，所下者皆系痰水，由此悟为开顽痰之主药。惟服后恶心欲吐，遂与赭石并用，赭石重坠止呕吐。以开心下热痰而癫狂可立愈。又曾嚼服远志，其味甚酸，《本经》言其味苦。且兼有矾味。知其性当能敛肺化痰。以治痰嗽，果为妙品。惟多服者能令人呕吐，亦其中含有矾质之征也。

张锡纯使用最原始的、类似神农尝百草的方式来研究药物的真实性味和功能，是否值得提倡姑且不论，但他的这种不迷信任何前人记载，注重实践再验证的精神却是很值得后人仿效的。张先生说："语有之：良工心苦。仆于医学，原非良工，然已费尽苦心矣。"由此可知张锡纯那些看似离谱的用药法，几乎无一不饱含着再实践的艰辛。

在药物研究中，张锡纯先生对石膏可以说费力最多，石膏是张氏最为推崇、用得多、用量大的一味药物。

清末民初，翻译过来的西医书籍认为石膏是不能作为口服药的，可是张锡纯却认为石膏"实为外感有实热者，最紧要之品"。为了说明此药并非不可入药，张先生还是用"西人新出之说"来解释石膏入药的原理。他认为"天生石膏"（天然石膏）的成分是"硫养清钙"（今谓之含水硫酸钙 $CaSO_4 \cdot 2H_2O$），可作为口服药用，只有煅石膏（无水硫酸钙 $CaSO_4$）才不能口服。煅石膏在明代以后，有的医家用它作为口服药，说是煅过的石膏可以降低寒性，不伤脾胃。张锡纯先生力斥其非，屡次发表文章，指出煅石膏口服无异于服用毒药。

在张锡纯先生的文章里，有很多是介绍重用生石膏的治疗案例。他认为在他临证40多年的生涯中，“重用生石膏治愈之证，当以数千计”。这些病人病愈之后，饮食加多，“毫无寒中之弊”。煅石膏则不然，失去结晶水的煅石膏可以用来点豆腐，服用它就好比是喝有毒性的卤水，因此不断地撰文大声疾呼：“严禁用煅石膏”，“放胆用生石膏”！生石膏入药，现代已无争议，大家习以为常。殊不知当年为了这味中医常用药，张锡纯先生费了多大的力气，去验证、去宣传它的切实功效及正确用法。

为了解释生石膏的药理作用，张锡纯先生也曾大谈该药的成分与药性的关系。有些解释在今天看来确实显得有些牵强，其实先生也意识到这一点，他认为“究之天之生物，凡具有特异之性者，其功效恒出于原质之外也。此乃物之良能，关于气化精微，而不可徒即形迹之粗以推测也”。意思是具有特异功能的天然物，它的功效不能单纯用成分去解释，其中涉及到“气化精微”，不能用简单的成分去推测。

张锡纯先生用石膏，可谓是出神入化。他不仅喜欢重用生石膏，而且别出心裁，将中药石膏与西药阿斯匹林作为一对常用配伍药。他认为“石膏清热之力虽大，而发表之力稍轻。阿斯匹林之原质，存于杨柳树皮津液中，味酸性凉，最善达表，使内郁之热，由表解散。与石膏相助为理，实有相得益彰之妙也”。这样的中西药配伍法，可以说是前无古人，惊世骇俗。但实践检验真理，张锡纯在临床上根据不同的情况使用这一配伍，取得良好的效果。所以他总结说：“石膏与阿斯匹林，或前后互用，或一时并用，通变化裁，存乎其人。果能息息与病机相赴，功效岂有穷哉?!”

石膏配伍阿斯匹林，今人在临床上已经不大使用，但这不表明张锡纯先生的主张已经被后人放弃。事实上现代中西药同用（或先后互用，或一时并用）的例子司空见惯，许多成药里中西药同用的例子更是不胜枚举。可见当年张锡纯先生敢为天下先的大胆实验、不受任何约束的创新精神，已经为中西药同用闯开了一条新路。

笔者以石膏为例，是因为此药在中、外，古、今的用法与争议颇多。对待这样一味争议纷繁的药物，张锡纯先生的利器就是在实践中再验证，用临床疗效来说明问题。在石膏的运用方面，他不仅沟通中西，也能调和当时的寒、温两派。清末民初，伤寒、温病两派之争，形同水火。寒、温学术之争甚至发展到人事意气之争，此类文章在民国初期的报刊中并不少见。张锡纯先生举重若轻，游弋其中，不妄加褒贬，但却在临床治疗时，不受寒温两派的局限，或老方新用，或自创新法。

例如他认为麻杏甘石汤，“实为治温病表证之的方”，这种见解在当时也是惊世骇俗的。但张锡纯先生自有他的辩说方法，他利用纯熟的药物配伍、互相监制知识来解说该方的作用，同时又声明：“愚用麻杏甘石汤时，于麻黄、石膏之分量恒有变通。原方石膏为麻黄之两倍，而愚遇此证热之剧者，必将麻黄减轻，石膏加重，石膏恒为麻黄之十倍。即其热非剧，石膏亦必五倍于麻黄也。”

张锡纯不仅将伤寒名方用治温病表证，而且将温病派常用的薄荷、连翘、蝉蜕诸药，与伤寒家常用的石膏并用。这样的配伍法在当时也有人诘难。但张锡纯先生毕竟学问渊博，通古知今。他认为“此当论世知人，而后可与论古人之方”，也就是说，要讨论古人的方剂，必须要知道用方之人的时代背景。他分析在张仲景时代，薄荷还没有作为药品进入本草，“蚱蝉虽载于《本经》，然古人止知用蝉，不知用蜕”。连翘在汉代惟用其根，非如后世用其果实。在分析了薄荷、蝉蜕、连翘这三种药的历史之后，张先生才说：

“为此三种药，当仲景时皆未尝发明。故于温病初得，原宜用辛凉解肌者，亦以麻黄发之。且防麻黄之热，而以石膏佐之也。若仲景生当今日，则必不用麻黄，而用薄荷、连翘、蝉蜕药矣。”

张仲景当时是否真如张锡纯所说，已经意识到“辛凉解肌”之法，谁也说不清。至于张仲景生当今日，会不会舍麻黄而用薄荷、连翘、蝉蜕，更是无法猜测。然而读者在一笑之中，不得不为先生的雄辩折服。因为时代不同，古人没有配伍用过的药物，为什么今人不可以尝试合用呢？所以综观张先生的许多临床用药，令人不得不佩服他的机敏灵活，不拘一格。他创立的治疗温病的清解汤、凉解汤、寒解汤、石膏阿司匹林汤等，虽不敢说已成经典之方，但他在当时寒温之争的漩涡中，不泥于一家之说，自行琢磨新方，另辟蹊径，真个是大有智慧！

除石膏之外，张先生对代赭石、山萸肉、三七等许多药物都有新的见解。有些用药经验已经被现代学者所接受，成为普通知识，笔者不再赘述。关于张锡纯先生临床治疗的研究，近现代以来，已经是连篇累牍。笔者本参加临床甚少，不敢多谈深谈。为藏拙计，就此打住。

现代刊行的张锡纯先生《医学衷中参西录》，主要谈的先生的临床治疗经验。但人们很少注意到的是，张先生在养生方面也有不少文章。张先生曾极力推行静坐养生法，还专门发表过《论哲学与医学》的文章，以宣传静坐养生法。对此史实，笔者再聊加议论。

四、慕“哲学”、讲静坐

以往研究者对张锡纯先生的静坐养生类文章，多弃而不道。“文革”中修订先生的《医学衷中参西录》时，原书中《谈哲学与医学之关系以及静坐练功》等内容曾被作为删除的对象。哲学与医学在当今不是挺热门的一个研究领域吗？须知《医学与哲学》还是很出名的一份杂志呢！张锡纯能这么早注意到哲学与医学的关系，为什么要删掉他的有关文章呢？但因笔者一时无法找到这些被删的文章，因此也不明其中就里。

直到看了本文集里收载的《论哲学与医学》，才恍然大悟：原来张先生的“哲学”，并不是指当今所说的“哲学”(philosophy)。他说的“哲学”，非关世界观的研究，而是养生（养身）之学。《医学衷中参西录》偶然出现的“哲学家”一词，也是指明了养身之道的哲人，并不是现在研究思维对存在、精神对物质关系问题的哲学家。

但先生重视养生之道，也不能说是一件坏事啊！可是通行的《医学衷中参西录》没有这方面的文章。好在本论文集里收载了几篇相关的文章，使我对先生的“哲学”与静坐养生有了比较清晰的了解。

张锡纯先生曾经说过他“生平慕哲学”，也写过此类的文章（见《论哲学与医学》）。他对“哲学”的理解是这样的：

近阅医学志报，多有谓哲学可累医学之进步者。其人盖不知哲学作何用，并不知医学所由昉也。《诗》云：“既明且哲，以保其身。”此身不陷于罪戾为保身，此身不困于疾病亦为保身。观《诗》之所云云，是其人必先有明哲之天资，及明哲之学问，而后能保其身也。而此明哲保身之天资学问，在修士原为养身之道，此修士之养身可名为“哲学”也。

了解了张先生的“哲学”概念，再读他的哲学与医学文章，也就不会有误解了。所以张先生把历史上对养生有贡献的医家（如葛洪、陶弘景、孙思邈等），都称之为“哲学家”。张先生认为，中医经典著作《内经》中，提到上古有真人，把握阴阳，呼吸精气，独立守神，肌肉若一，故能寿敝天地。“此上古真人，诚为一大哲学家，不啻黄帝自现身说法也”。张先生对《内经》中的养生之道，推崇备至，认为“《内经》既为黄帝讲明医学之书，而竟以哲学开其端者，诚以哲学者，保身之学也。人必先能自保其身，而后能代人人保其身”。也就是说，《内经》所讲的保身养生之学，“实为医学之本源”。养身与医学并不矛盾，也不是可有可无的东西。

张锡纯先生对养生之道身体力行。他提倡的养生法，主要是静坐法，实际上属于当今所谓“气功”里的静功。先生曾在“复王肖舫先生书”中谈到他悟得《内经》中的“哲学”（养生学）的过程：

弟生平慕哲学，而泛览群书，莫得宗旨。后读《内经》到“四气调神篇”，有曰“使志若伏若匿，若有私意，若已有得”，乃恍悟养生之道。

张先生触类旁通，联系佛经、道书里的同类说法，采用了静坐调呼吸的养生之法，取得了较好的养生效果。关于先生个人的养生实践，在其“论哲学与医学”一文中有详细介绍。其中提到他40岁以后，“相火之不足益甚，偶坐凉处即泄泻，因此身形渐觉衰老”。后来见道家书提到“默运心火下行，以温补下焦”之法，于是默自体验，效果不错。张先生进而又联系《内经·四气调神》中的“使志若伏若匿，若有私意，若已有得”数语，悟出“所谓若伏若匿者，即引心火下行也”。从此以后他专心于此法（用现在气功术语，属于意念调整呼吸的静功），据说“年已七十矣，膂力精神，毫不衰老，即严冬食冰，亦无复顾忌”。

平心而论，张锡纯先生这些关于养生的文章，即便在现代，也无可非议。他当时极力推行静坐养生法，主张医疗应该辅以养生，并从道家和医家书中悟得静心调整呼吸法以养生，是有其积极意义的，谈不上是糟粕。民国初期，有些人认为“当今为科学时代，如此以谈哲学（养生之道），似仍属荒渺之言者”，也就是说当时有人把中医传统的养生法与科学对立起来。张锡纯先生针对这样的偏激思想，阐发中华文化中的传统“哲学”（养身之道），其实很值得研究。张先生说：“拙著《医学衷中参西录》中，论哲学之处颇多。非以鸣高也，实欲医者兼研究哲学，庶于医学可登峰造极也”。也就是说他主张医家应该研究养生之学，才能使医学达到新的高度。张先生的这一认识，确实符合中医一贯主张的“治未病”。因此本论文集中收录的此类文章，对了解张先生养生思想不无小补。

附带一说的是，民国初期盛行“静坐之风”。张锡纯先生在“论卫生静坐法”中也提到：“今之讲卫生者，多尚静坐之功。”推究此法盛行的风源，与日本在20世纪初兴起的冈田式静坐法有直接的关系。冈田式静坐法是由日本冈田虎二郎倡导的一种呼吸锻炼和精神修养法，它把江户时代及其以前的传统吐纳法和明治时代新的精神修养法连接起来。此法之所以盛行，在于它并没有停留在精神修养的阶段，而是运用当时很时髦的西洋医学知识，从生理、病理乃至实验方面来阐述静坐法对机体的实际效果。当时有研究者认为此法可以促进血行、帮助消化、分泌、排泄，增强抵抗力和预防作用，可以产生人工免疫作用，可以杀菌等等。这些时行的“科学”术语帮助此法风靡日本，而且使之迅速传播到中国。当时中国有位叫蒋维乔的养生家，就极力推行静坐养生法。

从张锡纯的文章里，还看不出他提倡的“哲学”（养生学）与日本传来的冈田静坐法有什么关系。张先生的夫人曾经留学日本，可能也知道20世纪初在日本风行的冈田式静坐法。但张先生对此法似乎并不以为然，他认为“静坐之功，即释道趺坐之功，诚为卫生之要着”。但他指出：“有谓静坐时宜变其呼吸者，夫呼吸宜纯任自然，岂可常矫强之乎？”笔者揣测，这有可能是批评当时传入的冈田式静坐法。因为冈田式静坐法要求采用“逆呼吸”，也就是和腹式呼吸相反的呼吸法。张锡纯提倡的是呼吸“纯任自然”，遵循的是中国传统的静坐法，强调“精神下注丹田”是“静坐之真法门”。在早年出版的《医学衷中参西录》第八卷治梦遗运气法后，张锡纯曾详细介绍了他的静坐法，可惜现在的许多版本已经看不到先生这些方法。

借本文集出版之机，笔者将张锡纯先生曾大力提倡的养生法略述一二，期盼后之研究者，能关注到张先生在养生方面的思想和方法的研究。

张锡纯先生是近代的医学大家。他的《医学衷中参西录》早已风行于世。但当今出版这册先生的民国间论文专集，我以为仍然很有意义。这些原始的张氏论文，更能反映先生的思想原貌，对深入研究、客观评价张锡纯先生的业绩，不无小补。笔者这篇介绍虽说挂一漏万，但相信会有研究者通过本文集的出版，更多地关注张锡纯先生完整、真实的学术思想和业绩的研究。

郑金生*

2009年5月

---

* 郑金生　中国中医科学院研究员，中国医史与中医文献学专家，著名的本草学专家。曾主持编写了《中华大典·药物学分册》、《中国本草全书》、《中药文献精华》、《清史》中医药部分等一大批影响深远的本草学著作，并在“海外回归中医古籍善本医书的收集研究”等多项国家、科技部科技课题中担任课题组长，学科带头人。

研究性论文

1. 论中医之理多包括西医之理沟通中西原非难事

鄙人才质庸碌，而性好深思，自幼承家学，医学与读书并重，是以自成童时，即留心医学，弱冠后，即为人诊病疏方，年过三旬，始见西人医书，颇喜其讲解新异，多出中医之外，后又十余年，医学研究功深，乃知西医新异之理，原多半在中医包括之中，特古籍语意浑含，有赖后人阐发耳。今不揣固陋，远采古代之书，近参时贤之说，胪列数则于下，以证明之。

西人谓人身血脉管，微丝血管，回血管，血脉自左上心房，转落左下心房，入于血脉管，由血脉管，入微丝血管，以散布于周身，内而脏腑，外而肌肉，迨脏腑肌肉濡润之余，又传入回血管，由回血管收回右上心房，转落右下心房，更由右下心房，以上注于肺，此时因血中混有炭气，其色紫黑，迨注肺之后，隔肺膜呼出炭气，吸进养气，其色仍赤，复还左上心房，如此循环不已，此说可谓奇癖生新矣。然此理固寓于扁鹊《难经》中也，其第一节云，十二经皆有动脉，独取寸口，以决五脏六腑死生吉凶之法，何谓也？然答词也，寸口者，脉之大会，手太阴之动脉也，人一呼脉行三寸，一吸脉行三寸，呼吸定息，脉行六寸，人一昼夜凡一万三千五百息，脉行五十度，周于身，漏水下百刻，荣卫行阳二十五度，行阴二十五度，为一周也，故五十度复会于手太阴寸口者，五脏六腑之所终始，故取法于寸口也。按人之脏腑，皆有血脉管与回血管，其回血管之血，由心至肺，将炭气呼出，是诸脏腑之回血管，至此而终也，迨吸进养气，其血仍赤，归于是散布于诸脏腑，是诸脏腑之血脉管，自此而始也，故曰五脏六腑所终始也，为肺能终始诸脏腑，是以诸脏腑之病，可于肺之寸口动脉候之，而寸口之动脉，遂可分其部位，而应诸脏腑矣。

西人谓左右心房各有二，是心之体原四孔也，而《难经》谓心有七孔三毛，不显与西说不同乎？至三毛之说，尤确无实征，此非中西之说，显然不同乎，不知《难经》此节之文，多被注疏家误解，书考古训，凡微细难察之物，恒比之于毛，《诗经》所谓德犹如毛者，是其明征也。盖人之心房虽有四，而加心下血脉管，及加血管，与心相连之处，则为六孔矣，至心上血脉管回血管，与心相连之处，似又加两孔，而同在一系之中，故古人仍以为一孔，是共七孔也，此言心之孔虽有七，所易见者止有四孔，其余三孔，则如毛之微细，而不易视察，所谓如毛之细而不易视察者，实指血脉管与回血管，连心之处而言也。

西说谓人之神明在脑，故安神之药，注重在脑，中说谓人之神明在心，故安神之药，注重在心，及观《内经》，知中西之说，皆涵盖其中也。《内经·脉要精微论》曰，头者精明之府，为其中有神明，故能精明，为神明藏于其中，故名曰府，此西法神明有脑之说也。《内经·灵兰秘典》曰，心者君主之官，神明出焉，所谓出者，言人之神明，由此而发出也，此中法神明在心之说也。盖神明之体，藏于脑，神明之用，发于心也。如必谓心脏惟司血脉之循环，于人之神明毫无关涉，可仍即西人之说以证明之。

西人生理学家勿阿尼氏，研究灵魂之结果，其言曰，灵魂者，栖于人类各细胞中，其色浓紫，质不透明，比肉体重约千分之一，具连动之器关，能上达于地二百里以上之处，不待食物而生存，且具有良心，修养其正义，亲切同情待之高等道德云云。其所谓各细胞中，其色浓紫，质不透明者，明明非灰白色之脑质髓，与神经细胞可知矣，明明指循环系中之有色血液细胞，中可知矣。又丁仲祜氏之译述西说也，谓细胞之功用，能将血液内之荣养料，及空气，分给全身细胞，又能服从性灵，而性灵亦能处处保护之，其所谓性灵，非即人之神明乎，心既为血液循环器之主，即可为细胞之主，而在保护细胞之性灵，亦即以心为中枢，其谁曰不然乎(此节采时贤蒋壁山氏说)。

中说谓肝左脾右，西说谓肝右脾左，此又中西固然不同处也。不知肝右脾左之说，早见于《淮南子》。扁鹊《难经》，亦谓肝在右(《难经》曰，肝之为脏，其治在左，其脏在右肋之前，并胃着脊之第九椎，《金鉴·刺灸心法篇》，引《难经》，有此二十五字，今本删去)。夫肝既在右，脾自当在左矣，而医学家，仍据肝左脾右以治病者，诚以肝虽居右，而其气化实先行于左，故肝之脉诊于左关，脾虽居左，而其气化实先行于右，故脾之脉诊于右关，按此诊脉治病则效，不按此诊脉治病则不效，若不信肝之气化先行于左，脾之气化先行于右之说，更可以西人生理学家之言徵之。

按西人生理家，言脾固居胃之左方下侧，然其与胃通也，乃从脂膜相连处右行，输送胃液腺于胃腑，其与膵通也，乃从膵尾端右行，输送制造膵液之原料于膵脏，其与肝通也，乃从脾静脉右行，开口于肝门静脉，输送红色血球中之红锱铁质于肝脏，为造成胆汁之料，其上与肺通也，乃右行假道于胃膜以达于肺膈膜，而入于肺，其下与肠通也，乃右行假道于膵脏，由膵液排泄管，以入于十二指肠，其与周身通也，乃从脾动脉右行，开口于大动脉干，输送白血球于毛细管，以达于身体内外诸部，无所不到，是脾之本体，虽居于左，而其功用无不在右，于是则谓脾居于右，谁曰不宜。如肝固居于腹腔之右侧上部，而其吸收脾与胃中之血液，以营提净毒质之作用者，乃由肝门静脉之大血管，向左下方吸收而来也，且其既已提净之血液，乃由静脉之朋血管，从肝脏之后缘而出，开口于下大静脉，向左上方，入大静脉榦，以达右心室，是肝脏血液循环之机能皆在于左，是则谓肝居于左，谁曰不宜（此节采时贤蒋壁山氏说）。

《内经》谓肾者，作强之官，技巧出焉，所谓作强技巧者，指生育子女而言也。西人则谓肾脏专司漉水为尿，与生殖器毫无关涉，此又中西医学顾然不同处也。然谓内肾与外肾不相关涉者，乃西人从前未定之论，非其近时精研之言也，夫中医之论肾，原取广义，非但指左右两枚也。今西人于生理学，研究功深，能悟副肾髓质之分泌素（即自命门分泌而出者），有迫血上行之作用，名之曰副肾碱，是悟得肾中真火之用也，又悟肾皮质之分泌素（即自胞室中分泌而出者），有引血下行之作用，名之曰确灵，是悟肾中真水之用也，既悟得肾中真水真火之作用，即当知肾之所以作强，所以技巧，无非赖肾中水火之气，以酝酿之，激发之，斡旋之，有如火车诸机输之转动，莫不以水火之气，为原动力也。

西人谓中医不知有水道，不知西医之所谓水道，即中医之所谓三焦，其根蒂连于脊骨，自下向上数七节之处，在下焦为包肾络肠脂膜，在中焦为包脾连胃之脂膜，在上焦为心下之膈膜，统名为三焦，能引水液下注于膀胱，《内经》所谓三焦者决渎之官，水道出焉者是也。夫《内经》既顾然谓三焦为水道，何谓不知水道也，盖其名虽异，核实则同也。

西人谓中医不知有膵，不知古人不名膵，而名为散膏，《难经》谓脾重二斤三两，扁广三寸，长五寸，有散膏半斤，散膏即膵也，为膵之质为胰子，形原如膏，而时时散其膏之液，于十二指肠之中，以消胃输于肠未化之余食，故曰散膏，为脾之副脏。至脾之正脏，《内经》谓其为营之所居，即西人脾能制白血球之说也。由斯知凡古书言脾统血者，指脾之正脏而言也。凡言脾化食者，指脾之副脏散膏而言也，凡言所谓脾色黄，脾味甘者，亦指散膏而言，散膏与脾为一脏，即膵与脾为一脏也，且以西说考之，膵尾衔接于脾门，其全体之地动脉，又自脾脉分支而来，与脾原合为一脏也（此节采时贤高思潜说）。

又西人有精虫之说，似属创论，然其说不自西人始也。《小乘治禅病秘要》经曰，筋色虫，此虫形体似筋，连持子脏，能动诸脉，吸精出入，男虫青白，女虫红赤。又《小乘正法念处》经曰，十种虫于行髓中，有形于经中云云，此是精虫之说，始于印度，久入中国，章氏丛书杂录引而注解之，谓即胚珠，是其说亦可为中说矣（此节采时贤杨如候《灵素生理新论》）。且人为倮虫（人为倮虫之长），古书所载，以人资生之始为精虫，不亦理明词达乎，是西人精虫之说，原非创论，无庸警其新奇也。

试再以病论之，如内伤黄胆证（黄胆有内伤外感之区别），中法谓系脾有湿热，西法谓系胆石杜塞，胆汁入小肠之路，以致胆汁妄行，入于血中，又有谓系钩虫病者，而投以金匮硝石矾石散，莫不立愈。盖矾石能治脾中湿热，硝石能消胆中结石，二药并用，又能除钩虫，是以无论脾有湿热，胆有胆石，肠有钩虫，投以此方皆愈，是仲景制此方时，原对于此三种病因立方，非仅对于脾中湿热立方也。且矾石为皂矾（《尔雅》名矾石为羽涅，又名为涅石，故知是皂矾），为其系铁与硫养化合，且又色青，能入肝胆，以敛胆汁之妄行，兼有以金制木之义，若但为治脾家湿热，何故不用白矾？后世不明古人制方之义，而但以治脾湿热释之，是知其一而遗其二也。至明季喻嘉言出，深悟仲景之治黄疸，不但治脾，实兼治胆。遂于治钱小鲁之案中，显然揭出，谓其嗜酒成病，胆之热汁，满而溢于外，以渐渗于经络，则身目俱黄云云，其原案载所著《寓意草》中，彼时犹未见西人之说，而实与西人之说相符合也。

试更以药论之，如石膏一药，实为外感有实热者，最紧要之品，而丁仲祜译西人之说，谓石膏不堪列于药品，此中西之说，顾然不同处也。然谓石膏不堪列入药品者，乃西人之旧说，至西人新出之说，实与其旧说迥异，而转与中说相同，何则，硫养清钙，石膏之原质也，西人工作之时，恒以硫养钙为工作之料，迨工作之余，所剩之硫养钙，即结成若干石膏，较天生之硫养轻钙石膏，原缺一原质未借，此等石膏，原与煅石膏无异（石膏经煅，则轻气飞去，其性黏涩收敛，可代卤点豆腐，断不可服）。西人所谓石膏不堪列于药品者，指此等石膏而言也，迨其后用天生石膏，知其凉而能散，大有功效，遂将石膏列于石灰基中（石灰即钙），并将素所不信之中药两味，亦并列其中，是故炭养石灰，牡蛎也；磷养石灰，鹿茸角也；硫养轻石灰，石膏也。西人皆精验其原质，而列为石灰基中要药，西人可谓善补过矣，此皆中西医学渐可沟通之朕兆也。夫医学以活人为宗旨，原不宜有中西之界限，存于胸中，在中医不妨取西医之所长（如实验器械化学等），以补中医之所短，在西医尤当精研气化（如脏腑各有性情及手足六经分治分主六气等），视中医为形上之道，而非空谈无实际也。

（见《医界春秋》1927）

2. 论中西之药原宜相助之理

自西药之入中国也，维新者趋之恐后，守旧者视之若浼，遂至互相抵牾，终难沟通。愚才不敏，而生病用药，多喜取西药之长，以济吾中药之短，初无畛域之见，存于其间，故拙著之书，以“衷中参西”为名也。盖西医用药治局部，是重在标也，中医用药求原因，是重在本也，究之标本原宜兼顾，若遇难治之症，以西药治其标，以中药治其本，则奏效必捷，而临证亦确有把握也。有如西药之治吐血下血，以麦角为最效，然究其所以效者，谓能收缩血管也，至于病因之凉热虚实，则不问矣。若以麦角缩其血管，以中药治其凉热虚实，无难愈之血证矣。西药治痫风，以臭剥抱水过鲁拉儿为最效，然究其所以效者，谓能麻醉脑筋也，至病因之为痰为气为火，则不问矣。若以西药麻醉其脑筋（脑筋麻醉不妄行病暂时不犯可容施治），用中药以清火理痰理气，无难治之痫风矣。至西药百布圣，为消食健胃之良药，而长服之，恒令胃生依赖性，若与中药白术、山药并服，则无斯弊。骨湃波为男子淋证、女子带证之良药，而对于二证之历久者，恒不见效，若与中药澄茄并用，则随施皆能治愈。又如阿斯匹林为治肺结核之良药，而发散太过，恒伤肺阴，若兼用玄参、沙参，滋肺阴，则结核易愈，又其药善治温病初得，然能解表，而不能清里，虽服之周身得汗，往往有里热未清，而病不愈者，若与其正出汗时，急用生石膏两许，煎汤乘热饮之，则汗出必愈多，而热亦遂清。若斯者难悉举，试阅西人近出之书，取中药而制为药水、药酒、药粉者，几倍于其原有之西药（观其疗学可知）。斯诚西人医学之进步也，若吾人仍故步自封，不知采取西药之长，以济吾中药之不逮，是甘让西人进步矣。夫人演之理，物竞天择，我则不竞，又何怨于天之不择哉。郭隗曰：请自隗始。仆愿吾医界青年，有志与西医争先者，深体拙著《医学衷中参西录》之命名，则用功自能端其趋向矣。

（见《三三医报》1925）

3. 大气诠

仆向撰“大气诠”，亦曾登于医报，后因在奉，又登于盛京时报。遂将在奉所治大气下陷验案，补缀于后，其原文亦有补缀之处，比从前加详，今并录登，以续于元气诠后。

前所论元气，先天之气也，乃有其气本于先天，而实成于后天，其于全身至初之关系，有与元气同其紧要者，厥为大气。夫元气藏于脐下，为先天生命之根柢，道家所谓祖气也。大气积于胸中，为后天全身之桢榦，《内经》所谓宗气也。祖为一身之远命脉，宗为一身之近命脉，命脉虽有远近，其关于人身之紧要同也。而汉唐惟下诸书，但知注重元气，不知注重大气，即偶言及，亦细而不详。于大气在人身之真作用，及大气下陷病之至危险，未尝竭力阐发，是盖未深研究《内经》之文，不知大气关于人身之紧要也。

今试取《内经》之文译之。《灵枢·五味篇》曰，谷始入于胃，其精微者，先出于胃之两焦，以溉五脏，别出两行营卫之道，其大气之摶而不行者，积于胸中，名曰气海。出于肺，循喉咽，故呼则出，吸则入。天地之精气，其大数常出三入一，故谷不入，半日则气衰，一日则气少矣。愚按肺悬胸中，下无透窍，胸中大气，包举肺外，上原不通于喉，亦并不通于咽，而曰出于肺，循喉咽，呼则出，吸则入者，盖谓大气能鼓动肺脏，使之呼吸。而肺中之气，遂因之出入也，所谓天地之精气，常出三入一者，盖谓吸入之气，虽与胸中不相通，实能隔肺膜透过四分之一，以养胸中大气。其余三分，仍然吐出，即换出脏腑中浑浊之气（即西人所谓吸进养气，呼出炭气之理），此气化之妙用也。然此篇专为五谷养人而发，故第言饮食能养胸中大气，而实未发明大气之根源。愚尝思之，人未生时，皆由脐呼吸，其胸中原无大气，亦无需乎大气，迨胎气日盛，脐下元气渐充，上达胸中，而生大气，大气渐满，能鼓舞肺脏，使之呼吸，即脱离母腹，由肺呼吸而通天地之气矣。

至大气即宗气者，亦尝考《内经》而得之。《素问·平人气象论》曰，胃之大络名虚里，贯膈络肺，出于左乳下，其动应依脉，宗气也。按虚里之路，即胃输水谷之气于胸中，以养大气之道路，而其贯膈络肺之于，又出于左乳下为动脉，是此动脉。当为大气之余波，而曰宗气者，由是知宗气即系大气，为其为后天生命之宗主，故又尊之曰宗气。其络所以名虚里者，因其贯膈络肺，游行于胸中空虚之处也。

又《灵枢·客邪篇》曰，五谷入于胃，其糟粕、津液、宗气，分为三隧，故宗气积于胸中，出于喉咙以贯心脉，而行呼吸焉。观此节经文，则宗气即为大气，不待诠解，且与“五味篇”同为伯高之言，非言出两人，或有异同，且细审以贯心脉，而行呼吸之语，是大气不但为后天诸气之纲领，并为全身血脉之纲领矣。

统观以上三节经文，可知大气关于人者之紧要矣，至发明其紧要之至，读之令人怵目惊心者，犹不在此数节也。《灵枢·五色篇》，雷公问曰：人无病卒死，何以知之？黄帝曰：大气入于脏腑者，不病而卒死。夫人之膈上，心肺皆脏，无所谓腑也。经既统言脏腑，指膈下脏腑可知，以膈上之大气，入于膈下脏腑，则膈上无气，以鼓动肺脏之翕辟，其呼吸必然顿停，是以无病而卒死也。此乃胸中大气下陷之证也。夫大气下陷之证，如此之重，其气果全数下陷者，诚难挽回，若其下陷或仅一半，其剧者或至强半，皆可挽回其下陷之气，以复其本位。而伊古以来，竟无挽回大气下陷之方，诚以读《内经》者，于此节经文皆忽不加察，至王氏注《内经》，又但注《素问》，而不注《灵枢》，及后世之注《内经》者，又妄谓此节所谓大气，乃外感大邪之气，夫其人果外感邪气，与无病之文不符，即因感邪气而死，亦必瞑眩数刻，又与猝死之文不符。从古至今，无切实阐发此节经文者，盖因未明大气下陷之证，是以无治大气下陷之方也。

仆深悯大气下陷之证，医多误治，因制升陷汤一方，载于拙著《衷中参西录》。方系生箭芪六钱，知母三钱，柴胡、桔梗各一钱五分，升麻一钱。气分虚极下陷者，酌加人参数钱，或再加净萸肉数钱，以收敛气分之耗散，使陷者不致复陷更佳。若大气下陷过甚，至少腹下坠，或更作疼者，宜将升麻倍用二钱。

方中之义以黄芪为主者，因黄芪既然补气，又善升气，且其质轻松，中含养气。与胸中大气，有同气相求之妙用。惟其性稍热，故以知母之凉润济之，柴胡为少阳之药，能引大气之陷者自左上升，升麻为阳明之药，能引大气之陷者自右上升，桔梗为药中舟楫，能载诸药之力，上达胸中，故用之为向导也。至气分虚极者，酌加人参，所以培气之本也。

或更加萸肉，所以防气之涣也。至若少腹下坠，或更作疼，其人之大气，直陷至九渊，必需升麻之大力者以升提之，故又将升麻加倍也。方中之用意如此，至随证活泼加减，尤在临证者之善变通也。

《衷中参西录》中，用升陷汤加减，治愈大气下陷之案二十余则，其病之现状，有呼吸短气者，有心中怔忡者，有淋漓大汗者，有神昏健忘者，有声颤身动者，有寒热往来者，有胸中满闷者（此因呼吸不利而自觉满闷，若作满闷治之立危），有努力呼吸似喘者（此种现状尤多，乃肺之呼吸将停，其人努力呼吸以自救，若作喘证治之立危），有咽干作渴者，有常常呵欠者，有肢体痿废者，有二便不禁者，有癃闭身肿者，有张口呼气外出，而气不上达肛门突出者。在女子有下血不止者，更有经水逆行者（症因气逆者多，若因气陷致经水逆行者，曾见有两人，皆投以升陷汤治愈）。种种病状，实难悉数，其案亦不胜录，今惟即在奉治愈大气下陷之案，略登数则如下，以备考证。

西丰县张中昌，年十八九，患病数年不愈，来院诊治，其证夜不能寐，饮食减少，四肢无力，常觉短气，其脉关前微弱不起，知系胸中大气下陷，故现种种诸症，投以升陷汤，为其不寐，加熟枣仁、龙眼肉各四钱，数剂痊愈。

开原寄住奉天大东关史姓女子，陡然腹中作疼，呻吟不止，其脉沉而微，疑系气血凝滞，少投以理气之品，其疼益剧，且觉下坠，呼吸短气，恍悟其腹中疼痛，初即系大气下陷，误理其气，则气益下陷，故疼益加剧也。急投以升陷汤原方，一剂即愈。

大东关于氏女，出嫁而孀，依居娘门，其人善英文英语。英商在奉者，延以教其眷属，因病还家，夜中忽不能言，并不能息，其同院住者王子岗，系愚门生，急来院叩门，求为援救。因素为诊脉调药，知其大气虚损，此次之证，必大气下陷过甚无疑，遂为疏方。用生箭芪一两，当归四钱，升麻二钱，煎服须臾，即能言语。翌晨舁至院中，诊其脉沉迟微弱，其呼吸仍觉短气，遂用原方，减升麻一钱，又加生山药、知母各三钱，柴胡、桔梗各一钱，连服数剂痊愈。此症脉迟，而仍用知母者，因大气下陷之脉，大抵皆迟，非因寒凉而迟也。用知母以济黄芪之热，则药性和平，始能久服无弊。

小北关袁姓少妇，小便处常若火炙，有时觉腹中之气下坠，则炙热益甚，诊其脉，关前微弱，关后重按，又似有力，其呼吸恒觉短气，心中时或发热，知其素有外感伏邪，久而化热。又因胸中大气下陷，伏邪亦随外感之气下陷也。治以升陷汤，加生石膏八钱，后渐至二两，服药旬日痊愈。

或疑大气下陷者，气不上达也，喘者不下降也，何以历述大气下陷之病状，竟有努力呼吸，有似乎喘者？答曰：此理不易骤解，仍宜以治愈之案征之。一少年因力田劳苦过度，致胸中大气下陷，四肢懒动，饮食减少，自言胸中满闷，其实非满闷，乃短气也。粗人不善述病情往往如此，医者不能自审病因，投以开胸理气之剂，服之增重，去改用半补半破之剂，两剂后病又见重。又延他医，投以桔梗、当归、木香各数钱，病大见愈，盖全赖桔梗升提气分之力也。医者不知病愈之由，再服时，竟将桔梗易为苏梗，升降异性，病骤反复，自此不敢服药。迟延二十余日，病势垂危，喘不能卧，昼夜依壁而坐，假寐片时，气息即停。心下突然胀起，急呼醒之，连连喘息数口，始觉气息稍续，倦极偶卧片时，觉腹中重千斤，不能转侧，且不敢仰卧。延愚诊视，其脉乍有乍无，寸关尺或一部独见，或两部同见。又皆一再动而止，此病之危，已至极点。因确知其为大气下陷，遂放胆投以生箭芪一两，柴胡、升麻、净萸肉各二钱，煎服片时，腹中大响一阵，有似昏愦，苏息须臾，悄然醒悟，自此呼吸复常，可以安卧。转侧轻松，其六脉皆见，仍有雀喙之象，自言百病皆除，惟觉胸中烦热，遂将方中升麻、柴胡皆改用钱半，又加知母、玄参各六钱，服后脉遂复常，惟左关参伍不调，知其气分之根柢，犹未实也，遂用野台参一两，玄参、天冬、麦冬各三钱，两剂痊愈。

盖人之胸中大气，实司肺脏之呼吸，此证因大气下陷过甚，呼吸之机关将停，遂勉强过舞肺气，努力呼吸以自救，其迫促之形，有似乎喘，而实与气逆之喘，有天渊之分。观此证假寐之时，肺脏不能努力呼吸，气息即无，其病情可想也。设以治气逆作喘者，治此证，以治此证之喘者，治气逆作喘，皆凶危立见。然欲辨此二证，原有确实征验。凡喘证无论内伤外感，其剧者必然肩息（《内经》为喘而肩动者为肩息）。大气下陷者，虽至呼吸有声，必不肩息。盖肩息者，因喘者之吸气难，不肩息者，因大气下陷之呼气难也。欲辨此证，可作呼气难于吸气难之状，以默自体验，临证自无差谬。又喘者之脉多数，或有浮滑之象，或尺弱寸强，大气下陷之脉，皆与此反对，尤其明征也。

升陷汤一方，不但仆用之有效也。凡医界同人，用此方以治大气下陷者，莫不随手奏效（安东医士李亦泉，连用此方，治愈大气下陷者数证，曾寄函相告）。即非医界中人，用此方以治大气下陷者，亦能奏效。湖南教员度文介君，因宣讲伤气，甚至话到舌边，不能说出，看书两行即头昏目眩，自阅《衷中参西录》，服升陷汤而愈。曾登于本报一卷十二期致谢，凡我医界同人，尚于其大气下陷证加之意乎。

（见《三三医书》1924）

4. 深研肝左脾右之理

尝思人禀天地之气化以生，人身之气化即天地之气化。若于人身之气化不明，不妨即天地之气化征之。诚以人身之气化微而隐，天地之气化大而显也（不知者转因此相讥，实不能曲谅矣）。天地之气化，伏羲曾画卦以发明之，即先天图之乾南坤北，离东坎西者是也。至文王衍易，变为后天，则八卦各易其方矣。而后世之相宅觅茔，推星占运及一切术数之学，皆用文王所定之卦位，而有用伏羲所定之卦位者，因伏羲所定之卦位为体，文王所定之卦位为用，用体则无效，用用则有效。用也者是气化发露贯注之处也。天地之气化有然，人身之气化，亦何莫不然，即如肝右脾左之说，淮南子早言之，而后之医家，仍从《内经》肝左脾右之说者，亦体与用之区别也。肝之体居于右，而其气化之用，实先行于左，故肝脉见于左关。脾之体居左，而其气化之用，实先于右，故脾之脉见于右关。从其体临证疏方则无效，从其用临证疏方则有效，是以从用不从体也。藉曰不然，仆又有确实征验，如肝开窍于目，人之左目明胜于右目（说见《内经》，木工视准绳，必用左目，亦是明征）。此肝之气化先行于左之明征也。脾主四肢，人之右手力胜于左手足，此脾之气化先行于右之明征也。试再以临证验之，邻村友人王桐轩之女，因怒气伤肝，经医者多用理肝之品，致肝经虚弱，坐时左半身常觉下坠，卧时不能左侧。诊其脉，左关微弱异常，遂重用生黄芪八钱，以升补肝气，又佐以当归、萸肉各数钱，一剂知，数剂痊愈。又邻村友人毛仙阁之子素患肝脏虚弱，恒服补肝之品，一日左肋下疼痛异常，左关脉弦硬，因其肝脏素弱，不敢投以破气疏肝之品，遂单用柏子仁一两，煎汤饮之立愈。盖柏向西北，其实又冬日采取，饱经霜露，禀金水之气为多，肝木之横恣，得金以镇之，水以滋之，其脉之弦硬悉化，所以其疼立止也。又奉天大东关学校翟校长之叔父，右手足皆不利，似麻似疼，饭时不能持箸，行时需杖，饮食减少，脉象右关濡弱，知其脾胃虚弱，不能健运肢体也，投以四君子汤，加生黄芪、当归、乳香、没药，连服数剂痊愈，即此数案观之，则肝主左脾主右，不尤显然可见乎。夫天下事理之赜，非一一亲身经过，且时时留心，必不能确切言之。若凭空拟议，动斥他人之非，且以轻薄出之，直讥其为大言不惭，无论所讥者之失于妄诞也，即使其人果有此弊，又何不学古人之忠告善道，而必出语自伤其忠厚乎。况裘君费尽心血，创此医报，原为医界同人，研究医学之资籍，而竟登以灌夫骂客之语，阅报者亦将讶其不伦矣。再者医学以活人为主，所著之书果能活人，即为最善之本。仆著《衷中参西录》二十余万言，自拟一百六十余方，医界同人，见此书者，有用一方而治愈疫病千人者（故城县尹袁霖普），有用一方而治愈霍乱数百人者（抚顺煤矿总理尚席珍），至登各处医学志报，以告知用方获效者尤不胜纪。近阅《三三医书》，时行伏阴刍言，亦用书之方，而救愈多人。至山西平陆县尹彭子益君，推为医书第一可靠之书，岂诸同人之阿好乎。抑实心此理之同耶，若谓变本加厉，益致医学沉晦，此万难炫之不甘任受者也。仆尝思之，人果有志振兴医学，当狂澜难挽之时，而做中流砥柱，当自著一书。发前人所未发，言今人所不能言，其书一出，俾医界人人信仰，以为标准，原不必排挤他人，以自鸣其识见之高也。是以仆生平著作论说，不下五六十万言。不敢是已之是，亦不敢非人之非。惟偶有会心，即笔之于书，其言之皆是也，人自信之，其方之皆非也，人自弃之。不然则我方雄辩高论，以指人之疵谬，乃我之辩论未传，而所为指疵谬者，转能广行于世，人人信用，返躬自思，能无汗颜乎。

（见《三三医报》1924）

5. 续申肝左脾右之研究

拙著《衷中参西录》，载有安东刘仲友臂热一案，因其左臂热而酸软，重用补肝之药治愈。恐人疑与西人左脾右肝之说不能沟通，遂解以肝虽居右，其气化实先行于左，脾虽居左，其气化实先行于右四语，此乃临症得诸实验。且欲沟通中西，非为古籍护短也。而笃信西医之刘君竟屡次驳辩，谓肝中原无空气，有气化之行，不知气化二字，为中文常用之名词。其在天地，为阴阳化合之所生。其在人身，为气血化合之所生。至为精微，有若帝载之无声无臭，刘君竟以空气当之，是刘君并不懂中文也。至谓肝之气化，不能透膈以达于左；脾之气化，不能透膈以达于右，尤为立论欠解。夫膈者，所以别上下，非以之分左右也，如刘君所谓，岂膈下无左右，必膈上乃有左右乎。且膈膜之上，原有微丝血管，与全身之血管相流通，膈下之气化，原可由微丝血管，达于膈上也。

再者气化之透达，又不必显有隧道也。试以物理明之，如浮针于缸中，隔缸用磁石引之，针即随磁石而动。无他，磁石之气化隔缸可透达也。又如屋中有暖气管，外里以铁，其热力之气化，自能外透，行于满屋。若如刘君所谓，则屋中有十人，必于暖气管中，分出十个支管，以着于十人之身，而后其热力之气化始能及人。刘君之用心不太拙乎，抑明知其非是，而欲强词夺理乎。籍曰不然，试更以针灸明之，夫中法针灸，西人所共认也。而各经诸穴，原无显然脉络相通贯，然疔疮生于经之起处，针经之止处可愈，疔疮生于经之止处，针经之起处可愈，此无他，有脉络可循，而气化能流通者，譬之有线电也，无脉络可循，而气化亦流通者，譬之无线电也。西人能察天地之气化，而为无线电，而不能察人身之气化，而作针灸，诚以天地之气化显而明，人身之气化隐而微也。愚生平以振兴医药为宗旨，更以沟通中西为目的，岂复有中西畛域之见，特以若从刘君之说，肝居右，而其气化不能行于左，脾居左，而其气化不能行于右，则左关之脉当为脾，右关之脉当为肝。如此诊脉断病，果有效乎，医界同人果能共认乎。

（见《三三医报》1925）

6. 论先天元气与人身之关系

人之始生也，絪缊化醇，胚胎初结，中间一点动气，似有脂膜绕护，乃先天资始之气，即气海（胸中为海，藏后天之气，此气海在脐下，外当气海穴，藏先天之气）中之元气也。此元气得母荫育，渐渐充盛，以生督任二脉，又渐渐充盛，其气冲开督脉，由后上升，复通于任脉，由前下降（内炼者所以务通督任以返先天），以生全身，迨至官骸脏腑皆备。肺能呼吸，遂接后天之根（后生命之根在呼吸），而脱离母天腹矣，特是同一元气也。其在先天之功用，与后天之功用迥殊，何者？元气在先天，来源有自，故输其有余。与督任之脉常通，以融贯全身，为十月养胎之用，其功用在于能施。元气在后天，来源既息，故保其所得，与督任之脉不通，而坐镇中宫（以全身论，气海当为中宫）。握百年寿命之根，其功用在于能敛，夫地之中心有磁气，所以敛吸全球之气化，磁气即地之元气也。人身一小天地，由斯知人之元气，即天地间之磁气类也。其所以能镇摄全身之气化者，诚以全身之血脉，皆含有铁锈，磁铁相恋，气化自固。此造化生成之妙也，然其气纯属先天。至精至微，不涉后天迹象，其气不但无形，且并无质（空气扇之成风，电气阻以玻璃，是皆有质之验，惟磁气无质，触处透达，元气似磁气，故亦无质）。故一切补助气分之药，皆不能有益于元气。若遇元气之衰惫欲涣散者，宜保护以收濇之品，以助其吸摄之力，即补助元气之功也。是以拙著《衷中参西录》中所载病案，凡于元气之将脱者，必重用净萸肉四两，或兼用他药以辅之，即危至极点，亦能挽回，胜于但知用参芪术者远矣。或问参芪术皆为补气之品，子独谓其不能补助元气，是服之于元气毫无益乎？答曰，参芪术诸药，皆补助后天气化之品，故救元气之将脱，但服补气药不足恃（喻嘉言谓若气上脱者，但知重用人参，转令气高不返），惟以收敛之药为主，若萸肉、龙骨、牡蛎之类，而以补气之药辅之。其上脱者，宜辅以人参、赭石（人参得赭石能引气下行）。若阴虚不能系阳，更宜加熟地黄、生山药以滋阴。其下脱者，宜辅以人参、黄芪。若下焦泄泻不止，更宜加白术以止泻，此乃临时救急之法，至于欲补助元气，宜于静坐之时，还虚凝神，常于精明之府（《内经》谓头者精明之府），保此无念之正觉，如天道下济光明，仍然无心成化，久之元气自有充盛之候，此乃内炼家初步工夫，此时静坐之风盛行，不妨藉之以辅药饵之不逮也。

或问人未生为先天，已生为后天。据子之说，将母孩提之元气，与成人之元气，其人大小之量，无以异乎。答曰非也，所谓以未生为先天，已生为后天者，此大略言之也。若细分之，犹有先天之先天，先天之后天，后天之后天，后天之先天，所谓先天之先天者，未生以前是也。所谓先天之后天者，自出生以至成立是也。盖未生之前，得母荫育，其元气固有日长之机，自初生以至成立，其全身日日充长，其元气即随之日日充长，其充长之时间，虽在后天，而其自然充长之机能，仍得之先天，故可以先天统之，而为先天之后天。所谓后天之后天者，人自成立以后，全身充长之机既停，而白昼之动作云为，复劳心劳力以耗其元气，此诚后天之后天矣。所谓后天之先天者，其将睡未睡，及醒未醒，若有知，若无知之时是也。盖其时也，万虑皆空，神气归根，心肾相依，直与道家凝神入气穴景况无异，故于昼间元气之消耗者，亦能些些补助，为此时有自后天返先天之机，故可名之为后天之先天也。不但此也，人之呼吸循环，自然之天机也，为其为自然之天机，故亦有先天存乎其中，而能于元气稍有补益。籍曰不然可征之儒者之读书，与教员之宣讲。

夫儒者当幼学之时，镇日读书不辍，及长而谋举业，又必选诗文数百篇，日夜高声朗诵，未闻有伤者，至为讲员，其每日登堂宣讲之时间，远少于读书之时间也，其宣讲之声远小于读书之声也，乃至因宣讲而伤气者竟往往有之，此固极精细之问题也。盖读书必有声调，当此呼气外出之时，必心力下降，以镇其气，而后其声悠长，又必须丹田上升以助其气，而后其声高远，此际之一升一降，而心肾交矣，内炼家会合婴儿姹女之功，即交心肾是读书者之元气，旋伤而旋能补之，此所以不伤气也。至宣讲则但用胸中之气，其心气不降，肾气不升，有伤损而无补助，此所以多伤气也。

由此推之寻常呼吸，凡当其呼气外出之时，其心肾亦必微有升降（每呼气外出之时，心必下降，肾必上升，是以内炼家有呼气为补之说，细心体会皆能自觉），虽升降之力甚微，心肾亦必相交，而有益于元气。盖元气虽坐镇中宫，统摄气化，而其统摄之力，时时必需，即时时暗耗，端赖自然之呼吸，心降肾升，以息息补助，此造化之妙，纯为天机之自然，故亦可谓后天之先天。道书谓呼吸分明了却仙，诚为见道之言也。果参透呼吸升降之奥旨，顺呼吸之自然，而少加以人力主持，俾心降肾升之力，息息互相凝结，有不延年益寿者乎。拙著《衷中参西录》三期二卷，敦复汤后，载有论吸升呼降之理，以补药饵所不逮，用之治人多矣。其理原可与此互相发明，无非本呼吸之自然，以推衍之也。尝观抱朴子有炼气之法，先自鼻间吸气满腹，停片时，又自鼻间吸气少许，遂即自鼻间徐徐呼出所吸之气，气出时愈慢愈好，若此纸条粘鼻尖，下当鼻孔出气之时，其纸不动方佳。愚向不知此法之用意，今乃知此即交心肾之功，亦即呼气为补之功，欲明此理者，可按此法行之，以默参心肾升降之机，自知愚言为不谬也。

或问当今为科学时代，既谈医理，必须有切实征验，子谓元气有类磁气，或仍属想象之词乎？答曰：若以愚言想象之词，试观《本草纲目》，所载人魄之注解自明，盖人魄即人元气入地之所结，视其所结之质，黑而且坚如石炭（《纲目》谓如麸炭，《洗冤录》谓如石炭，麸炭即石炭之薄片，即其质有类磁石，是其明征，磁石即磁气与地气化合而凝结者也）。且人魄之为物，虽隔楼板数层，必结于地下，又非磁气不能透达也。

（见《中医世界》1934）

7. 论哲学与医学

近阅医学志报，多有谓哲学可累医学之进步者，其人盖不知哲学作何用，并不知医学所由昉也。诗云：既明且哲，以保其身。此身不陷于罪戾为保身，此身不困于疾病，亦为保身。观诗之所云云，是其人必先有明哲之天资，及明哲之学问，而后能保其身也。而此明哲保身之天资学问，在修士原为养身之道，此修士之养身可名为哲学也。然仁人君子之存心，能自养其生，又欲人人皆能自养其身，众人不皆能明哲保身，其养生之道有亏，自不能不生疾病，遂推广哲学之理，以兴医药，为不能自养其生者之赞助。而后哲学之包括，始能恢弘无外，是以自古医界著述诸家，若晋之葛稚川，南北医之陶隐居，唐之孙思邈诸人，所著之书，皆可宝贵，实皆为哲学家也。至明之李濒湖，著《本草纲目》，于奇经八脉，独取张紫阳之说，紫阳亦哲学家也。如上所引征者，仍不足凭，更可进征诸《内经》。

《内经》为黄帝讲明医学之书也，而其首篇“上古天真论”曰，上古有真人焉，提携天地，把握阴阳，呼吸精气，独立守神，肌肉若一，故能寿敝天地，此言真人禀天地之菁英，得阴阳之灵秀，而能保护不失。有若提携把握，且能呼吸精气，以补助之，独立守神，以凝固之，故能变化气质，使肌肉若一，寿数无穷。此上古真人，诚为一大哲学家，不啻黄帝自现身说法也。夫《内经》既为黄帝讲明医学之书，而竟以哲学开其端者，诚以哲学者，保身之学也，人必先能自保其身，而后能代人人保其身。保己之身用哲学，所以燮理己身之气化也，保人之身用医学，亦因先洞悉己身之气化，自能代人人燮理其气化也。由斯知哲学实为医学之本源，医学即为有哲学之究竟，此所以《内经》为讲明医学之书，而开端必先言哲学也，哲学又何至累医学哉，此非徒托空言也，更可进而征诸事实。

愚资禀素强壮，心火颇旺，而相火似有不足，是以饮食不忌寒凉，但畏坐凉处。年少时不以为意也，迨年过四旬，相火之不足益甚，偶坐凉处，即泄泻。因此身形渐觉衰老，然素以振兴医学为心，而著未就，恐虚度此一生。遂于每饭之前，服生硫磺少许，以补助相火，颇有效验。然数日不服，则畏凉如故。后见道家书，有默运心火下行，以湿补下焦之法，效而行之。气机似有不顺，乃于呼吸之际，默自体验，觉每当呼气外出之时，则肾必上升，心必下降，于是随其下降之机，而稍为注意。俾其心肾互相交感，行之数日，即觉丹田生暖，无庸再服硫磺矣。后读《内经》至“四气调神”篇，使志若伏若匿，若有私意，若已有得数语，益恍然悟会，乃知所谓若伏若匿者，即引心火下行也。所谓若有私意者，是既引心火下行，复俾其心肾之气，互相交感，而有欣欣之意也。道家会婴儿姹女之法，即从此语推出也。所谓若已有得者，丹田真阳积久，元气壮旺，活泼旋转，如珠走盘，此实为我之所得，而永久不散失者也。因悟得《内经》此节深旨，遂专心遵行，今年已七十矣，膂力精神，毫不衰老，即严冬食冰，亦无复顾忌。是哲学诚可济医药之穷也，哲学又何至累医学哉。

不但此也，医者诚能深于哲学，其诊病之际，必能深究病源，直如饮上池之水，洞见不爽，若谓当今为科学时代，如此以谈哲学，似仍属荒渺之言者，愚将引一事，以为确实之比例。

催眠之术，为中西所共认，已可列于科学者也。当其行术时，必须将其人之后天智识闭住，但用其先天的灵明，而后询之能知所未知，见所未见。至深于哲学者，后天之思虑净尽，先天之灵明日开，是以遇事皆能有先机之哲。用他人先天之灵明者谓之术，用一己先天之灵明者谓之道。用道不远胜于用术乎，善哉。山西医学会长阎百川先生之言曰：中医原出道家，初皆注重修养，功候既至，能明了己身之脏腑，便能得生人气血循环。如此数语，诚为开天辟地之明论，真知医学所由来也。是以拙著《医学衷中参西录》中，论哲学之处颇多，非以鸣高也，实欲医者兼研究哲学，庶于医学可登峰造极也。

（见《中医世界》1929）

8. 论人身君火相火皆有先后天之分

道家以丹田之火为君火，命门之火为相火，医家以心中之火为君火，亦以命门之火为相火，二说各执一是，其将何以适从乎。不知君相二火，原有先天后天之分，所谓先天者，未生以前也。所谓后天者，既生以后也。因先天以脐呼吸，全身之生机皆在于下，故先天之君相二火在下，后天由肺呼吸，全身之功用多在于上，故后天之君相二火在上。盖当未生之前，阳施阴受，胚胎初结，先成一点水珠（是以天一生水）。继则其中渐有动气，此乃脐下气海（后天之气海在膈上，先天之气海在脐下）。而丹田之元阳即发生于其中（元阳是火，是以地二生火）。迨此元阳充足，先由此生督任二脉，命门者，即督脉入脊之门也，是以其中所生之火，与丹田之元阳一气贯通，而为之辅佐。此道家以丹田之元阳为君火，以命门之火为相火之说，论先天也。至于后天以心火为君火，自当以胆中寄生之火为相火，是以《内经》论六气，止有少阳相火而未尝言命门相火，少阳虽有手足之别，而实以足少阳胆经为主，胆与心虽一在膈上，一在膈下，而上下一系相连，其气化即可相助为理，此《内经》以心中之火为君火，以胆中所寄生之火为相火之理，论后天也。夫火之功用最要在熟腐水谷，消化饮食，方书但谓命门之相火能化食，而不知脐下气海居于大小肠环绕之中，其热力实与大小肠息息相通，故丹田之元阳尤能化食，然此元阳之火与命门之火所化者，肠中之食也，至胃中之食，则又赖上焦之心火，中焦之胆火化之。盖心为太阳之火，如日丽中天，照临下土，而胃中之水谷，遂可藉其热力以熟腐，至于胆居中焦，上则近胃，下则近肠，其汁甚苦，纯为火味，其气入胃，即能助其宣通下行，胃气以息息下行为顺。木能疏土，故善宣通之。其汁入肠，更能助其化生精液（即西人之所谓乳糜）。是以愚治胃中热力不足，其饮食消化不良，多生寒痰者，则用药辅助其上焦之阳，方用金匮苓桂术甘汤加干姜、厚朴，甚者加黄芪。台湾严坤荣代友函问，二十六年寒痰结胸，喘嗽甚剧，为寄此方治愈，曾登杭州三三医报第一期致谢。盖桂枝、干姜并用，善生少阴君火，而桂枝、黄芪并用，又善补益胆中寄生之相火也。其肠中热力不足，传送失职，致生泄泻者，则用药补助其下焦之阳，方用金匮肾气丸加补骨脂、小茴香。盖方中桂附之热力，原直趋下焦，而小茴香善温奇经脉络，奇经原与气海相绕护也，补骨脂之热力，原能补助下焦真阳，而又能补益骨中之脂，俾骨髓充足，督脉强盛，命门之火自旺也。

（见《如皋医学报》1930）

9. 医学宜参看丹经论

《内经》与《丹经》，皆始于黄帝，然《内经》为世俗共用之书，故其书显传于后世，《丹经》为修士独善之书，故其书秘传有专家。所谓教外别传也，其后分门别派，或书籍留贻，或口诀授受，著述虽纷不一致，而当分内视功深之候，约皆能洞见脏腑，朗若掣电，深究性命，妙能悟真，故其论说，皆能与《内经》相发明，习医者不必习其功，而实宜参观其书也。愚今者特将《丹经》所言之理，能与医学相发明者，胪列数条于下，以征实之。

中医谓人之神明在心，故凡神明受病，皆注重治心；西人谓人之神明在脑，故凡神明受病，皆注重治脑。及观《丹经》，则以脑中所藏者为元神，心中所发者为识神，此其义，实可沟通中西者“君主之官，神明出焉”之文，相符合也。盖人之神明有体用，神明之体藏于脑，神明之用出于心也。

又中说溺道隔膀胱渗入，西说谓膀胱原有入水之口，在出水之口下，因有脂膜绕护，故不易见。而丹家口授，则谓人之元气，藏于丹田，外有胰子包裹，即气海之状，下有三足，居膀胱之上，三足之中间，有红点，大如黄豆，膀胱之上，亦有此点，二点相对，溺道必然通利。若有参差，小便即不利，曾即物类验之，初剖解之时，此点犹仿佛可见，作淡红色，移时即不见矣。盖元气之功用，由上点透发，以连行下焦之水饮，即由下焦渗入膀胱，虽膀胱之全体，皆可渗入，而此点又为渗入之正路也。至西人所谓入水口者，原在若有若无之间，不过为渗入之别派耳。尝见推拿家，治小便不利，谓系膀胱稍偏（当即《金匮》所谓胞系了戾），用手法推而正之，小便即利，实暗合丹家所论之理也。若笃信西说，不信水饮渗入之理，可以实验征之。试取鲜猪脬，满贮以半温之水，绳扎其口，置新剖解之猪肉上，其水仍可徐徐渗出，能渗出即可征其能渗入也。

又西人谓人尿中多含炭气，不可作药用，而中法则谓之还原汤，男用女者，女用男者，获益良多，且《伤寒论》方中亦用之，其故何也？及详考丹家之说，知男子尿中，含有硝质，女子尿中含有硫质，皆可设法取出，硝者至阴之精所化，而出于男子尿中，是阳中有阴也；硫者至阳之精所化，而出于女子尿中，是阴中有阳也。抱朴子谓男女之相成，犹天地之相生，即易所谓一阴一阳，互为之根也，人果洞明其理，而善修其道，则男女尿中，硝质硫质皆无，盖因其互相摄取，即能互相补益，虽高年夫妇，行之亦可同登仙录（此段莫误认为房术采补）。由斯知小便可作药用，其理固昭然也。

又中法于肾脏重之曰先天，其说亦本于《丹经》。丹家谓肾有两枚，皆属于水，而肾系连于脊椎自下数七节之上，名命门穴，是生相火，一火介于二水之间，即一阳陷二阴之间，象应坎卦，与心脏之体为离卦者互相感应。丹家即取此坎离之精，以铁成还丹，为肾中具有水火之气，实为先天之真阴真阳，而下焦之化精化气，以及外肾之作强，二便之排泄，莫不赖此水火之气，以酝酿之，鼓舞之，犹火车之诸机轮，其原动力，皆在于水火也。而西人但以迹象求之，谓内肾惟司漉水，与外肾毫无关系，使明《丹经》之理，必不但执形迹与中法驳辩也。

又医家最重督任二脉，然督任二脉，针灸书，但载其可针之经络，至其在人身果系何物，方书固未尝言及，及观《丹经》，乃知督脉贴于脊梁，下连脐下气海，上至脑际，俗名为脊髓带者是也，任脉即喉管分支，下为心系，又下而透膈为肝系，又下而连卫及脐下气海，即肺、心、肝一系相连之总提也，知此二脉，乃知衄血之证，血循督脉上行，透脑而下，出于鼻，咳血之证，亦不但出于肺，凡心、肝、卫之血，皆可循任脉上行也。是治吐血者，当兼顾其心肝卫也。

（见《医界春秋》1928）

10. 少阳为游部诠

人身之三阳经，外太阳，里阳明，介于太阳、阳明之间者为少阳，人之所共知也。及观《内经·热论篇》，化外感之来，一日巨阳受之，（巨阳即太阳）二日阳明受之，三日少阳受之。其传经之次第，又自太阳而阳明，自阳明而少阳者何也？盖人身十二经，手足各六，其他手足同名之经，原各有界限，独少阳《内经》谓之游部，所谓游部者，其手足二经，一脉贯通。自手至足，自足至手，气化游行而毫无滞碍也。诚以少阳主膜，人身之膜，发源于命门。在大椎自下数第七节，有膜连于其处，下而络肾，上而络肠，再上而络脾胃，柄上而横连膈膜，此为上中下三焦，由膈膜而下连两肋下板油之膜，又由膈膜而外出为人身肥肉、瘦肉中间之膜，又外为皮内腠理之膜，肋下板之膜为足少阳经。以胆为府者也，肥肉、瘦肉间之膜，与皮内腠理之膜为手少阳经。以下络肠胃中，脾胃上连膈膜之三焦为府者也。由是知位次介于太阳阳明之间者，指手少阳而言，传经在太阳阳明之后者，指足少阳而言。为其为游部，故手足少阳可并而为一经，而其部不在一处也。斯义也，可征之《伤寒论》，其百四十九节，伤寒五六日呕而发热者，柴胡证具，而以他药下之，柴胡证仍在者，复与小柴胡汤，必蒸蒸而振，却发热汗出而解。夫小柴胡汤之功用，原藉少阳枢转，将肋下板油中伏藏之邪，俾其上升透膈发出，故小柴胡汤系和解之剂，原非汗解之剂，而此节竟謂由汗解者，诚以误下后，肋下所聚外感之邪，兼散漫于三焦，因三焦为手少阳之府，此明仍以小柴胡汤以和解之，则邪之散漫于三焦者，遂可由手少阳外达之经络，作汗而解。而其留于肋下者，亦与之同气相求，借经与手少阳而汗解。故于汗出上特加一却字，言非发其汗而却由汗解也。其汗明必发热蒸蒸而振者，热泪盈眶有战而后汗之意。盖足少阳之病由汗解原非正路，乃至服小柴胡汤后，其肋下之邪，欲上升透膈，因下后气虚，不能助之透过，而其邪之散漫于手少阳者，且又以同类相招，遂于蓄极之时，而开旁通之路，此际几有正气不能腾邪气之势，故有蒸热振动之景象。此小柴胡方中，必有藉于人参之助正气也。细审此节文义，手足少阳原当并为一经，以遂其游部之作用无疑也。

又可征之疟疾虽不在一经，而究以足少阳经为疟邪伏藏之处。故久病疟者，其肋下恒结为疟母也。其证发动之时，外与太阳并则恶寒，此太阳当指太阳之经言，为其周身寒战其背之恶寒尤甚，显系太阳经病也。内与阳明并则发热，此阳明当指阳明之府言。为其表里壮热，渴嗜凉水，显系阳明府病也。夫与阳明胃府相并处者，原为足少阳经之板油，为其相近，是以能相并。至与太阳经相近能相并者，惟手少阳腠理之膜，是知疟邪之发动，必自足少阳经达于手少阳经，而后能与太阳经相并也。疟邪之寒热往来，原贯串于手足少阳二经无所界限，则手足少阳二经诚可统同论之，而无事过为区别也。且其所以为游部者，不但因二经相贯通也，人身之脏腑脉络，凡有不相贯通之处，此二经皆能联络之而使之贯通。少阳为游部之功用，何其弘哉。

（见《医学杂志》1921）

11. 论用药以胜病为主不拘分量多少

尝思用药所以除病，所服之药，病当之，非人当之也（惟用药不对病者，则人当之而有害矣）。乃有所用之药，本可除病，而往往服之不效，间有激动其病，愈加重者，此无他，药不胜病故也。病足以当其药而绰有余力，药何以除病乎。愚感于医界多有此弊，略举前贤之医案数则，时贤之医案数则，及拙治之案数则，以贡诸医界同人。

李士才治一阳极似阴症，重被覆身，厚棉裹首，畏冷异常。其脉则沉而有力，士才于清解药中重用生石膏三斤，煎汤三大碗，饮下一碗，撤其身覆之被，饮至二碗，释其裹首之棉，饮至三碗，周身发热，汗出而愈矣。

清道光间，归安江笔花著《医镜》，内载治一时斑案，共用生石膏十四斤，而斑始透。

吴鞠通治何姓叟，手足拘挛，误服桂、附、人参、熟地等补阳，以致面赤脉洪数，小便闭，身重不能转侧，手不能上至鬓，足蜷曲丝毫不能转侧移动，每剂药中，用生石膏半斤，日进一剂，服至三月后，始收全功。

又治蛊胀无汗，脉象沉弦而细，投以金匮麻黄附子甘草汤，行太阳之阳，即以泻厥阴之阴，麻黄去节重用二两，熟附子一两六钱，炙甘草一两二钱，煮成五饭碗，先服半碗，得汗止，后陆续服完不得汗，遂将药再煎一剂，每饮药一次，即急饮鲤鱼热汤以助之，初次汗至肩，二次汗至眼，大约每次其汗下出寸许，一昼夜间饮完药二剂，鲤鱼汤饮尽一锅，汗出至膝上，未能过膝，脐以上肿尽消。其腹仍大，小便不利，改用五苓散，初服不效，将方中肉桂，改用新鲜紫油安边青花桂四钱，又加辽人参三钱，服后小便大通，腹胀遂消。

山东海丰近海之处，有程子河，为黄河入海故道，海船恒停其处。清咸丰时，有杨氏少妇，得奇疾，脊背肿热，赤身卧帐中。若有一缕着身，即热不能忍，适有宜兴苏先生，乘海船赴北闱乡试，经过其处，其人精医术，延为诊视，断为阳毒。俾用大黄十斤，煎汤十斤，放量陆续饮之，剂尽而愈。

时贤萧琢如君，名伯璋，湖南长沙人，愚之闻名友也。赠愚所著《遁园医案》两卷，最善用《伤寒》、《金匮》诸方，无愧为南阳私淑弟子，载有治其从妹，腹中寒凉作疼，脉象沉迟而弦紧，每剂中重用乌附子二两，连服附子近二十斤，其病治愈。

又治漆工余某妻，左边少腹内有块，常结不散，痛时则块膨胀如拳，手足痹软，偏身冷汗，不醒人事。脉象沉紧，舌苔白厚而湿滑，面色暗晦，与通脉四逆汤，乌附用八钱，渐增至四两，煎汤一大碗，分数次饮下，内块递减，诸症皆见轻，病人以为药既对症，遂放胆煎好一剂，顿服下。顷之面热如醉，手足拘挛，舌尖麻，已而呕吐汗出，其病脱然痊愈。

时贤刘蔚楚君，医界国手，兼通西法，名论卓议，时登本报，久为阅者争先快睹，所著《遇安斋症治丛录》。

愚向曾为作序，其中用大剂治愈险症尤多，如其治极重鼠疫，用白虎汤，生石膏一剂，渐加至斤余。治产后温热，用白虎加人参汤，一剂中用生石膏亦斤许。治阳虚汗脱，用术附汤，每剂术用四两，渐加至一斤，天雄用二两，渐加至半斤。如此胆识，俱臻极顶，洵堪为挽回重症者，之不二法程也。

至于愚生平用大剂，挽回重症之案甚多，其已载于《衷中参西录》，及药物讲义者，多为医界所披阅，兹不复赘。惟即未登于拙编者，略录数则如下，以质诸医界同人。

奉天交涉署科员王禅唐之夫人，受妊恶阻呕吐，半月勺饮不存，无论何药，下咽即吐出，势极危险。爰用自制半夏二两（自制者中无矾味，善止呕吐），生赭石细末半斤，生怀山药两半，共煎汤八百瓦药瓶一瓶（约二十两强）。或凉饮温饮，随病人所欲，徐徐饮下。二日尽剂而愈，夫半夏、赭石，皆为妊妇禁药，而愚如此放胆用之，毫无顾忌者，即《内经》所谓有故无损，亦无损也。然此中仍另有妙理，详《医学衷中参西录》第二卷，参赭镇气汤下，可参观。

又治西安县煤矿司账张子禹腿疼，其人身体强壮，三十未娶，两腿肿疼，胫骨处尤甚，服热药则加剧，服凉药则平平，服药年余无效。诊其脉象洪实，右脉尤甚，其疼肿之处皆发热，断为相火炽盛。小便必稍有不利，因致湿热相并下注，宜投以清热利湿之剂。初用生石膏四两，连翘、茅根各三钱，煎汤服，后渐加至石膏半斤，日服两剂，其第二剂，石膏用四两，如此月余，共用生石膏十七八斤，疼与肿皆大轻减，其饮食如常，大便日行一次，分毫未觉寒凉，施因矿务忙甚，来函招其速返，临行切嘱其仍服原方，再十余剂当脱然矣。

又奉天联合烟卷公司看锅炉刘某，因常受锅炉之火炙热，阴血暗耗，其脏腑经络之间，皆蕴有热性。至仲春又受温病，其热陡发，表里俱觉壮热，医者治以滋阴清热之药十余剂，分毫无效。其脉搏近六至，右部甚实，大便两三日一行，知阳明府热甚炽，又兼阴分虚损也。投以大剂白虎加人参汤，生石膏用四两，人参用六钱，以生山药代方中粳米，又加天冬、玄参各一两，煎汤一大碗，分三次温饮下。日进一剂，乃服药后其热稍退，药力歇后，仍如故。后将石膏渐加至半斤，一日夜连进二剂，加此三日，热退十之八九，其大便日下一次，遂改用清凉滋阴之剂，数日痊愈。共计所用生石膏，已八斤强矣。

又愚在籍时，曾治一壮年癫狂失心，六脉皆闭，重按亦分毫不见（于以知顽痰能闭脉）。投以大承气汤，加赭石二两，煎汤送服甘遂细末三钱（此方在《衷中参西录》，名荡痰加甘遂汤，以治癫狂之重者，若去甘遂，名荡痰汤，以治癫狂之轻者。二方救人多矣）。服后大便不见行动，临数日（凡有甘遂之药不可连日服之，连服必作呕吐）将药剂加重，大黄、赭石各用三两，仍送服甘遂三钱，大便仍无行动，遂改用巴豆霜五分，将赭石细末四两，煎汤送下，间三日一服（巴豆亦不可连服，连服则肠胃腐烂矣）。每服后大便行数次，难以成块之痰若干。服至五次，痰净而愈。后改用清火化瘀之药，服数剂以善其后。

（见《三三医报》1925）

12. 心与脑之知觉运动

自神明在脑之说，倡于西人，近今讲科学者，鲜不谓其说至精至奥，为开天辟地之名论。而吾上古圣神，犹未尝见及，此诚所谓以管窥天，以蠡测海者也。讵知神明在脑之说，吾中华医学，早先西人数千百年而发明之。且其所发明者，较西人尤为精奥，而于神明之体用，又详细鉴别，各得其实际也。医学之书，以《内经》为最古。《素问·脉要精微论》曰：头者精明之府，夫精明即神明也。头即脑之外廓，脑即头之中心点也。国家之货财藏于府，兹则名之为府者，确定其为神明所藏也。又《素问·灵兰秘典》曰：心者君主之官，神明出焉。细绎经文，盖言神明虽藏于脑，而用时实发露于心，故不曰藏而曰出，出者即由此发露之谓也。于以知《脉要精微论》所言者神明之体，《灵兰秘典》所言者神明之用也。斯义也，可兼征之于《丹经》。夫《丹经》祖述黄帝，原与《内经》相表里，历代著作，虽不一致，而莫不以脑中为元神，心中为识神。元神者，无思无虑，自然虚灵也，识神者，有思有虑，灵而不虚也。此中妙谛，慧心人可静参也。又可征之于字体。夫神明之用在思，思古文作恖。囟者脑也，心者心也。盖言心与脑神明贯通，而后可以成思也，此与脑为元神，心为识神之义，相符合，即与《内经》神明藏于脑，而发于心之义，相符合也。且更可征之于实验，神明为人身纯阳之物，阳者性热，脑藏神明，故脑不畏寒。心为神明发露之处，赤用其心者，神明常常由心发露，故心恒发热，此则人人皆能自觉，为未经发明，是以觉而不察耳。由此可悟养生之道矣。凡人之享大年者，下元必常温暖，气血必常充足，人之神明，因可由脑至心，更可以诚意导之，而行于全身，是以内炼家有凝神入气穴之语，诚以孟子谓志能帅气，即神能帅气。神明照临之处，即真气凝聚之处，神气充足，丹田温暖，寿命之根，自然壮固，神明之功用，何其弘哉。

（见《卫生报》1928）

13. 谈七伤

怎样就伤脾 伤脾又怎样
怎样就伤肝 伤肝又怎样
怎样就伤肺 伤肺又怎样
怎样就伤心 伤心又怎样
怎样就伤肾 伤肾又怎样
怎样就伤形 伤形又怎样
怎样就伤志 伤志又怎样

一太饱伤脾。因脾能运化饮食，饮食太饱，脾之运化力不足以胜之，是以受伤。其作噫者，因脾不运化，气郁中焦，其气郁极欲通，故噫以通之。其欲卧者，因脾主四肢，脾伤四肢酸懒，是以欲卧。其色黄者，因脾属土，土色黄，凡人之五脏，何脏有病，即现何脏所属之本色。此四诊之中，所以望居首也。

二大怒气逆伤肝。因肝属木，木之条上达，木之根下达，肝气能上达，故能助心气之宣通（肝系下连气海，上连心，能接引气海中元气，上达于心）。肝气能下达，故能助肾气之疏泄（肾立闭藏，有肝气以疏泄之，二便始能通顺）。大怒其气，有升无降，甚而至于横行，其中所藏之相火，亦遂因之暴动（相火生于命门，寄于肝胆，游行于三焦），耗其血液，所以肝伤，而血即少，肝开窍于目，目得血而能视，肝伤血少，所以其目暗也。

三形寒饮冷伤肺。因肺为娇脏，冷热皆足以伤之也。盖肺主皮毛，形寒则皮毛闭塞，肺气不能宣通，遂郁而生热，此肺之因热而伤也。饮冷则胃有寒饮留滞，变为饮邪上溢于肺，而为悬饮，此肺之因冷而伤也。肺主气，开窍于鼻，有病则咳，肺伤所以气少咳嗽鼻鸣也。

四忧愁思虑伤心。因人之神明藏于脑，故脑为精明之腑（《内经·脉要精微论》），而发出在心，故心为君主之官（《内经·灵兰秘典》）。神明属阳，阳者主热，忧愁思虑者，神明常常由心发露，心血必因热而耗，是以伤心也。心伤则上之不能充量输血于脑，下之不能充量输血于肝，将脑中之神，失其凭藉，故苦惊喜忘，肝中之魂，失其护卫，故夜不能寐，且肝中血少，必生燥热，故又多怒也。

五强力入房，久坐湿地伤肾。因肾有两枚，皆属于水，中藏相火，为真阴中之真阳，共为坎卦，以统摄下焦真阴真阳之气。强力入房则伤阴，久坐湿地则伤阳，肾之真阴真阳俱伤，所以伤肾。肾伤则呼吸之时，不能纳气归根，所以短气。腰者肾之府，肾伤所以腰痛，骨者肾之所主，肾伤所以脚骨作疼，至于厥逆下冷，亦肾中水火之气，不能敷布之故也。

六风雨寒暑伤形。因风雨寒暑，原天地之气化，虽非若疠疫不正之气，而当其来时，或过于猛烈，则与人身之气化有不宜，是以上栋下宇，以待风雨；夏葛冬裘，以节寒暑，卫生之道，自古然也。乃有时为时势所迫，或自不经意，被风雨寒暑之气，侵其身体，气弱不能扞御，则形伤矣。形伤则发落，肌肤枯槁，此犹木伤其本，而害及枝叶也。

七太恐惧不节伤志。因志者为心之所之，而必以中正之官辅之，此志始百折而不回，中正之官者，胆也。若过恐惧，则胆失其司，即不能辅心以成志，所以伤志，志伤则心有所图，而畏首畏尾，所以恍惚不乐也。

（见《上海医报》1929）

14. 内肾、外肾、睾丸在人之功用

人身之实验，西人最精，然西人谓内肾但能漉水，不能化精，与外肾之作强，毫无关涉，此呓语也。盖西人但知重实验，而不知重理想，但知考形迹，而不知究气化。故西人论内肾、外肾、睾丸之缔造，历历如在目前，而所详者，惟血脉管也，回血管也，精管也，溺管也，除诸管之外，而别无所发明也。被盖见外肾精管，与内肾绝不相通，故直断其

不相涉也。夫人之始生也，胚脂初结，天一生水，肾脏先成，左右两枚，皆属于水，而包肾之脂膜，连于脊椎十四节下，自下数七节之上，是为命门，中生相火，位居两肾之间，两肾属阴，通任脉而主水，相火属阳，通督脉而主火，合为坎卦，以总司下焦水火之气，下焦之精血溺诸管，得此水火之气主宰之，而后能各尽其用，犹如火车一切诸机轮之运转，皆水火之气所鼓动也，亦在水火之气。因人身水火之气，原非剖验所能得，而又不能默契精微，参以理想，故但循其迹象，而竟谓内肾与外肾及睾丸不相涉也。且西人谓精系血之所化，然非血自能化精，亦必藉肾与命门水火之气，以酝酿之。不但此也，西人于外肾论之详矣，而仍有未详之处。丹家谓外肾精管、溺管之外，犹有行气之隧道。当媾精之时，男女之真气，可由此交换，以互相有益，故人之色欲不过度者，转有益于卫生，而深明阴阳互生之理者，虽高年夫妇，亦同登仙录也（未得师传者莫认为采练之术）。盖内练家当督任通明之时，返观内照，纤毫备见，故能于脏腑经络微妙之处，言之凿凿，远胜于西人剖解之学也。按西人谓精为血之所化，语甚肤浅，夫生精之处，在大肠之前，膀胱之后，有脂膜两片相并，男为精室，女为血室，其脂膜与脐下气海相连，前任后督相通，任脉输血，存于其中，以滋润下焦诸经脉。气海中所藏之元气，先天之君火也。有时其气发动，命门相火，亦随之而动，则外肾勃兴，此时脑中元神，自然知觉，若因知觉而欲念一生，元神即随督脉下降，至精室与兴元气会合而化精，此精室之血，所以能化精之实际也。为精为元神元气之所化合，故在人身最为珍重，以此生育子女，传我之血脉，并传我之性灵也。试当房事将泻身时，脑中必有异常之感觉，此上下相关之实验也，至睾丸，西人谓系藏精之所（剖验之内实无精），而实藏下焦之真气化，以助肾为作强之用也，其近脉通后气海，其远源亦通于脑际，观于因伤睾丸废命者，其脑顶必红透血色，是其明征也。

（见《上海医报》1929）

15. 伤寒论中有治温病初得方用时宜稍变通说

伤寒与温病，始异而终同，故论者谓《伤寒论》病入阳明以后诸方，皆可用之于温病，而未传阳明以前诸方，实于温病不宜。是说也，善则善矣，然细阅《伤寒论》诸方，愚又别有会心也。《伤寒论》谓太阳病发热而渴，不恶寒者为温病，若发汗已身灼热者，名风温。风温之为病，脉阴阳俱浮，自汗出，身重多眠睡，息必鼾，言语难出，此仲景论温病之提纲也。乃提纲详矣，而其后未明言治温病之方，后世以为憾事，及反复详细视之，乃知《伤寒论》中，原有治温病之方，汇通参视，经义昭然。其第六十一节云，发汗后不可更行桂枝汤，汗出而喘无大热者，可与麻杏甘石汤。此节之所谓发汗后，即提纲之所谓若发汗也。此节之所谓汗出，即提纲之所谓自汗出也。此节之所谓喘，即提纲之所谓息必鼾也，则口息而喘者，由鼻息即鼾矣。此节之所谓无大热，即提纲之所谓身灼热也，为其但身灼热，是其热犹在表，心中仍无大热也。两两比较，此节原与提纲之文大略相同，而为温病无疑也。其所以汗后不解而有种种诸病者，必其误用温热之药强发其汗，以致汗出之后，病转加剧。仲景恐人见其有汗，误认为桂枝证，而再用桂枝汤发之，特戒之曰：不可更行桂枝汤，而宜治以麻杏甘石汤。则麻杏甘石汤实为治温病表证之的方。虽经误治之后，其表证仍在者，仍可用之以解表也。盖古人立言简贵，多有互文以见义者，为此所言之病状，即温病提纲所言之病状，故此节一再申明其为温病，为提纲未明载治法，而此节特补用麻杏甘石汤，即以补提纲之所未备。将此二节联类合读之，益知麻杏甘石汤为治温病发表之的方也。然此所论者风温初得之治法（提纲明言风温之为病），若至冬伤于寒及冬不藏精，至春乃发或至夏秋乃发之温病，恒有初发之时，即于表证无涉者，又不必定用麻杏甘石汤也。

或问此节经文，注疏家有疑其有差误者，以为既言汗出，何以复用麻黄，既无大热，何以重用石膏，此诚可疑之点，敢以相质。答曰：此之用麻黄者，原藉经治喘，兼以助麻黄之力，使达于表也。用石膏者虽藉以清热，亦以调麻黄之性，使不发汗也。盖此证之热，在胃者少，在胸者多，胸居上焦，仍为太阳部位，即此证仍属表证，方中麻黄、石膏并用，石膏得麻黄则寒不留中，麻黄得石膏则发有监制。服药之后，由胃息息上达，旋转于膺胸之间，使外感之热，徐徐由皮毛透出，而喘与汗遂因之自愈，仲景制方之妙，实具有化机，而有何疑乎？且石膏性微寒，原非大寒，本经载有明文，是以白虎汤用之，经清阳明之大热，必有知母佐之，而后能建奇功，为此证无大热，所以不佐以知母也。况此节之文，两见于《伤寒论》，所微异者，一在发汗后，一在下后，岂一节之文差，而节之文皆差乎。特是引节经文，虽无差误，而愚用麻杏甘石汤时，于麻黄、石膏之分量，恒有变通，原方石膏为麻黄之两倍，而愚遇此证热之剧者，必将麻黄减轻，石膏加重，石膏恒为麻黄之十倍，即其热非剧，石膏亦必五倍于麻黄也。

或问麻杏甘石汤，既可为温病解表之的方，何以《衷中参西录》中，治温病初得诸方，薄荷、连轺、蝉蜕诸药，与石膏并用，而不以麻黄与石膏并用也。答曰：此当论世知人，而后可与论古人之方。仲景用药，多遵《本经》，薄荷《本经》不载，《别录》亦不载，当仲景时犹未列于药品可知。蚱蝉虽载于《本经》，然古人止知用蝉，不知用蜕，较之蝉蜕，皮以达皮之力，实还不如，故仲景亦不用。至连轺古惟用根，即麻黄连轺赤小豆汤中之连轺也，其发表之力亦不如连轺。故身发黄病，仲景用之以宣通内热，利水去湿而非用以发表也。为此三种药，当仲景时皆未尝发明，故于温病初得，原宜用辛凉解肌者，亦以麻黄发之，且防麻黄之热，而以石膏佐之也。若仲景生当今日，则必不用麻黄，而用薄荷、连轺、蝉蜕药矣。即初起证兼喘者，似必赖之泻肺定喘，而代以薄荷，亦可奏效。盖此节所言之病状，盖在伤寒，原宜麻黄与石膏并用，而在温病，即宜薄荷与石膏并用。若其喘甚轻者，在温病中，更宜以牛蒡代杏仁也。

按麻杏甘石汤，柯韵伯亦谓系治温病之方，而愚作此说时，犹未见柯氏说也。因拙说复于柯氏说外，另有发明，仍录之。

（见《三三医报》1926）

16. 论《伤寒论》少阴篇桃花汤是治少阴寒痢非治少阴热痢

少阴之病寒者居多，故少阴篇之方，亦多用热药。其中桃花汤治少阴病下利便脓血，又治少阴病三日至四五日腹痛，小便不利，下利不止，便脓血者。按此二节之文，未言寒亦未言热，然桃花汤之药，则纯系热药无疑也。乃释此二节者，疑下利脓血与小便不利，必皆属热，遂强解桃花汤中药性，有谓石脂性凉而重一斤，干姜虽热而止用一两，合用之，仍当以凉论者，然试取石脂一两六钱，干姜一钱，煎服或凉或热，必能自觉药性，岂可重误乎。有谓此证，乃大肠因热生炎，致成溃疡，故下脓血。《本经》谓石脂能消肿去瘀，故重用一斤以治溃疡，复少用干姜之辛烈，以消溃疡中之毒菌。然仆闻之，毒菌生于热者，惟凉药可以消之，黄连、苦参之类是也。毒菌生于凉者，惟热药可以消之，干姜、川椒之类是也。桃花汤所主之下脓血，果系热毒方中，何不以黄连、苦参佐石脂，而竟以干姜佐石脂乎。且干姜虽止用一两，亦可折为今之三钱，虽分数次服下，而病未愈者约必当日服尽。夫一日之间服干姜三钱，其热力不为小矣，而以之施于热痢下脓血者，有不加剧者乎。盖下利脓血原有寒证，即小便不利亦有寒证，注疏诸家疑便脓血及小便不利，皆为热证之发现，遂不得不于方中药品强为之解，斯非其明知不足，实因临证未多耳。今特录鄙人所治之验案二则于下以征之。

奉天陆军军官何阁臣，年三十许，因初夏在郑州驻防，多受潮湿患痢数月不愈，至季秋还奉病益加剧，下多紫血杂以脂膜，腹疼下坠。或授以龙眼肉包鸦胆子，方服之，下痢与腹疼益剧，来院求为诊治。其脉微弱而沉，左脉几不见，俾用生硫黄细末，掺熟麦面少许作丸，又重用生山药、热地、龙眼肉煎浓汤送服，服十余剂，共服生硫黄二两，强其痢始愈。按此证脉微弱而沉，少阴之脉也。下紫血脂膜（初下脓血久则变为紫血脂膜）较下脓血为尤甚矣。因其为日甚久，左脉欲无，寒而且弱，病势极危，非径用桃花汤所能胜任，故师其义而变通之，用生药、熟地、龙眼肉以代石脂、粳米，用生硫黄以代干姜，数月沉疴竟能随手奏效。设此证初起时，投以桃花汤亦必能奏效也。

奉天省公署护兵石玉和，忽然小便不通，入西院治之，西医治以引溺管，小便通出，有顷小便复存蓄。若干西医又纳以橡皮管，使久在其中，有溺即通出。乃初虽稍利，继则小便仍不能出，遂来院求为诊治。其脉弦迟细弱，自言下焦疼甚且凉，甚知其小便因凉而凝滞也。为拟方用人参、椒目、怀牛膝各五钱，附子、肉桂、当归各三钱，干姜、小茴香、威灵仙、没药、甘草各二钱，连服三剂，腹疼一便闭皆愈。遂停汤药，俾日用生硫黄细末钱许，分两次服下，以善其后。方中之义，人参、灵仙并用，可治气虚小便不利，椒目与桂、附、干姜并用，可治因寒小便不利，又佐以当归、牛膝、茴香、没药、甘草诸药，或润而滑之，或引而下之，或香以透窍，或温通以开瘀，或和中以止疼，众药相济，为功所奏效甚速也。按此乃因凉腹痛，小便不利，与桃花汤所主第二节之病同，故方中亦用干姜而愈也。观此二，知桃花汤确系治少阴寒痢之方，非治少阴热痢之方也。

（见《三三医报》1924）

17. 伤寒风温始终皆宜汗解说

伤寒初得，宜用热药发其汗，麻黄、桂枝诸汤是也。风温初得，宜用凉药发其汗，薄荷、连翘、蝉蜕诸药是也。至传经已深，阳明热实，无论伤寒风温，皆宜治以白虎汤。而愚用白虎汤时，恒加薄荷少许，或连翘、蝉蜕少许，往往服后即可得汗，即但用白虎汤，亦恒有服后即汗者。因方中石膏，原有解肌发表之力（为其含有硫酸也），故其方不但治阳明府病，兼能治阳明经病，况又少加辛凉之品，引之以由经透表，其得汗自易易也。

曾治邻村武生夏彭龄，年三十余，于冬令感冒风寒，周身恶寒无汗，胸间烦躁，原是大青龙汤证，医者投以麻黄汤，服后分毫无汗，而烦躁益甚，几至疯狂，诊其脉洪滑异常，两寸皆浮，而右寸尤甚。投以拙拟寒解汤（方系生石膏细末一两，知母八钱，连翘、蝉蜕各钱半，载《衷中参西录》第五卷），覆杯之顷，汗出如洗而愈。又治一于姓某，年四旬，为风寒所束不得汗，胸间烦热，又兼喘促，医者治以苏子降气汤，兼散风清火之品数剂，病益进。诊其脉，洪滑而浮。投以寒解汤，须臾上半身即汗，又须臾觉药力下行，其下焦及腿亦皆出汗，病若失。又治一少年得温病，延医治不效，迁延十余日，诊其脉洪而实，仍兼浮象，问其头疼乎？曰然。渴欲饮凉水乎？曰有时亦饮凉水，然不至燥渴耳。知其为日虽多，阳明之热犹未甚实，表证犹未尽罢也，投以寒解汤，须臾汗出而愈。又治一妊妇伤寒三日，脉洪滑异常，右脉关前浮，舌苔白厚，精神昏愦，间作谵语，为开寒解汤方。有一医者在座，问方中之意何居？愚曰，欲汗解耳，问此方能得汗乎？曰，此方用于此等证脉，必能得汗。若泛作汗解之药服之，不能汗也，饮下须臾，汗出而愈。医者讶为奇异，愚因晓之曰，此方在拙著《医学衷中参西录》是。原治寒温证，周身壮热，心中热而且渴，舌苔白而欲黄，其脉洪滑，或兼浮，或头犹觉疼，周身犹有拘束之意者。果如方下所注脉证，服之覆杯可汗，勿庸虑此方之不效也。盖脉洪滑而渴，阳明府热已实，原是白虎汤证，特因头或微疼，外表犹似拘束，舌苔犹白，是仍有些些表证未罢，故方中重用石膏、知母，以清胃腑之热，而复少用连翘、蝉蜕之善达表者，引胃中化而欲散之热，仍还于表，作汗而解，斯乃调剂阴阳，本其自汗，非强发其汗也。

至其人气体弱者，可用补气之药助之出汗。曾治本村刘叟，年七旬，素有劳疾，薄受外感，即发喘逆，投以小青龙汤，去麻黄，加杏仁、生石膏辄愈。上元节后，因外感甚重，旧病复发，五六日间，热入阳明之府，脉象弦长浮数，按之有力，却无洪滑之象（此外感兼内伤之脉），投以寒解汤，加潞参三钱，一剂汗出而喘愈，再诊其脉，余热犹炽，继投以白虎加人参汤，以生山药代粳米，煎一大剂，分三次温饮下，尽剂而愈。

至其人阴分虚损者，可用滋阴之药，助之出汗。曾治邻村高姓少年，因孟夏长途劳役，得温病，医治半月不效。延愚诊视，其两目清白，竟无所见，两手循衣摸床，乱动不休，谵语不省人事，其大便从前滑泻，此时虽不滑泻，每日仍溏便一两次，脉象浮数，右寸浮尤甚，两尺按之即无，因思此证，目清白无见者，肾阴将竭也。手循衣摸床者，肝风已动也，病势之危，已至极点，幸喜脉浮，为病有还表之机。右寸浮尤甚，为将汗之势。其所以将汗而不汗者，人身之有汗，如天地之有雨，天地阴阳和而后雨，人身亦阴阳和而后汗。此证尺脉甚弱，阳升而阴不能应，汗何由作？当用大润之剂，峻补真阴，济阴以应其阳，必能自汗。遂用熟地、玄参、阿胶、枸杞之类，约重六七两，煎汤一大碗，徐徐饮下，一日连进二剂，即日大汗而愈。

至其人阴分阳分俱虚者，又宜并补其阴阳，以助之出汗。张景岳曾治一叟，得伤寒证，战而不汗，于其翌日发战之时，投以大剂八味地黄汤，须臾战而得汗，继因汗多亡阳，身冷汗犹不止，仍投以原汤，汗止病愈。用其药发汗，即用其药止汗，是能运用古方，而入于化境者也。

至于当用承气之证，似非可发汗之证矣，然愚临证经验以来，恒有投以大小承气汤，大便犹未降下，而即得汗者，盖因胃府之实热，既为承气冲开。其病机自外越也，若降之前，未尝得汗，既降之后，亦必于饮食之时，屡次些些得汗，始能脉净身凉。若降后仍分毫无汗，其热必不徒尽消，又宜投以白虎加人参汤，或竹叶石膏汤，将其余热消解将尽，其人亦必些些汗出也，此所谓伤寒风温，始终皆宜汗解也。

（见《中医杂志》1923）

18.《伤寒论》以六经分篇未言手经及足经，后世论温病者言入手经不入足经，且谓温病不宜发汗之质疑

《内经》之论手足各经也，凡言手经，必名之为手某经，至言足经，恒但名为某经，而不名之为足某经，固凡《内经》浑曰某经，而未明言其为手某经、足某经者，大抵皆足经也。仲师《伤寒论》，以六经分篇，其为手经足经，亦皆未明言，而以《内经》之例推之，其确为足经，无庸再议。诚以人之足经长，手经短，足经原可以统贯全身，但言足经，手经亦即寓其中矣。至其既以足六经分篇，而不明言足六经者，在仲师虽循《内经》之定例，而实又别具深心也。夫伤寒之证，因属于足经者多，而由足经以及手经者，亦时有之，诚以人之手足十二经，原无处不相贯通，是以六经分篇之中，每篇所例之证，皆有连及手经之病，若于分篇之际，显以足某经名之，将有时兼有手经之病，人亦误认为足经矣，惟浑之曰某经，是原以足经为主，实即容纳手

经于足经之中，此著书者提纲挈领之法，不欲头绪纷繁，令人难于领略也。后世未窥仲师之深意，竟有谓寒入足经，不入手经者。而麻黄汤中，麻黄与杏仁同用，非因其所主之证，于手太阴有涉乎？承气汤中，大黄与朴硝同用，非因其所主之证，于手阳明有涉乎？知此二方，其余诸方可类推也。至谓温病入手经不入足经者，其说尤为不经，何言之？《伤寒论》第六节曰，“太阳病发热而渴，不恶寒者为温病”，此太阳为手太阳乎，抑为足太阳乎。此固无容置辩者也。盖温病以风温为正，亦以风温为多，故本节继曰，“若发汗已，身灼热，名曰风温”云云。夫温以风成，必足太阳先受之，此一定之理也。惟患风温之人，多系脏腑间先有蕴热，因其冬日薄受外感，未能遽病，所感之邪，伏于三焦脂膜之中，随春阳而化热，继又薄受外感，所化之热邪，受激动而骤发，初则外表略有拘束，历数小时，即表里俱壮热，此近代论温病者，多忌用药汗解，而惟投以清解之剂，若银翘散、桑菊饮诸方是也。然此等方在大江以南，用之原多效验，因其地暖气和，人之肌肤松浅，温邪易解散也。而北人之用其方者，恒于温病初得，不能解散，致温病传经深入，浸成危险之证，愚目睹心伤，因自拟治温病初得三方：一为清解汤（方系用薄荷叶四钱，蝉蜕三钱，生石膏六钱，甘草钱半）；一为凉解汤（方系用薄荷叶三钱，蝉蜕二钱，生石膏一两，甘草钱半）；一为寒解汤（方系生石膏一两，知母八钱，连翘钱半）。三方皆以汗解为目的，视表邪内热之轻重，而分途施治，其表邪重，内热轻者，用第三方，方证吻合，服之皆一汗而愈。后南游至汉皋，用此方以治温病之初得者，亦莫不随手奏效，由斯知南方于温病之初得，亦非不可发汗，特视所用发汗之药何如耳。且其方不独治春温有效也，拙著《衷中参西录》，初出版于奉天，戊午仲秋，奉天温病盛行，总户口全数计之，病者约有三分之一，其病状又皆相似，而兼疫矣。有天地新学社友人刘子修者，在奉北开原行医，彼见《医学衷中参西录》载此三方，遂酌用之，救愈之人不胜计，一方警为神医，为之建立医院于开原车站。由斯知春温、秋温及温而兼疫者，无论江南塞北，其初得之时，皆可汗解也。至于伏气成温，毫无新受之外感者，似不可发汗矣。然伏气之伏藏，皆在三焦脂膜之中（三焦为手少阳经，谓温病入手经不入足经者，或以此欤），其化热后乘时萌动，若有向外之机，正可因其势而利导之。俾所用之药，与内蕴之热化合而为汗（凉润与燥热化合即可作汗），拙拟之三方，仍可随证施用也。若其伏邪内传阳明之府，而变为大渴大热之证，此宜投以白虎汤，或白虎加人参汤，为伤寒温病之所同，固不独温病至此，不宜发汗也。且既为医者，亦皆知此证不宜发汗也，然服药后而能自汗者，固恒见也。至其人因冬不藏精而病温，伏气之邪，或乘肾虚下陷，而成少阴之证者，甚蕴热至深，脉象沉细，当其初得，固不可发汗，亦非银翘、桑菊等方清解所能愈也。愚师仲师之意，恒将《伤寒论》中白虎加人参汤与黄连阿胶汤并为一方，为有石膏，可省去黄连，而用鲜白茅根汤煎药，恒随手奏效。盖此证因下陷之热邪，伤其肾阴，致肾气不能上潮于心，其阴阳之气，不相接续，是以脉之跳动无力，用阿胶、鸡子黄以滋补肾阴，白虎汤以清肃内热，即用人参以助肾气上升，茅根以透内邪外出，服后则脉之沉细者，自变为缓和，脉复其常，病自消归无有矣。

夫伤寒温病，西人之所短，实即吾人之所长也。惟即所长者，而益加精研，庶于医学沦胥之秋，而有立定脚跟之一日，此愚所以不避好辨之名，虽与前哲意见有所龃龉，而亦不暇顾也。

（见《医界春秋》1927）

19. 论冬伤于寒春必温病及冬不藏精春必温病治法

尝读《内经》，有冬伤于寒，春必温病之语。此中原有深义，非西医所能窥测也。乃彼据病菌潜伏日期之说，谓病菌传于人身，未有至一月而始发动者，况数月乎，因此一倡百和。遂谓《内经》皆荒渺之谈，分毫不足凭信。不知毒气之传染有菌，而冬令寒水之气，乃时令之正气，其中固无菌也。特其气严寒过甚，或人之居处衣服欠暖，或冒霜雪而出外营生，即不能御此气耳。是以寒气之中人也，其重者即时成病，即冬令之伤寒也。其轻者微受寒侵，不能即病，其所受之寒，由皮肤内传，潜伏膜原之中，阻塞气化之升降流通，即能暗生内热。迨至内热积而益深，又兼春回阳生，触发其热，或更薄受外感，以激发其热，是以其热自内暴发，而成温病也，此即后世方书所谓伏气成温也。至于治之之法，有清一代名医，多有谓此证不宜发表者，然仍宜即脉证之现象，而详为区别，若其脉象虽有实热，而仍在浮分，且头疼，舌苔犹白者，仍当投以汗解之剂。然宜以辛凉发其汗，若薄荷、连翘、蝉蜕诸药，且更以清热之药佐之。若拙拟之清解汤，凉解汤，寒解汤三方（皆在三期《衷中参西录》五卷），斟酌病之轻重，皆可选用也（此乃先有伏气，又薄受外感之温病）。若其病初得，即表里壮热，脉象洪实，其舌苔或白而欲黄者，宜投以白虎湯，而微加宣散之品，若连翘、鲜芦根诸药。如此治法，非取汗解，然恒服药后竟自汗而解，即或服药后不见汗，其病亦解。因大队寒凉之品，与清轻宣散之品相并，自能逐内蕴之热，息息自腠理达于皮毛，以透出也（此乃伏气暴发，自内达外之温病，至伏气暴发之由，或因暴怒，或因劳心劳力过度，或奔走作劳于烈日之中，是以一发即表里壮热，止可宣散清解，而不宜发汗也）。此伏气成温之大略治法也。

《内经》又谓冬不藏精，春必温病，此二语不但为西医之所指摘，即中医对于此节之文，亦恒有疑意。谓冬不藏精之人，若因肾虚而寒入肾中，当即成少阴伤寒，为直中真阴之剧证，何以能迟至春令，而始成温病。不知此二句经文，原有两解，其所成之温病，亦有两种。至其治法，又皆与寻常温病治法不同，今试条析言之，并详其当用之治法。

冬不藏精之人，其所患之温病，有因猝然感冒而成者。大凡病温之人，多系内有蕴热，至春阳萌动之时，又薄受外感拘束，其热即陡发而成温，冬不藏精之人，必有阴虚所生之热，积于脏腑，而其受外感之拘束而发动，与内蕴实热者同也。惟其发动之后，脉象多数，息多微喘，舌上微有白苔，津液短少，后或干黄，或舌皮渐变黑色，若现斑点（为舌苔甚薄，若有若无，故见舌皮变黑）。或频饮水不能解渴，或时入阴分，益加潮热。此证当其初得，舌苔白时，亦可汗解，然必须以大滋真阴之药辅之。愚治此证，恒用（连薄、翘、荷叶各三钱，玄参、生地黄各一两）煮汤服之，得汗即愈。若服药后，汗欲出仍不能出，可用开水送服西药阿斯匹林二分许，其汗即出。或但将玄参、生地黄煎汤，送服阿斯匹林一瓦（合中量二分六厘四毫）亦能得汗。若至其热已传里，舌苔欲黄，或至黄而兼黑，脉象数而有力，非若阳明有实热者之洪滑（此阴虚之热，兼有实热之象），宜治以白虎加人参汤，更以生地黄代知母、生怀山药代粳米，一大碗，分数次徐徐温饮下。又有因伏气所化之热，先伏藏于三焦脂膜之中，迨至感春阳萌动而触发，其发动之后，恒因冬不藏精者之肾脏虚损，而窜入少阴，其人精神短少，喜偃卧，昏昏欲睡，舌皮干亮无苔，脉象细数无力，小便短赤，其热郁于中，而肌肤却无甚热，其在冬令，为少阴伤寒，即伤寒少阴证。初得宜治以黄连阿胶汤者也。在春即可为少阴温病，而愚治此证，恒用白虎加人参汤，以生地黄代知母、生怀山药代粳米。更先用鲜白茅根三两（无鲜白茅根者亦可用）煎汤，以之代水煎药，将药煎汤一大碗，再调入生鸡子黄三枚，分三次温饮之，饮一次后，其脉象当见大，或变为洪大，至饮至三次后，其脉又复和平，而病即愈矣。上所论冬伤于寒，春必温病，及冬不藏精，春必病温诸治法，非愚凭空拟议也，实由屡次经验得来，而后敢供诸医界同人也。

（见《中医世界》1930）

20. 温病之治法详于《伤寒论》解

伤寒、温病之治法，始异而终同。至其病之所受，则皆在于足经，而兼及于手经。乃今之论寒温者，恒谓伤寒入足经不入手经，温病入手经不入足经，夫人之手足十二经，原相贯通，谓伤寒入足经不入手经者，固为差谬。至谓温病入手经不入足经者，尤属荒唐。何以言之？《伤寒论》之开始也，其第一节浑言太阳之为病，此太阳实总括中风、伤寒、温病在内，故其下将太阳病平分为三项。其第二节论太阳中风，第三节论太阳伤寒，“四节、五节亦论伤寒，当归纳于第三节中”。第六节论太阳温病，故每节之首，皆冠以太阳温病三字。此太阳为手太阳乎，抑为足太阳乎，此固无容置辩者也。由斯知其中风、伤寒、温病，皆可以伤寒统之，此《内经》所谓热病者，皆伤寒之类也，亦即《难经》所谓伤寒有五，中风、温病皆在其中也。至其病之初得，皆在足太阳经，故又可浑名曰太阳病也。至所谓太阳之为病者，若在中风、伤风，其头痛、项强、恶寒三证，可以并见。若在温病，但微恶寒，即可为太阳病。“此所谓证不必具，但见一证，即可定为某经病也”。然恶寒须臾，即变为热耳。曾治一人，于季春夜眠之时，因衾薄冻醒，遂觉周身恶寒，至前午十句钟，表里皆觉大热，脉象浮洪，投以拙拟两解汤。“方载《医学衷中参西录》第五卷，系薄荷叶三钱，蝉蜕二钱，生石膏一两，甘草钱半”，一汗而愈。又尝治一人，于初夏晨出被雨，遂觉头疼，周身恶寒，至下午一句钟，即变为大热。渴嗜饮水，脉象洪滑，投以拙拟寒解汤。方载《医学衷中参西录》第五卷，系生石膏一两，知母八钱，连翘钱半，蝉蜕钱半，亦一汗而愈。至如此凉药，而所以能发汗者，为其内蕴之燥热，与凉润之药化合，自然能汗，而又少加达表之品，以为之引导。故其得汗甚速，汗后其热亦尽消也，此二则皆温病也，以其初得，犹须臾恶寒，故仍可以太阳病统之，即其化热之后，兼涉阳明，然亦必先入足阳明经，迨至由胃及肠，大便燥结，而后传入手阳明经，安得谓温病入手经，不入足经哉。

由斯知《伤寒论》一书，原以中风、伤寒、温病，平分三项，特太阳首篇，详悉言之。以示人以入手之正路，至后论治法之处，则三项中一切诸证，皆可浑统于六经。但言某经所现之某种病，宜治以某方，不复别其为中风、伤寒、温病，此乃纳繁于简之法，亦即提纲挈领之法也。所尤当知者，节中明言中风者，皆确指中风而言。若明言为伤寒者，又恒统中风、温病而言，伤寒二字，为三项之总称。其或为中风，或为伤寒，或为温病，恒于论脉之处，有所区别也。至于六经分篇之中，其方之宜于温病者，不胜举，今将其显然可见者，约略陈之于下。

一为麻杏甘石汤。其方原治汗出而喘，无大热者，以治温病，不必有汗与喘之兼证也。但其外表未解，内有蕴热者，即可用。然用时须斟酌其热轻重，热之轻者，麻黄宜用钱半，石膏宜用六钱。“石膏必须生用，若煅之则闭人血脉，断不可用”。若热之重者，麻黄宜用一钱，石膏宜用一两，至愚用此方时，又恒以薄荷叶代麻黄，“汉时薄荷未列于药品，不得不用麻黄，今以薄荷代麻黄，分量宜加倍”。服得微汗，其病即愈。盖同为解表之药，而以治温病，麻黄之温解，不如薄荷之凉解也。

一为大青龙汤。《伤寒论》中，用大青龙汤者有三节，一为第三十七节，其节明言太阳中风脉浮紧。夫《伤寒论》首节论太阳之脉曰浮，原统中风、伤寒而言。至第二节，则言脉缓者为中风，是其脉为浮中之缓也。第三节则言脉阴阳俱紧者为伤寒，是其脉为浮中之紧也。今既明言中风，其脉不为浮缓，而为浮紧，是中风病中现有伤寒之脉，其所中者当为厉烈之寒风，而于温病无涉也。一为第三十八节，细审本节之文，知其确系温病，何以言之？以其脉浮缓，身不痛但重，无少阴证也。盖此节之开端，虽明言伤寒，仍是以伤寒二字，为中风、伤寒、温病总称。是以伤寒初得脉浮紧，温病实际得脉浮缓（风温初得之脉，恒同于中风），伤寒初得身多痛，温病初得身恒不痛而但重（《伤寒论》第六节，温病提纲中，原明言身重）。伤寒初得恒有少阴证，温病则始终无少阴证（少阴证有寒有热，此指少阴之寒证言，为无少阴证，所以敢用大青龙汤。若少阴热证，温病中恒有之，正不妨用大青龙汤矣）。此数者皆为温病之明征也，况其病乍有轻时，若再伤寒，必不复重用石膏，惟系温病，则仍可重用石膏（方中石膏如鸡子大，约有今之四两，故曰重用）。因温病当以清燥热，救真阴为急务也。至愚用此方时，又恒以连翘代桂枝，虽桂枝、连翘均能逐肌肉之外感，而一则性热，一则性凉，温病宜凉不宜热，故用桂枝，不如用连翘。而当日仲师不用者，亦因其未列入药品也（《伤寒论》中所用之连轺，是连翘之根，能利水不能发汗），况大青龙汤中，桂枝之分量，仅为麻黄三分之一。仲师原因其性热，而不欲多用也。

一为小青龙汤。其方外能解表，内能涤饮，以治外感痰喘，诚有奇效，中风、伤寒、温病皆可用。而用于温病之痰喘者，宜加生石膏两许，以调麻桂姜辛之热，是以《伤寒论》小青龙汤，无加石膏之例，而金匮有小青龙加石膏汤，所以补伤寒论之未备也。至愚用此汤时，遇挟有实热者，又恒加石膏至一两强也。

一为小柴胡汤。其方中风、伤寒、温病皆可用。而温病中小柴胡汤证，多兼呕吐黏涎，此少阳之火，与太阴之湿化合而成也。“少阴传经之去路为太阴”，宜于方中酌加生石膏数钱或两许，以清少阳之火，其黏涎自能化水从小便出。夫柴胡既能引邪上升，石膏更能逐热下降，如此上下分消，故服药后无事汗解，即霍然痊愈也。若温病之热入血室者，用小柴胡汤时，亦宜加生石膏。

以上所述诸方，大抵皆宜于温病初得者也。至温病传经已深，若清燥热之白虎汤，白虎加人参汤，通肠结之大小承气汤，开胸结之大小陷胸汤，治下利之白头翁汤、黄芩汤，治发黄之菌陈栀子檗皮等汤，及一切凉润清火，育阴安神之剂，皆可用之于温病者。又无庸愚之赘语也。

至于伏气之成温者，若《内经》所谓冬伤于寒，春必温病，冬不藏精，春必温病类，《伤寒论》中，非无其证，特其证现于某经，即与某经之本病，无所区别。仲师未当显为指示，在后世原难明辨，且其治法，与各经之本病无异，亦无需乎明辨也。惟其病在少阴，则辨之甚易。何者？因少阴之病，寒热过分两途，其寒者为少阴伤寒之本病，其热者大抵皆为伏气化热之温病也。若谓系伤寒入少阴，久而化热，何以少阴病两三日，即有宜用黄连阿胶汤、大承气汤者。盖伏气皆伏于三焦脂膜之中，与手足诸经皆有贯通之路，其当春阳化热而萌动，恒视脏腑虚弱之处，以为趋向，所谓邪之所凑，其气必虚也。其人或因冬不藏精，少阴之脏必虚，而伏气之化热者，即乘虚而入，遏抑其肾气不能上升，与心气相接续，致心脏跳动无力，遂现少阴微细之脉，故其脉愈微细，而所蕴之燥热愈甚，是以方用黄连以清少阴之热，阿胶鸡子黄以增少阴之液，即以助少阴肾气之上达，俾其阴阳之气相接续，脉象必骤有起色，而内陷之邪热，亦即随之外透矣。至愚遇此等证时，又恒师仲师之意，而为之变通，单用鲜白茅根四两，剉碎，慢火煎，两三沸，视茅根皆沉水底，其汤即成，去渣，取清汤一大碗，顿服下。其脉之微细者，必遽变为洪大有力之象，再用大剂白虎加人参汤，煎汤三茶杯，分三次温饮下。每服一次，调入生鸡子黄一枚，其病必脱然痊愈。用古不必泥古，仲师有知，亦当不吾嗔也。

按西人新生理学家，谓副肾髓质之分泌素减少，则脉之跳动必无力，所谓副肾髓质者，指两肾之间命门而言也。盖命门为督脉入脊之门，因督脉中含有脊髓，故曰辅肾髓质，其处为肾系根蒂，脂膜相连，共为坎卦，原与两肾同为少阴之脏，其中分泌素减少，脉即跳动无力，此即少阴病脉微细之理。西人又谓鸡子黄中，含有副肾碱，副肾碱者，即所谓副肾髓质之分泌素也。此即黄连阿胶汤中，用鸡子黄以滋肾之理，且鸡子黄中，既含副肾髓之分泌素，是其性能直接补肾，此又黄连阿胶汤中，鸡子黄生用之理。以西人费尽研究工夫，所得至精至奥之新生理，竟不能出《伤寒论》之范围，谁谓吾中华医学陈腐哉。

（见《三三医报》1926）

临床性论文

21. 论火不归原治法

方书谓下焦之火生于命门，名为阴分之火，又谓之龙雷之火，实肤浅之论也。下焦之火为先天之元阳，生于气海之元气，盖就其能撑持全身论，则为元气。就其能温暖全身论，则为元阳。此气海之元阳，为人生命之本源，无论阴分阳分之火皆于此肇基。气海之形，如倒悬鸡冠花，纯系脂膜，护搏结而成，其脂膜旁出一条，与脊骨自下数七节相连处，夹其七节两旁，各有一穴（《内经》谓七节之旁中有小心，实验之两旁各有一穴）。气海之元阳，由此透入脊中（此脂膜又为肾系，实即督脉），因元阳为生命之本，故于元阳透脊之处，谓之命门。由斯观之，命门之实用，不过为气海司管钥之职，下焦之火，仍当属于气海之元阳。即下焦之火上窜不归原，亦气海元阳之浮越也。然其病浑名火不归原，而其病因原有数端，治法各有所宜，爰详悉胪列于下，以质诸医界同人。

有气海元气虚损，不能固摄下焦气化，致元阳因之浮越者，其脉尺弱寸强，浮大无根，其为证或头目眩晕，或面红耳热，或心热怔忡，或气粗息贲，宜治以净萸肉、生怀山药各一两，人参、元参、赭石、生龙骨、生牡蛎各五钱。热甚者酌加天冬、生地各数钱。补而敛之，镇而安之，阳自归其宅也。方中用赭石者，因人参虽饶有温补之性，而力多上行，与赭石并用，则力专下注，且赭石重坠之性，又善佐龙骨、牡蛎以潜阳也。

有下焦真阴虚损，元阳无所系恳而浮越者，其脉象多弦细而数，重按无力，其证时作灼，或口苦舌干，或喘嗽连连，宜用怀山药、熟地黄各一两，玄参、生龙骨、生龟板、甘枸杞各五钱，生杭芍三钱，生鸡内金、甘草各钱半，此所谓壮水之源，以制阳光也。

若其下焦阴分既虚，而阳分亦微，有不足者，其人上焦常热，下焦间有觉凉之时，宜治以金匮崔氏八味丸，以生地易熟地（原方干地黄即是药房中生地），更宜将苓、泽减去三分之二作汤丸（丸剂一料分作汤药八剂）服之。

有气海元阳大虚，其下焦有沉寒痼冷，逼迫元阳，如火之将灭，而其焰转上窜者，其脉弦迟细弱，或两寸浮分似有力，其为证。心中烦躁不安，上焦时作灼热，或头疼目眩耳鸣，而其下焦转凉甚，或常作泄泻，治用乌附子、山药、人参各五钱，净萸肉、胡桃肉各四钱，生杭芍、怀牛膝各三钱，茯苓片、甘草各钱半。此方书所谓引火归原之法也。方中用芍药者，非以解上焦之热，以其与参附同用，大能收敛元阳，下归其宅也。然引火归元之法，非可概用于火不归原之证，必遇此等证与脉，然后可用引火归原之法，又必须将药晾至微温，然后服之。方与上焦之燥热无碍也。

有因冲气上冲，胃气上逆，致气海元阳随之浮越者，其脉多弦长有力，右部尤甚。李士材脉诀歌括，所谓直上直下也。其为病觉胸中烦热满闷，时作呃逆，多吐痰涎，其剧者，或觉痰火与上冲之气相并，杜塞咽喉，宜治以生芡实、生山药、生龙骨、生牡蛎、赭石各六钱，清半夏、生杭芍、元参各三钱，川厚朴、茯苓片各二钱，此乃降胃敛冲，使冲安胃顺而元阳自归其根也。

有因用心过度，心中生热，牵动少阳相火（即肝胆中所寄之相火）上越，且外越者，其脉寸关皆有力，多兼滑象，或脉搏略数，其为病心中烦躁不安，多生疑惑，或多忿怒，或觉热起胁下，散于周身，其周身肌肉即现红色。宜用生怀山药细末煮粥（每次七八钱），晨间送服芒硝三钱，晚间送服西药臭剥瓦半（每瓦合中量二分六厘四毫）。盖芒硝咸寒，为心经对宫之药，善解心经之热，以开心下热痰（此证心下多有热痰）。臭剥性亦咸寒，与芒硝同用，又善伏相火也。至送以山药粥者，因咸寒之药，与人脾胃不相宜，且能耗人津液，而山药粥则善于养脾胃，滋津液，用送服硝剥，取其相济以成功。尤金匮之硝石矾石散，而送以大麦粥也。

有因心肺脾胃之阳甚虚，致寒饮停于中焦，且溢于膈，逼迫心肺脾胃之阳上越，且外越者，其脉多弦迟细弱，六部皆然。又间有浮大而软，按之指下豁然，无根柢者。其现症或目眩耳聋，或周身发热，或觉短气或作咳喘，或心中发热，思食鲜果，而食后转觉心中胀满，病加剧者，宜治以干姜五钱，于术四钱，桂枝尖、茯苓片、炙甘草、生杭芍各二钱，广陈皮、川厚朴各钱半，服数剂后，诸热皆退。或心中转觉凉者，当去芍药，再服至心中觉发热停止。按此方即拙拟理饮汤（载于《医学衷中参西录》第三卷，方后附载用此方治愈之证若干，可参观）。又按此证如此治法，即方书所谓温燥健补脾胃之药，可以制伏相火，不知其所伏者，非相火，实系温燥之药，扫除寒饮，而心肺脾胃之阳，自安其宅也。

上所列诸证，有气海元阳不归原者，有少阳相火不归原者，有心肺脾胃之阳不归原者，约皆为内伤之证，至外感中，亦有火不归原者，则伤寒温病中之戴阳症是也（温病中本无戴阳证，因误治则间有此症候）。戴阳证之现状：面赤气粗，烦躁不安，或兼泄泻，其脉象多沈细，间或浮大，亦必尺弱寸强，重按无根，此乃下焦虚寒，孤阳上越之危候，颇类伤寒中阴极似阳证。然阴极似阳，乃内外异致，戴阳症乃上下异致。喻嘉言于此证治法，独推陶节庵，谓其用人参、附子等药，收拾元阳，归于下元，而加葱白，透表以散外邪，如法用之无不愈者，然其法实本仲景，特仲景未明言治戴阳证耳。喻氏何不祖述仲景，而但知推重节庵也。

所谓《伤寒论》中有治戴阳症之方者，通脉四逆汤是也。其方载少阴篇，主少阴病下利清谷，里寒外热，手足厥热，脉微欲绝，身反不恶寒，其人面赤色，或腹痛，或干呕或咽痛，或利止脉不出者。方用炙甘草二两，生附子（经药制过而未炮熟者即为生附子，非野间剖取之生附子也）大者一枚，去皮破八片，干姜三两，强人可四两。上三味以水三升，煮取一升二合，分两次温服。面赤者，加葱九茎。腹中痛者，去葱，加芍药二两。呕者，加半夏三两。咽痛者，去芍药，加桔梗（须用苦桔梗，取其能清肺利咽，今药房中多甜桔梗，似与此证不宜）一两。利止脉不出者，去桔梗，加人参三两。

按面赤即戴阳证，为惟此方所主之证，若兼面赤，即系戴阳症（至有实热而面赤者非是）。于通脉四逆汤中加葱九茎，即治太阳证之专方也。盖上窜之元阳，原以下焦为宅窟，故用干姜、附子之大辛大温，直达下焦，据其故垒。张赤帜而招之，然恐元阳当涣散之际，不堪姜、附之健悍，故又重用甘草之温和甘缓也，以安养元气，燮理阴阳，且俾姜、附得甘草之甘，而热力愈长，得甘草之缓，而猛力悉化，洵乎节制之师，扫荡群寇，即以招集流亡，则元阳自乐返其宅也。特是元阳欲还，道途不无间隔，故又用葱白之温通，且取老阳之数，多至九茎，以导引介绍之，则上至九天，下至九渊，一气贯通，毫无隔碍，而元阳之归还自速也。至利止而脉不出者，其下焦之元气必虚，故又加人参三两以助元气，后日陶氏之方，不过于此汤中，遵原定加法，而并加葱白、人参，何尝出仲景之范围哉。

特是戴阳之症不一，使果若少阴脉之沉细，或其脉非沉细，而按之指下豁然，似无根柢，且其至数迟而不数也，即可用仲景之方，若其脉沉细而数，或浮大而数者，姜附断不宜用。愚从前治有验案，曾载于拙著《衷中参西录》，今录其原案于下，以补伤寒所未备，即以质诸医界同人。

表兄王瑞亭，年四十余，素有鸦片嗜好，身形稍虚，于仲冬得伤寒症。两三日间，烦躁无汗，原是大青龙汤证。因误服桂枝汤，烦躁益甚，迎余诊视，其脉关前洪滑，而两尺无力，为开仙露汤（方载《医学衷中参西录》第六卷）。因其尺弱，嘱其徐徐饮下，一次止饮一口，防其寒凉侵下焦也。病家忽愚所嘱，竟顿饮之，遂致滑泻数次，多带冷沫，上焦益觉烦躁，鼻如烟熏，面如火炙，其关前脉大于从前一倍，又数至七至，知其已成戴阳之症。急用野台参一两，煎汤八分茶盅，兑童便（须用五岁以上童子便）半茶盅，将药碗置凉水盆中候冷，顿饮之。又急用玄参、生地、知母各一两，煎汤一大碗，候用。自服参汤后，屡诊其脉，过半点钟，脉象渐渐收敛，脉搏似又加数，遂急将候用之药炖极热，徐徐饮下，一次止饮药一口，阅两点钟尽剂，周身微汗而愈。

按此证上焦原有燥热，因将药顿服，药力透过病所，直达下焦，其上焦燥热仍留，迨至下焦滑泻，元阳上浮，益助上焦燥热，故现种种热象，脉数七至，此时不但姜、附分毫不敢用，即单用人参，上焦之燥热，亦必格拒不受。而不用人参，又不能收回其元阳，故以童便之咸寒性下趋者佐之。又复将药候至极凉顿服下，如有兵家偃旗息鼓，衷甲衔枚，暗度敌境一般，迨迟之有顷，脉象渐渐收敛，是下焦得参温补之力，而元阳收回，其脉虽收敛，而至数加增，是上焦受参反激之力，而燥愈甚，故又急用大润之品，乘热徐徐饮以清上焦之燥热，而不使其寒凉之性，复侵下焦。此于万难用药之际，仍欲用药，息息吻合，实亦费尽踌躇矣。上所列火不归原之法，共有八则，不过略举其梗概，至于病情之变化，原难尽为拟议，惟赖临证者能精心鉴别，随病情之变化，而能因时制宜耳。

（见《三三医报》1926）

22. 治虚劳证宜防汗脱说

人身之有汗，犹天地之有雨也，天地阴阳和而后雨，人身亦阴阳和而后汗，然雨不可过，过雨则田禾淹没，亦汗不可过，过汗则身体虚弱。是以微汗之解肌者，可以和营卫，去灼热，散外感，通经络，消肿胀，利小便，排泄恶浊，汗之为用亦广矣。若或大汗淋漓，又恒因之亡阳，因之亡阴，或阴阳俱亡，脱其元气，种种危机更伏于汗之中矣。而在阴虚劳热者为尤甚，虚劳之证，有易出汗者，其人外卫气虚，一经发热，汗即随热外泄，治之者宜于滋补药中，加龙骨、牡蛎（皆为宜煅）、山萸肉以敛其汗。有分毫不出汗者，其人肌肤干涩，津液枯短，阴分虚甚，不能应阳而化汗，其灼热之时，肌肤之干涩益甚，亦易少加龙骨、牡蛎、萸肉诸药，以防其汗出，何者？盖因其汗蓄久不出，服药之后，阴分滋长，能与阳分洽浃，其人恒突然汗出，若其为解肌之微汗，病或因之减轻，若为淋漓之大汗，病必因之加重，且有一汗而即脱者，是以治此等证者，皆宜防其出汗，其服药至脉有起色之时，尤宜谨防。可预购净萸肉二两，生龙骨、生牡各二两，借用，其人将出汗时，必先有烦躁之意，或周身兼觉蒸热，即速将所借之药，煎汤两盅，先温服一盅，其汗出必不至淋漓。若其汗已将遍体，而犹未止者，再急温服余一盅，则汗出必不至虚脱也，至其人或因泄泻日久致汗者，若用药将其大便补住后，其脏腑之气化不复下溜，即有转而上升之机，此时亦宜购药以备之，防其突然出汗，或更于所常服之药中，兼用敛汗之品更佳。

（见《医界春秋》1927）

23. 续断筋必效

人身之筋骨原相着也。然骨以刚而易折，筋以韧而难断，是以方书中所载接骨之方甚夥，而接筋之方甚鲜也。邑治东北曲河韩姓，有世传接筋之方，恒小试其术，用之以治牛马，无不效者。盖当耕地之时，牛马恒至拉犁骇奔，致犁头铲断其胫后之筋，若不为接上，即成废物。其方原秘而不传，因愚尝为其家治病，曾询得之，试之确有效验。方用旋覆花细末五六钱，加白蔗糖一两，和水半茶杯同熬成膏，候冷加麝香少许（无麝香亦可），摊布上，缠伤处，至旬日揭下，筋之两端皆长一小疙瘩，再换新药一帖，其两小疙瘩即连为一，而筋之断者续矣。若其筋断在关节之处，又必设法闭住，勿令屈伸，筋方能续。

（见《幸福报》1929）

24. 温病结胸与寒痰结胸相并治验

奉天警务处科长郝景山年四十余，心下痞闷，杜塞饮食，不能下行，延医治不效，继入西人医院。治一星期仍然无效，浸至不能起床，吐痰腥臭，精神昏愦。再延医诊视，以为肺病已成，又兼胃病不能治疗，其家人怕恐无措，适其友人斐云峰视之，因言从前曾患肠结证，亦饮食不能下行，经愚治愈，遂代为介绍。迎愚诊治其脉，左右皆弦，右部则弦而有力，其舌苔白厚微黄，抚其肌肤发热，问其心中亦觉热，思食凉物，大便不行者已四五日，自言心下满闷异常，食物已数日不进，吐痰不惟腥臭，且又觉凉。愚筹思再四，知系温病结胸，然其脉不为洪而有力，而为弦而有力，且所吐之臭而且凉者何也？盖因其人素有寒饮，其平素之脉必弦，其平素吐痰亦必凉（平素忽不自觉，今因病温，咽喉发热，遂觉痰凉），而因有温病之热与之混合，所以脉虽弦而仍然有力，其痰虽凉而为温病之热熏蒸，遂至腥臭也。为疏方用蒌仁、赭石各一两，玄参、知母各八钱，苏子、半夏、党参、生姜各四钱，煎汤冲服。西药留苦四钱一剂，胸次豁然，可进饮食，上脉较前柔和，舌苔变白，心中犹觉发热，吐痰不臭，仍然觉凉，遂将原方前四味皆减半，加当归三钱，服后大便通下，心中益觉通豁，惟有时觉有凉痰，自下发动，逆行上冲，周身即出凉汗，遂改用干姜、党参、赭石各四钱，半夏、白芍各三钱，川朴、五味、甘草各二钱，细辛一钱，连服数剂，寒痰亦消矣。愚生平治愈寒温结胸之证不胜纪，治愈寒痰结胸之证亦不胜纪，若此证之二证相并以结胸者，固愚临证四十余年所仅见，为其证甚异，故详录之，以质诸医界同人。

（见《三三医报》1924）

25. 温病虚极并大气下陷

天津公安局科长康国屏君之幼女晓卿，年九岁，于孟秋得温病。

（病因）因得罪其母，惧谴谪，藏楼下屋中，屋窗四敞，卧床上睡着，因被风袭，遂成温病。

（证候）初得病时，服药失宜，热邪内陷，神错不语，后经中西医多位，治二十余日，病益加剧。医者见病危至极点，皆不出方，继延愚为诊视。其两目上窜，几不见黑睛，精神昏愦，毫无知觉，身体颤动不安，时作嗳声，其肌肤甚热，启其齿，其舌缩而干，苔薄微黄，偶灌以温水或米汤，犹知下咽，其气息不匀，间有喘时，其脉数逾六至。左部弦细而浮，不任重按，右部弦细微浮，重诊似有力，大便旬日未行。

（诊断）此外感之热，久不愈，灼耗真阴，以致肝脏虚损，木燥生风，而欲上脱也。当用药清其实热，滋其真阴，而更辅以酸收敛肝之品，庶可救此极危之证。

（处方）生石膏二两轧细，野台参四钱，生地黄一两，生怀山药六钱，净萸肉一两，甘草二钱。

共煎汤两大盅，分三次温服下，每次调入生鸡子黄一枚。

此方即白虎加人参汤，以生地黄代知母，生山药代粳米，而又加萸肉也。此方若不加萸肉，为愚常用之方。以治当用白虎加人参汤。而体弱阴亏者，今加萸肉，藉以收敛肝气之将脱也。至于方中之用人参，原非藉以补气也。盖欲用白虎汤，以退此证之热，必有人参助之。而热始能退。欲用地黄、山药以滋此证之阴。又必有人参助之，而阴始能滋，即欲振其昏愦之精神，亦必石膏与人参并用也。

（复诊）将药煎服后，目睛即不上窜，身体安稳，不复颤动，嗳声已，气息已匀。精神较前明了，而仍不能言，大便犹未通下。肌肤犹热，脉象数较愈，不若从前之浮弦，而右部重诊，仍似有力，遂即原方略为加减，俾再服之。

（处方）生石膏两半轧细，野台参四钱，生地黄一两，净萸肉六钱，天冬六钱，甘草二钱。

共煎汤两盅，分两次温服下。

（三诊）日服药一剂，连服两日，热已全退，精神之明了，似将复原，而仍不能言，大便仍未通下，间有努力欲便之象，遂灌肠以通其便。再诊其脉，六部皆微弱无力，知其所以不能言者，胸中大气虚陷，不能上达于舌本也。宜于大剂滋补药中，再加升补气分之品。

（处方）生怀山药一两，大甘枸杞一两，沙参一两，天冬六钱，麦冬六钱，生箭芪三钱，野台参三钱，升麻一钱，桔梗一钱。

共煎汤一盅半，分两次温服下。

（效果）煎服两剂，遂能言语。原方减升麻、沙参之半，加萸肉、麦芽各三钱，再服数剂，以善其后。医者救脱，喜用人参，而喻嘉言谓气若上脱，但知重用人参，转令人气高不返，必重用赭石以辅之，始能奏效，此诚千古不磨之名论也。此方中之用人参，原非藉之以救脱，因此证真阴大亏，惟石膏与人参并用，独能于邪火炽盛之时，立复真阴。此白虎加人参汤之实用也，至于萸肉，其补益气分之力，远不如参，而其挽救气分之上脱，则远胜于参，诚以肝主疏泄，人之元气上脱，恒因肝脏之过于疏泄，重用萸肉以敛肝，使之不复疏泄，则元气之欲上脱者，即可不脱。此愚屡经试验，而确知其有然也。

（见《医界春秋》1931）

26. 答邓卓卿君问痫风治法

痫疯之证，古方书谓其病根，伏藏于先天，至后天因有所感触而发，是以其证最为难治。愚临证四十余年，始拟得确有把握之方，今特详录于下，以答邓君。

西人治此证，习用麻醉脑筋之品，日服数次，恒可强制不发，然亦间有发时，且服之累年，不能除根，而此等药常服，又有昏神明减饮食之弊。庚申岁，在奉天立达医院，因诊治此证，研究数方，合用之，连治数人皆愈。一方用生赭石细末六钱，于白术酒曲（用神曲则无效，且宜生用）、半夏、生明没药、龙胆草各三钱，此系汤剂；一方用真黑铅四两，铁锅内熔化，再加硫黄细末二两，撒于锅上，其硫黄皆着，急用铁铲拌炒，锅经硫黄烧炼，皆在色，结成砂子，取出晾冷，碾轧成饼者（系未透之锅），去之，余者再用乳钵研极细，掺朱砂细末，与之等分，再少加蒸熟麦面（仅可为丸为度），和水为丸半分重（干足半分）。一方用西药臭剥、臭素安母纽谟各二钱，抱水过鲁拉两一钱，共研细掺蒸熟麦面四钱，和水为丸桐子大。以上三方，早晚各服西药十四丸，午后服硫锅朱丸十二丸，日服药三次，皆煎汤剂送服，汤药一剂，可煎三次，以送此三次所服丸药。如此日日服药，月余，痫风可以除根。《内经》云，诸风掉眩，皆属于肝，肝经风火挟上冲，遂致脑髓神经，顿失所司，周身抽掣，知觉全无，赭石为铁养化合，中含铁质，既善平肝，而其降逆之力，又能协黑锅朱砂，以隧痰镇惊，此其所以效也。用白术酒曲者，调养脾胃，使之能受金石之药，犹白虎汤中之用粳米、硝石矾石散之送以大麦粥也。用沼药者，藉之以流通经络也，用西药臭剥诸药者因其皆能强制脑筋以治病，俾目前不至反复，而后得以分健胃利痰清火通络之药，以铲除其病根也。

（又方）硫化锅（即用硫炒化之锅）片、朱砂、芒硝各二两，砂生、白矾各六钱，全蜈蚣十条，共为细末，加炒熟山药细末（须用生山药为末，慢火焙熟）四两和药水丸桐子大，早晚空心时各服三钱，浓磨生铁锈水，煎汤送下服之月余亦可除根。在奉天时曾制此一料，治愈三人。又拙著《衷中参西录》五期第二卷，论中西之药宜相助为理，篇中亦曾论及此证，兄处会购去此书自披阅之可也。

（见《医界春秋》1928）

27. 三家磨刀水可治痫风

壬寅之岁，愚训蒙于邑之北境仁村外祖家，表弟刘瑞卿，有幼女森姐，年六岁，自三岁时，即患痫风。初数月一发，继所发渐密，后竟至一日数发，精神昏昏不醒。时愚治此病犹未有确实把握，为开治痫风药数味，俾用三家磨刀水煎药。盖三家磨刀水可以洗疮，方书原载有斯方，因思三为木数，铁为金属，三家磨刀水应可引药入肝，且可藉金气以制肝木之恣横也。乃磨水者将水磨好入罐中，而煎药者误以为药亦在内，遂但煎其水，历多时始煎成一茶杯，徐徐灌下，移时痫风熄止，精神渐生。翌晨见所取之药，犹在几上。始知昨所饮者但磨刀锈水，遂向愚告明，且问药还服否。此诚意外之事，愚闻之不胜欣喜，遂俾其每日但煎磨刀水饮之，约饮旬日，而痫风永除根矣。

（见《幸福报》1929）

28. 治下焦寒凉泄泻及五更泻方

下焦寒凉泄泻及五更泻者，皆系命门相火虚衰，确能补助相火之药，莫如硫黄，且莫如生硫黄，因其为石质之药，沉重下达，且不经水煮火炼，则其热力全也（硫黄无毒，其毒即其热，故可生用）。然愚向用硫黄治寒泻证，效者固多，间有服之，泻更甚者。因思本草，原谓其能使大便润，小便长，岂以其能润大便，即可作泄泻乎。后阅西人药性书，硫黄原列于轻泻药中，乃知其服后间作泻者，无足怪也。且其所谓轻泻者，与中说所谓大便润者，原相通也。于斯再用硫黄时，遂于石质药中，择一性温，且饶有收涩之力者佐之，即无斯弊。且但热下焦，而性不僭上，胜于但知用桂附者远矣。若于方中再少加辛香之品，引其温暖之力，以入奇经，更可治女子血海虚寒不孕。因其善补助下焦相火，用之屡奏效。且治女子因寒不孕，亦屡次奏效，遂名之为坎中丹。以坎虽属水，而其中有真阳也。爰录其方于下，以备医界采用。

坎中丹 治肾经虚寒，相火衰微，大便常作泄泻，或每日五更时泄泻，并治一切下焦虚寒之证，至女子血海虚寒不孕，用之亦有殊效。

硫黄纯黄色者研细一两，赤石脂研细一两，二末和匀，每服五分，食前服。一日服两次，不知则渐渐加多，以服后移时，微觉温暖为度。若治女子血海虚寒不孕者，宜于方中加炒熟小茴香末二钱。

（见《幸福报》1930）

29. 论吐血衄血之原因及治法（一）

生赭石一两轧细过罗，生怀山药一两，生地黄一两，生龙骨八钱捣碎，生牡蛎八钱捣碎，生杭芍三钱，旱三七细末二钱，分两次用头煎、二煎药汁送服，甘草二钱。

滋阴清降汤 治吐衄证，失血过多，阴分亏损，不能潜阳而作热，不能纳气而作喘，甚或冲气因虚上干，为呃逆、眩晕、咳嗽，心血因虚不能内荣，为怔忡惊悸不寐，脉象浮数，重按无力者。

生赭石八钱轧细过罗，生怀山药一两，净萸肉六钱，生龙骨六钱捣碎，生牡蛎六钱捣碎，生地黄八钱，生杭芍四钱，三七细末二钱（分两次用头煎、二煎药汤送服），甘草二钱，此方即三期吐衄门中清降汤，加龙骨、牡蛎、地黄、三七也。

保元清降汤治吐衄证，血脱气亦随脱，言语若不接续，动则作喘，脉象浮弦，重按无力者。

生赭石一两轧细过罗，野台参五钱，生怀山药八钱，净萸肉八钱，生地黄一两，生龙骨六钱捣碎，生牡蛎六钱捣碎，生杭芍四钱，旱三七细末二钱分两次用头煎、二煎药汤送服。此方曾载于三期吐衄门，而兹则略有加减也。

保元寒降汤治吐衄血脱，气亦随脱，喘促咳逆，心中烦热，其脉上盛下虚者。

生赭石一两轧细过罗，野台参五钱，生地黄一两，知母八钱，净萸肉八钱，生龙骨六钱捣碎，生牡蛎六钱捣碎，生杭芍四钱，旱三七细末二钱（分两次用头煎、二煎药汤送服），此方亦载于三吐衄门，而其分量略有变更也。

上所列诸方，用之与病因相当，大抵皆能奏效。然病机之呈露多端，病因即随之各异，临证既久，所治愈吐衄之验案，间有不用上列诸方者，今试举数案以明之。

奉天警务处长王莲波君夫人，患吐血证，来院诊治，其脉微数，按之不实，其吐血之先，必连声咳嗽，咳嗽剧时，即继之以吐血。因思此证，若先治愈其咳嗽，其吐血当自愈，遂用川贝八钱，煎取清汤四盅，调入生怀山药细末一两，煮作粥，分数次服之，一日连进二剂，咳嗽顿止，以后日进一剂，嗽愈吐血亦愈。隔旬日夜中梦被人凌虐过甚，遂于梦中哭醒，病骤反复，因知其肝气必遏郁也，治以调肝养肝，兼镇肝之药数剂无效。且夜中若做梦恼怒，其日吐血必剧，精思再四，恍悟平肝之药，以桂为最要。单用之则失于热，降胃之药，以大黄为最要，单用之则失于寒。若二药并用，则寒热相济，性归和平，降胃平肝兼顾无遗，必能奏效。遂用大黄、肉桂细末各一钱和匀，更用生赭石细末八

钱，煎汤送服。从此吐血遂愈，恶梦亦不复作矣。（未完）

30. 论吐血衄血之原因及治法（二）

继又有济南金姓少年，寓居奉天，其人素强壮，骤得吐血证，其脉左右皆有力，遂变通右用之方。用生赭石细末六钱，与大黄、肉桂细末各一钱和匀，开水送服，其病立愈。后因用此方屡次见效，遂将此方登于三期《衷中参西录》，名之为秘红丹。

又治沧州城东路庄子马氏妇，咳血三年不愈，即延治治愈，旋又反复。后愚诊视，其夜间多汗，遂先用生龙骨、生牡蛎、净萸肉各一两，以止其汗，连服两剂，汗止而咳血亦愈，自此永不反复。继有表弟张印权，出外新归，言患吐血证，初则旬日或浃晨，吐血数口，浸至每日必吐，屡治无效。其脉近和平，微有芤象，亦治以此方，三剂痊愈。后将此方传于同邑医友赵景山、张康亭，皆以之治愈咳血吐血之久不愈者。后又将其方煎汤，送服三七细末二钱，则奏效尤捷。因名其方为补络补管汤，登于三期吐衄门中。盖咳血者多因肺中络破，吐血者多因胃中血管破，其破裂之处，若久不愈，咳血吐血之证亦必不愈。龙骨、牡蛎、萸肉，皆善敛补其破裂之处。三七又善化瘀生新，使其破裂之处速愈，是以愈后不再反复也。若服药后血仍不止者，可加生赭石细末同煎服。又治旧沧州北关赵姓，年过四旬，患吐血证，其证从前治愈，屡次反复，已历三年，有一年重于一年之势。其脉濡而迟，息气虚弱，常觉息气不能上达，且少腹间时觉有气下坠，此胸中宗气（亦名大气）下陷也。《内经》谓宗气积于胸中，以贯心脉，而行呼吸，是宗气不但能统摄气分，并能主宰血分，因其下陷，则血分失其统摄，所以妄行也。遂投以拙拟升陷汤（方在三期第四卷，系生箭芪六钱，知母四钱，桔梗、柴胡各钱半，升麻一钱），加生龙骨、牡蛎各六钱，服两剂后，气息即顺。少腹亦不下坠，遂将升麻减去，加生怀山药一两，又服数剂。其吐血证自此除根。按吐血证最忌黄芪、升柴、桔梗诸药，恐其能助气上升，血亦随之上升也。因确知病系宗气下陷，是以敢放胆用之。然必佐以龙骨、牡蛎，以固血之本源，始无血随气升之虞也。吐衄之证，因宗气下陷者极少，愚临证四十余年，仅遇赵姓一人，再四斟酌，投以升陷汤加龙骨、牡蛎治愈，自此方实不可轻试也。言近在津沽，有南门外张姓，年过三旬，患吐血证，医者方中有柴胡二钱，服后遂大吐不止，仓猝迎愚诊视，其脉弦长有力，心中发热，知系胃气因热不降也。所携药囊中，有生赭石细末一两，俾急用水送服强半，候约二十八分钟，觉心中和平，又送服其余，其血顿止，继用平胃寒降汤调之痊愈。是知同一吐血证也，有时用柴胡而愈，有时用柴胡几至误人性命，审证时可不细心哉。至于妇女倒经之证，每至行经之期，其血不下行而上逆作吐衄者，宜治以四物汤，去川芎，加怀牛膝、生赭石细末。

31. 论吐血衄血之原因及治法（三）

先期连服数剂可愈，然其证亦间有因气陷者，临证时又宜细察。曾治一室女吐血，及一少妇衄血，皆系倒行经证。其脉皆微弱无力，气短不足以息，少腹时有气下坠，皆投以升陷汤，先期连服数日痊愈。总之吐衄之证，大抵皆因热而气逆，其因凉气逆者极少。即兼冲气肝气冲逆，亦皆挟热，至因气陷致吐衄者，不过千中之一二耳。

或问：吐血、衄血二证，方书多分治，吐血显然出于胃，为胃气上逆无疑。今遵《内经》阳明厥逆衄、呕血一语，二证皆统论论之。所用之方，无少差别，《内经》之言，果信而有征乎？答曰：愚生平研究医学，必有确实征验，然后笔之于书，即对于《内经》亦未敢轻信。犹忆少年时在外祖家，有表兄刘庆甫，年弱冠时，患衄血证，始则数日一衄，继则每日必衄，百药不效，适其比邻有少年病痨瘵者，当与同坐闲话，一日正在衄血之际，忽闻哭声，知痨瘵才已死，陡然惊惧寒战，其衄顿止，从此不再反复。夫恐则气下，《内经》原有明文，其理实为人所其知，因惊惧气下而衄止，其衄血之时，因气逆可知矣。盖吐血与衄血，病状不同，而其病因则同也，治之者何事过为区别乎。

或问：方书治吐衄之方甚多，今详论吐衄治法，方皆自拟，岂治吐衄成方皆无可取乎？答曰：非也。《金匮》

治吐衄有泻心汤。其方以大黄为主，直入阳明以降胃气，佐以黄芩以清肺金之热，俾其清肃之气下行，以助阳明之降力。黄连以清心火之热，俾其亢阳默化潜伏，以保少阴之真液，是泻之适所以补之也。

凡因热气逆吐衄者，至极危险之时，用之皆可立止。血止以后，然后细审其病因，徐为调补未晚也。然因方中重用大黄，吐衄者皆不敢轻服，则良方竟见埋没矣。不知大黄与黄连并用，但能降胃，不能通肠，虽吐衄至身形极虚，服后断无泄泻下脱之弊。乃素遇吐衄证，曾开此方两次，病家皆不敢服，遂不得已别拟平胃寒降汤代之，此所以委曲以行其救人之术也。

又《金匮》有柏叶汤方，为治因寒气逆以致吐血者之良方也。故其方中用干姜、艾叶以暖胃，用马通汁以降胃，然又恐姜、艾之辛热，宜于脾胃，不宜于肝胆，恐服药之后，肝胆中所寄之相火妄动，故又用柏叶之善于镇肝，且善于凉肝者（柏树之杪向西北得金水之气，故善镇肝、凉肝）以辅之。此所谓有节制之师，先自立于不败之地，而后可克敌制胜也。至后世薛立斋谓因寒吐血者，宜治以理中汤加当归，但知暖胃，不知降胃，并不知镇肝凉肝，其方远逊于柏叶汤矣。然此时富贵之家，喜服西药，恒讥中药为不洁，若杂以马通汁，将益嫌其不洁矣，是以愚另拟健胃温降汤以代之也。

近时医者治吐衄，喜用济生犀角地黄汤，然其方原治伤寒胃火热盛，以致吐血衄血之方，无外感而吐衄者，用之未免失于寒凉，其血因而寒凉骤止，转成血痹虚劳之病。至愚治寒温吐衄者，亦偶用其方，然必以其方煎汤，送服三七细末二钱，始不至血瘀为恙。若其脉左右皆洪实者，又宜加羚羊角二钱，以泻肝胆之热，则血始能止。惟二角近时其价甚昂，伪者颇多，且其价又日贵一日，实非普济群生之方也。（未完）

32. 论吐血衄血之原因及治法（四）

至葛可久之十灰散，经陈修园为之疏解，治吐衄者亦多用之。夫以药炭止血，原为吐衄者所甚忌，犹幸其杂有大黄炭（方下注灰存性即是炭），其下降开瘀之力犹存，为差强人意耳。其方遇吐衄之轻者，或亦能奏效，而愚于其方，实尝一用也。至于治吐衄便方，有用其吐衄之血，煅作炭服者，有用发髲（即剃下之短发）煅作炭服者，此二种炭，皆有化瘀生新之力，而又善止血，胜于诸药之炭，但能止血，而不能化瘀血以生新血者远矣。

又方书有谓血脱者当先益其气，宜治以独参汤。然血脱须有分别，若其血自二便下脱，其脉且微弱无力者，独参汤原可用，若血因衄而脱者，纵脉象微弱，亦不宜用。夫人身之阴阳，原相维系，即人身之气血相继系也，吐血衄者，因阴血亏损，维系无力。原有孤阳浮越之虞，而复用独参汤以助其浮越。不但其气易上奔（喻嘉言谓气虚欲脱者，但服人参转令气高不返），血亦将随之上奔，而复吐衄矣，是以拙拟治吐衄方中，凡用参者，必重用赭石辅之，使其力下达也。

寻常服食之物，亦有善止血者，鲜藕汁、鲜莱菔汁是也。曾见有吐衄不止者，用鲜藕自然汁一大盅温饮之（勿令熟），或鲜莱菔自然汁一大盅温饮之，或二汁相并饮之，皆可奏效。

又堂兄赞宸，年五旬，得吐血证，延医治不效，脉象滑动，按之不实，时愚年少，不敢轻于疏方，遂用鲜藕、鲜白茅根各四两，切碎煎汤两大碗，徐徐当茶饮之，数日痊愈。自言未饮此汤时，心若虚悬无着，既饮之后，若以手按心，还其本位，何其神妙如是哉。隔数日又有邻村刘姓少年，患吐血证，其脉象有力，心中发热，遂于前方中加鲜小蓟根四两，如前煮汤饮之亦愈。因名前方为二鲜饮，后方为三鲜饮，皆登于三期吐衄门中。按小蓟名刺蓟，俗名刺尔菜，一名青青菜，嫩时可以作羹，其叶长微有绒毛，叶边多刺，茎高尺许，开花紫而微蓝，伏若小绒球。津沽药房皆以之为大蓟，实属差误。至大蓟，盐邑药房中所鬻者，在本地名曲曲菜，状若蒲公英，而叶微绉，嫩时可生啖，味微苦，茎高于小蓟数倍，开黄花，亦如蒲公英，津沽药房转以此为小蓟，即以形象较之，亦可知其差误。曾采其鲜者用之，治吐衄亦有效，然不如小蓟之效验异常耳。后游汉皋，见有状类小蓟，而其茎叶皆大于小蓟一倍，疑此系真大蓟，未暇采用，后门生高如璧在丹徒亦曾见此，采其鲜者以治吐衄极效。向愚述之，亦拟是真大蓟。若此为真大蓟，则叶如蒲公英而微皱者，非大蓟矣。然此实犹在悬，揣未定之中，今登诸报端，深望医界博物君子，能辨别大蓟之真伪者，详为指示也。又按凡大小蓟须皆用鲜者，若取其自然汁代开水饮之更佳。至药房中之干者，用之实无甚效验。

近在沽津治吐衄，又恒有中西药并用之时，因各大工厂中，皆有专医，若外医开方，煎服汤药不便，恒予以生赭石细末一两，均分作三包，又用醋酸铅十分瓦之二，分加于三包之中，为一日之量，每服一包，开水送下。若脉象有力，心中发热者，又恒于每包之中，加芒硝六七分，以泻心经之热，速服两三日，大抵皆能治愈。

至于咳血之证，上所录医案中，间或连带论及，实非专为咳血发也，因咳血原出于肺，其详细治法，皆载于五期《医学衷中参西录》论肺病治法中，兹不赘。(完)

(以上四篇见《幸福报》1930)

33. 论治吐血衄血不可但用凉药及药炭强止其血

尝思治吐血衄血者，止其吐衄非难，止其吐衄而不使转生他病，是为难耳。盖凡吐衄之血，无论其为虚为实、为凉(此证间有凉者)、为热，约皆胃气上逆(《内经》谓阳明厥逆衄呕血)，或胃气上逆更兼冲气上冲，以至血不归经，由吐衄而出也。治之者或以为血热妄行，而投以极凉之品，或以为黑能胜红，而投以药炒之炭。如此治法，原不难随手奏效，使血立止。迨血止之后，初则有似发闷，继则饮食减少，继则发热劳嗽。此无他，当其胃气上逆，冲气上冲之时，排挤其血，离经妄行，其上焦中焦血管，尽为血液冲塞，而骤以凉药及药炭止之，则血管充塞之血，强半凝结其中，而不能流通，此所以血止之后，始则发闷减食，总则发热劳嗽也。此时若遇明医者，知其为血痹虚劳，而急投以金匮血痺虚劳门之大黄䗪虫丸。或陈大夫所传仲景之百劳丸，以消除瘀血为主，而以补助气血之药辅之，犹可救十中之三四，然治此等证，而能如此用药者，愚生平实不多见也。至见其发闷，而投以理气之药，见其食少，而投以健胃之药，见其发热劳嗽，而投以滋阴补肺之药，如此治法，百中实难愈一矣。而溯厥由来，何莫非但知用凉药及用药炭者，阶之厉乎。然凉药亦非不可用也，试观仲景泻心汤，为治吐血衄血之主方，用黄连黄芩以清热，而必倍大黄（原方连、芩各一两，大黄二两）以降胃破血，则上焦、中焦血管之血，不受排挤，不患凝结，是以芩、连虽凉可用也。至于药炭亦有可用者，如葛可久之十灰散，其中亦有大黄，且又烧之存性，不至过烧为灰，止血之中，仍寓降胃破血之意，此其差强人意耳。愚临证四十余年，泻心汤固常用之，而于十灰散实未尝一用也，然尝仿十灰散之意，独用血余，煅之存性（将剃下短发洗净，锅炒至融化，晾冷轧细过罗用之，本经发炭，即靠头皮之发）用之以治吐衄，既善止血，又能化瘀血，生新血，胜于石灰散远矣。

至于金匮之方，虽宜遵用，亦不妨遵古方之义，而为之变通，如泻心汤方。若畏大黄之力稍猛，可去大黄，加三七以化瘀血，赭石以降胃镇冲（方用黄芩、黄连各三钱，赭石六钱，煎汤送服三七细末二钱。若不用黄连，而用瓜蒌仁六钱代之更佳。盖黄连有涩性，终不若蒌仁能开荡胸膈，清热降胃，即以引血下行也）。若用大黄䗪虫丸，而畏水蛭、干漆之性甚烈（水蛭性原不烈，观拙著《中西药物学讲义》自知）。可仿其意，用生怀山药二两，山楂一两，煎汤数茶杯，调以蔗糖，令其适口，为一日之量，徐徐温饮下（此方以之代茶）。若不足一日所用，可煎数次取汁，每次皆调以蔗糖。然后次所煎之汁渐稀，所调蔗糖亦宜渐少，和平之品，久服无弊。虽程功以渐，日计不足，月计自有余也。

或问济生犀角地黄汤，今之治吐衄者，奉为不祧之良方，其方原纯系凉药，将毋亦不可用乎？答曰：犀角地黄汤，原治伤寒温病，热入阳明之府，其胃气因热上逆，血亦随之上逆，不得不重用凉药，以清胃府之热，此治外感中吐衄之方，非治内伤吐衄之方也。然犀角之性，原能降胃，地黄之性，亦能逐痹（《本经》谓逐血痹，然必生地黄作丸药服之，能有斯效。煎汤服则力减，若制为熟地，则逐痹之力全无）。若吐衄之证，胃府有实热者，亦不妨暂用。迨血止之后，又宜急服活血化瘀之药数剂，以善其后（凡治吐衄者，无论所服何药，血止后皆当服活血化瘀之药数剂）。至愚用此方时则仿陶节庵加当归、红花之意，将药煎汤，送服三七细末二钱，究之凉药非不可用，然不可单用凉药，而不知所以驾驭之耳。

上所论吐衄治法，不过其约略耳，至于咳血之治法，又与此不同。

《医学衷中参西录》第二卷，论吐血衄血及咳血之治法甚详，宜与此参观。

（见《三三医报》1925）

34. 论肝病治法

肝为厥阴，中见少阳，且有相火寄于其中，故《内经》名为将军之官，以其性刚也。为其性至刚，当有病时恒侮其所胜，以致脾胃受病，而有腹满疼痛泄泻种种诸证，因此方书遂有平肝之说。胃平肝即所以扶脾，若遇肝气横恣者，或可暂用，而究不可长用。因肝应春令，为气第生发之始，过平之是人身之气化，必有所伤损也。有谓肝于五行属木，木性原喜条达，所以治肝之法，当以散为补，散者即升发条达之也。然升散常用，实能伤气耗血，且又暗涸肾水，以损肝本之根也。有谓肝恶燥喜润，燥则肝火肝气妄动，润则肝火肝气宁静，然润药屡用，实于脾胃有碍，其法亦可暂用，而不可长用也。《内经》谓厥阴不治，求之阳明，《金匮》谓知肝之病，当先实脾。先圣后圣，其揆如一，此诚为治肝者之不二法门也。惜自汉唐以还，未有发明其理者，至黄坤载深明其理，谓肝气宜升，胆火宜降，然非脾气之上行，则肝气不升，非胃气之下行则胆火不降。旨哉此言，诚窥《内经》、《金匮》之精奥矣。由是观之，欲治肝者，原当升脾降胃，培养中宫，俾中宫气化敦厚，以听肝木之自理，即有时少用理肝之药，亦不过为辅佐之品耳。所以然者，五行之土原能包括金木水火四行，脾胃属土其气化之敷布，亦能包括金木水火诸脏。所以脾气上行，则肝气自随之上升也，胃气下行则胆火自随之下降也。《内经》论厥阴治法，有调其中气，使之和平之语，所谓中气者，即指脾胃而言也。所谓调其中气使之和平者，言调和脾胃之气，即能使厥阴肝经之气自归于和平也。至仲景著《伤寒论》，深悟《内经》之旨，其厥阴治法，有吴茱萸汤。由厥阴而推之少阳治法，有小柴胡汤，二方中之人参、甘草、半夏、生姜、大枣皆调和脾胃之药也。且小柴胡汤以柴胡为主药，而《本经》谓其主肠胃中结气，饮食积聚，寒热邪气，推陈致新。细绎本经之文，则柴胡实亦为阳明胃府之药，而兼治少阳耳。医者欲治肝胆之病，盍弗祖《内经》而师仲景哉。

独是肝之为病，不但不利于脾胃也，举凡惊痫癫狂脑充血（中法名为绝巅疾）诸证。西人所谓脑气筋病者，皆由肝经失和而致之。盖脑气筋，亦名脑髓神经，发源于肾，而分派于督脉，原系淡灰色之细筋，肝原主筋，肝又为肾行气，故脑气筋之病，实与肝脏有至切之关系也。治此等证者，当取五行金能制木之理，而多用五金之品以镇之。如铁锈、铅灰、金银箔、赭石（赭石系铁养化合）之类，而佐以清肝润肝之品，若羚羊角、青黛、芍药、龙胆草、牛膝（味酸入肝善引肝血下行，为治脑充血之要药，然须多用至两许方见奇效）诸药，俾肝经风定火熄，而脑气筋亦自能循其常度，不致有种种诸病矣。又有至要之证，其病因不尽在肝，而急则治标，宜先注意于肝者，元气之虚而欲上脱者是也。其症状多大汗不止，或少止复汗，而有寒热往来之象，或危极至于戴眼，或无汗而心中摇摇须人按住，或兼喘促，此时惟宜重用敛肝之品，使肝不疏泄，即能杜塞元气上脱之路。迨至汗止怔忡喘促暂愈，而后徐图他治，宜重用山茱萸净肉至二两（《本经》山茱萸主治寒热，即指此证）。

敛肝即以补肝，而以人参、赭石、龙骨、牡蛎诸药辅之。拙著《衷中参西录》来复汤后，载有本此法挽回垂绝之证数案，可参阅也。究之肝胆之为用，实能与脾胃相助为理，因五行之理，木能侮土，木亦能疏土也。曾治有饮食不能消化，服健脾暖胃之药百剂无效，诊其左关太弱，知系肝阳不振，投以黄芪一两，桂枝尖三钱，数剂而愈。又治黄疸证不能饮食，亦诊其左关特弱，俾重用黄芪煎汤送服金匮硝石矾石散而愈，是其明征也。且胆汁入于小肠，能助小肠消化食物，此亦木能疏土之理。盖小肠虽属火，而实与胃腑一体相连，故亦当以土论也，拙见如此，质诸四方同志诸大雅，以为然否。

（见《幸福报》1931）

35. 论肺病治法

肺病西人名为都比迦力，谓肺体生有坚粒如沙，久则溃烂相连，即东人所谓肺结核也，亦即方书所谓肺痈也。肺痈之症，即至咳吐脓血（西法谓肺病至三期）。在中法仍然可治，而西人诿为不治者。因西人治病，但知治标，不知治本，本源未清，是以标终不治也。愚临证四十余年，治愈肺病甚夥，西人诿为不治者，亦恒随手奏效。此无他，亦惟详审病因，而务为采本穷源之治法耳。故今者论治肺病，不以西人之三期立论，而以病因立论，爰细列其条目于下。

肺病之因：有内伤外感之殊，然无论内伤外感，大抵皆有发热之证。而后酿成肺病。诚以肺为娇脏，且属金，最畏火刑故也。有如肺主皮毛，外感风邪，有时自皮毛袭入肺脏，阻塞其气化，暗生内热，而皮毛为风邪所束，不能由毛孔排出炭气，则肺中不但生热，而且酿毒。肺病即由此起点，其初起之时，或时时咳嗽，吐痰多有水泡，或周身多有疼处，或舌有白苔，或时觉心中发热，其脉象恒浮而有力，可先用西药阿斯匹林瓦许，白糖冲水送下。俾周身得汗，继用玄参、花粉各五钱，金银花、浙贝各三钱，煎汤送服甘草细末一钱半，至煎渣时再送服甘草细一钱，再每日用阿斯匹林一瓦，分三次服，勿令出汗。此三次中或一次微似有汗者亦佳。如此服数日，热不退者，可于汤药中加生石膏七八钱。若不用石膏，或用汤药送服西药安知歇貌林半瓦亦可。若此时不治，病浸加剧，吐痰色白而黏，或带腥臭，此时亦可先用阿斯匹林汗之，然恐其身体虚弱，不可发大汗，宜用生怀山药细末一两，或七八钱，煮作茶汤送服阿斯匹林半瓦。俾服后微似有汗，即可仍用前汤药送服粉甘草细末、三七细末各八分，煎渣时并服二药如前，仍用阿斯匹林三分瓦之一（合中量八厘八毫），白糖冲送下，或用生怀山药细末四五钱，煎茶汤送下，日两次。其嗽不止者，可用山药煮茶汤送服川贝细末三钱，凡用由山药茶汤，欲其适口，皆可以白糖调之，或用西药阿苏四瓦，薄荷冰一瓦，以等量之绿豆粉（用干者与二药等量），为丸桐子大，每服二丸，日再服。或用西人成药康素，服法详其发票上。若当此不治，以后病浸加剧，时时咳吐脓血。此肺病已至三期，非寻常药饵所能疗矣。必兼用中药极贵重之品，若徐灵胎所谓用清凉之药以清其火，滋肺之药以养其血，滑降之药以祛其痰，芳香之药以通其气，更以珠黄之药解其毒，金石之药填其空，兼数法而行之，屡试必效。又愚在籍时，有孝廉曾钧堂先生精医术，尝告愚曰：治肺痈惟林屋山人犀黄丸最效。余用之屡次，皆随手奏功。后至奉天，遇肺病咳吐脓血者，俾于服汤药之外，兼服犀黄丸，果如曾君所言，效验非常。《衷中参西录》第二卷，清凉华盖饮下，有案可参观，至于所服汤药，且仍用前方，加牛蒡子数钱以泻其脓，鲜小蓟根数钱以止其血。

有外感伏邪伏于膈膜之下，久而入胃，又久而化热，上熏肺脏，以致成肺病者，其咳嗽痰，始则稠黏，继则腥臭，其舌苔或白而微黄，其心中燥热，头目昏眩，其象滑实，多右胜于左，宜用生石膏一两，玄参、花粉、怀山药各六钱，知母、牛蒡各三钱，煎汤送服。甘草、三七细末如前，再用阿斯匹林为分瓦之一，白糖水送服，日两次。苟其热不退者，石膏可以加重。曾治奉天大西边门南徐姓叟肺病，其脉弦长有力，迥异寻常，每剂药中，用生石膏四两，连服数剂。脉始柔和，由是观之药以胜病为主，其分量之轻重，不可预为限量也。若已咳吐脓血者，亦宜于服汤药之外兼服犀黄丸。

至于肺病由于内伤，亦非一致。有因脾胃伤损，饮食减少，土虚不能生金，而致成肺病者。盖脾胃虚损之人，多因肝木横恣，侮克脾土，致胃中饮食，不化精液，转多化痰涎，溢于膈上黏滞肺叶作咳嗽。嗽久则伤肺，此定理也。且饮食少则虚热易生，肝中所寄之相火，因肝木横恣，更挟虚热而刑肺，于是上焦时觉烦热，吐痰始则黏滞，续且腥臭，胁下时或作疼，其脉弦而有力，或弦而且数，重按不实。方用生怀山药一两，龙眼肉、玄参各六钱，生杭菊、柏子仁、沙参各四钱，金花、甘草各三钱，煎汤送服。早三七细末，西药百布圣各一钱，汤药煎渣时，亦如此送服。若至咳吐脓血，亦宜服此药外兼服犀黄丸，或因服犀黄丸减去三七亦可，至百布圣则不可减去，以其大有脾胃消化之力也。

有因肾阴亏损，而致成肺病者。盖肾与肺为子母之脏，子虚必吸母之气化以自救，肺之气化即暗耗，且肾为水脏，水虚不能镇火。火必妄动而刑金，其人日晚潮热，咳嗽懒食。或干咳无痰，或吐痰腥臭，或兼喘促，其脉细数无力。方用生怀山药一两，甘枸杞、龙眼肉各六钱，玄参、沙参各四钱，金银、川贝各三钱，煎汤送服甘草、三七细末如前。若咳吐脓血者，亦宜兼服犀黄丸，至于犀黄丸制法服法，详王洪绪《证治全生集》中，《医学衷中参西录》亦载之。若服药后脉之数者不能渐缓，亦可兼服阿斯匹林日两次，每次三分瓦之一。盖阿斯匹林之性，善解肺结核之毒，又善退热，无论实热、虚热用之皆有效。然实热服之汗出则热退，故可服之至一瓦。若虚热不宜出汗，但可解肌，服后或无汗，或微似有汗，方能退热，使脉之数者渐缓，故一瓦必须作三次服。若其人多汗者，无论实热虚热，皆分毫不宜服。若其人每日出汗者，无论其病因为内伤外感，所服汤药中，皆宜加生龙骨、生牡蛎、净萸肉各数钱，或研服朱砂六七分许，亦可止汗。至于西人治肺病，无论其内伤外感，虚热实热，皆喜用阿斯匹林以发其汗，即其人每日自汗，亦有仍用阿斯匹林者，此诚令人不解也。肺病有其人素患吐血、衄血，阴血伤损，多生内热，或医者用药失宜，强止其血，俾血瘀经络，亦久而生热，以致成肺病者。其人必心中发闷发热，或有疼时，廉于饮食，咳嗽短气，吐痰腥臭，其脉弦硬，或弦而兼数。方用生怀山药一两，玄参、龙眼肉各五钱，当归、丹参、乳香、没药、柏子仁、生桃仁（桃仁无毒，宜带皮生用，杏仁断不可带皮生用，取药时宜审辨）各三钱，煎汤送服，旱三七细末，樗鸡细末（俗名红娘子）各一钱，煎渣时亦如此送服。若咳吐脓血者，亦宜于服汤药之外，兼服犀黄丸。肺病之治法，其大略如此，至于通变化裁，息息与病机相赴，尤在临证者之随时制宜也。

或问西人谓肺病，系杆形之毒菌传染。故治肺病以消除毒菌为要务，又谓呼吸之空气不新鲜亦可成肺病。故患此病者，宜先移居新鲜空气之中，则其病易愈。今皆示言及，其说岂尽无稽乎。答曰：西人之说，原有可取，然数十人同居一处。独有一人病肺，其余数十皆不病，且日与病肺者居，当传染矣。乃偶有一二人传染，其余数十人皆不传染，此又作何解也。古人云：木必先腐也，而后虫生之。推之于人，何莫不然。为其人先有此病因，而后其病乃乘隙而入。愚惟嫌西人之说肤浅，故作深一层论法，更研究深一层治法，且以西人之说，皆印于人人脑中，无烦愚之代为表白也。且上所用之药若西药之几阿苏、薄荷冰、阿斯匹林，原可消除毒菌。如中药之朱砂及犀黄丸，亦皆善消毒之药。愚非于西人之论，概无所取也。特是临证疏方，医者之职，而甄别药材之真伪，及其配制适宜，医者亦当留心，如犀黄丸之中麝香、牛黄，皆极珍重之品。若委之坊间配制，或分量不足，或成色差池，服之即难奏效。又如粉甘草细末，非贵重之品也，然此药最难为细末，坊间轧之不细，恒用火炮焦轧之，即用之无效。诚以用甘草以治肺病，宜生用不宜熟用，即煮熟服之，效验且减，况炮焦服之乎。凡我同人，用上载之方者，尚其细心检点哉。愚所撰肺病治法甫成，法库门生万泽东适至，阅之曰：此论善则善矣，然《衷中参西录》中清金益气汤与清金解毒汤，何以不载？答曰：余在奉数年，知奉人气体多壮实，上焦多发热，此水土之关系，服药恒不宜用。泽东曰：学生于肺病久不愈，经医多用清热降气利痰之药，致脉象虚弱者，投以清金益气汤。其吐痰兼腥臭者，投以清金解毒汤，多可随手奏效。此二方仍不可缺与。愚闻之，自知疏忽。爰录二方于下，以备治肺病者之采用。

清金益气汤。治虚羸少气，劳热咳嗽，肺痿失音，频吐痰涎，一切肺金虚损之病。

方用生地黄五钱，生黄芪、知母、粉甘草、玄参、沙参、牛蒡子各三钱，川贝母二钱。

清金解毒汤。治肺脏损烂，或肺结核，咳吐脓血，脉象虚弱无力者。

方用生明乳香，生明没药，粉甘草、生黄芪、玄参、沙参、贝母、知母、牛蒡子各三钱，煎汤送服三七细末二钱。

（见《幸福报》1930）

36. 治肺病便方

肺病虽不易治，然其病究非不能治。余曾撰有论肺病治法，共计五千言，中西之药并用，虽至三期，亦可治愈。其论载于拙著《医学衷中参西录》五期，兹报限于篇幅，不能登载。然有治肺病便方，亦系自拟。屡次用之奏效，特详录之，以公诸医界。方用鲜小蓟根两许，洗净剉碎，煮四五沸，取汤一大杯，以送之。服生甘草细末钱半，每日服两次，肺病初得者旬日即愈。若至二期、三期，久久服之，亦可见效。按大小蓟原为北方土产，是以北京名蓟门，以遍地皆长大小蓟也。而药方中，皆误以大蓟为小蓟，其故何也？盖大蓟出茎晚，小蓟出茎早，当小蓟出茎，大蓟未出茎时，小蓟原大于大蓟，此其致误之由也。大蓟状若蒲公英，因其叶皱（苏颂原谓大蓟叶皱）俗呼为曲曲菜，仲春坐苗，至六七日始出茎，高三四尺，开花黄色，亦如蒲公英，嫩时可以生啖，小蓟亦仲春生苗，遂即出茎，其叶皆在茎上，高尺余，开花若小绒球，其色紫而微蓝，因其叶上多细刺，俗呼为刺尔菜，亦呼为青青菜。苏颂谓小蓟花青紫，亦名青刺蓟。古籍原辨别精详，何后世不细察也。二蓟根叶，皆可作药用，而小蓟则用叶不如用根。

（见《卫生报》1928）

37. 总论喘证治法

俗语云：喘无善证，诚以喘证无论内伤外感，皆为紧要之证也。然欲究喘之病，因当先明呼吸之枢机何脏司之。喉为气管，内通于肺，人之所共知也。而吸气之人实不仅入肺，并能入心、入肝、入冲任以及于肾，何以言之？气管之正支入肺，其分支实下通于心，更透膈下通于肝（观肺心且一系相连可知）。由肝而下更与冲任相连，以通于肾，籍曰：不然何以妇人之妊子者，母呼而子亦呼，母吸而子亦吸，且呼吸之气若不由气管分支通于心肝下及于冲任与肾，何以子之脐带其根蒂结于冲任之间，能以脐承母呼吸之气而随母呼吸乎，是知肺者发动呼吸之机关也。喘之为病，“本经”名为吐吸，因吸入之气内不能容而速吐出也。其不能容纳之故，有由肺者，有由于肝肾者，试先以由于肝肾者论之。

肾主闭藏，亦主翕纳，原所以统摄下焦之气化，兼翕纳呼吸之气，使之息息归根也。有时肾虚不能统摄其气化，膨胀于冲任之间，转挟冲气上冲而为肾行气之肝木（方书谓肝行肾之气），至此不能疏通肾气下行，亦转随之上冲，是以吸入之气不受下焦之翕纳而转受下焦之冲激，此乃喘之所由来。方书所谓肾虚不纳气也，宜治以滋補肝肾之品，若熟地黄、生山药、山萸肉、枸杞、柏子仁之类；而以敛气、降气、消气，若龙骨、牡蛎、赭石、硫化铅、苏子、铁锈之类佐之；若气虚者更宜佐以参（无好人参可用野台参代之），然用人参必须多用赭石，始能引人参之力下行。又宜佐以玄参、天冬诸药，以解有参之热，即不用参而上焦有热者，亦宜加以凉润之药。

有元阳浮越不能归根，心中烦躁而微喘者，其证从得之大病之后，调摄失慎或下元虚惫，又加暴怒，当于滋阴药中加附子、白芍、人参、赭石，或再加龙骨、牡蛎。若喘而汗出者，此有将脱之势，尤宜重用山萸肉，导引其元阳归根，则喘自定矣。

至喘之由于肺者，因肺病不能容纳吸入之气，其证原有内伤外感之殊，而上所论之喘皆係内伤，试先论肺不纳气之由于内伤者。一翕一辟呼吸自然之机关，至问其所以能呼吸者，固赖胸中大气（亦名宗气），为之斡旋，又赖肺叶翕辟之活泼也。乃有时肺脏受病，肺叶之翕辟活泼者变为易翕难辟而成紧缩之性，暑热之时其紧缩稍缓，犹可不喘，一经寒凉则喘立作矣。此肺劳之证多发寒凉之时也，宜用生怀山药轧细，每用两许煮作粥，调以白蔗糖送服西药白布圣七八分，盖肺药紧缩者，以其中津液减少血脉凝滞也。有山药、蔗糖以润之（山药含蛋白质甚多，故善润），百布圣以化之（百布圣为吃乳小猪、小牛胃液制成，故善化），久当自愈。其人顽痰过盛者，可再用蓬砂细末三分与百布圣同送服。若外治，灸其肺腧穴，亦有效，可与内治之方并用。

有痰填胸臆，更渍于肺中而作喘者，古人恒用葶苈大枣泻肺汤或十枣汤下之，此乃治标之方，究非探本穷源之治也。拙拟有理痰汤，载于《衷中参西录》第三卷（方系生芡实一两，清半夏四钱，黑脂麻三钱，柏子仁、生杭芍、茯苓、广陈皮各二钱）。连服十余剂，则此证之标本皆清矣。至方中之义详载于《衷中参西录》，兹不复赘。若其填塞胸中者不为痰而为饮，且为寒饮者（饮有寒热，热饮脉滑，其人多有神经病；寒饮脉弦，概言饮为寒者非是），其人或有时喘，有时不喘，可治以金匮苓桂术甘汤。若服后病不瘥，脉仍弦细者，可再加干姜三钱，柴、朴、陈皮各钱半，俾其药之热力能胜其寒，则饮自化而下行矣。

又有其人上焦之气分、阳分皆极虚损，致寒饮充满于胸中，而作喘者，当用前方，而重加黄芪治之。壬戌之秋，台湾医士严坤荣为其友询方，系寒饮结胸。二十七八年时发大喘，百药无效。仆为拟方用生黄芪一两，干姜八钱，于术四钱，桂枝、尖茯苓片、炙甘草各三钱，厚朴、陈皮各二钱，煎汤服。方中所以重用黄芪者取其能补助胸中大气，大气壮旺自能运化痰饮，仲景所谓大气一转，其结乃散也。后月余接严坤荣来函，言按方服十余剂，病竟脱然除根矣。上所论者其致喘之病因不同，然皆属内伤也。至外感之喘证亦多不同，大抵皆为胸肺之病，而其中之最紧要者其为伤寒论小青龙汤所主之喘证乎。盖小青龙汤所主之证乃外感邪与之胸中痰饮互相胶漆也，其证不必皆喘，而以喘者为最险，治之不能如法，往往不起，惟投以小青龙汤，则随手奏效。然用小青龙汤时须知有变通也。

按用小青龙汤定例喘者，去麻黄，加杏仁。而鄙人临证四十余年，用此汤治外感喘证不知凡几，知必加生石膏始效(石膏必生用，煅用则害人)。又按小青龙加石膏，金匮治肺胀咳而上气烦躁而喘，脉浮者之方与越婢加半夏汤所主之。咳而上气此为肺胀，其人喘目如脱状，脉浮大者之证无甚差池，而越婢加半夏汤中石膏用半斤，折今之二两四钱三分之，得八钱小青龙加石膏汤中，石膏止用二两，为今之六钱三分之，得二钱，其分量原有差谬可知，况其方中若桂枝、干姜、细辛又为越婢汤中所无，用其方者更宜较越婢汤多加石膏，始能解诸药之热，是以愚用小青龙汤，他药不过二三钱，生石膏必用至一两，方能奏效。爰斟酌定其分量于下：麻黄、桂枝尖、清半夏各二钱，生杭芍三钱，甘草、五味各一钱半，干姜、细辛各一钱，加生石膏细末一两。喘者减麻黄之半，加杏仁三钱，按喘证当去麻黄，因喘者多元气虚损，不禁麻黄之发也。重用石膏以镇之，则发表之力微，故仍用其半，或全用亦可。所以金匮小青龙加石膏汤原方不去麻黄也。气虚甚者宜加人参、天冬各数钱。若其人素有肺劳，又感此外感之喘者，服小青龙汤时宜预备补敛之药待用。爰录《医学衷中参西录》治验之案于下。

同邑许孝子莊赵姓叟年六十三，于仲冬得伤寒证痰喘甚剧，其脉浮而弱，不任循按，问其平素言有劳病，冬日恒发喘嗽。愚再三踌躇，勉强治以小青龙汤后，喘稍愈，再诊其脉微弱益甚，遂用野台参、生杭芍、生龙骨、生牡蛎、山萸肉为方，皆所素购也。煎汤甫成。此时病人呼吸俱微，自觉气息不续，急将药饮下，气遂可接续，后调补数剂痊愈。

有宜服小青龙汤以治其喘，而心中烦躁，脉象洪数，虽多加生石膏，仍觉麻、桂、姜、辛诸药不宜者，投以大剂白虎汤而少加薄荷，亦可定喘，兼能清热。或数剂后大热已退而喘未脱然者，仍可服小青龙加石膏汤。

有服小青龙加石膏汤愈后病仍反复，再服原方不效。当治以生山药、生龙骨、生牡蛎、苏子、赭石、潞参、天冬诸药，补而敛之，镇而降之，其喘自愈。有服小青龙加石膏汤，喘虽见轻，仍未痊愈者，亦宜投以山药、龙蛎诸药。

上所论之喘虽有内伤、外感之殊，约皆气上逆也。乃有时气不上逆而下陷，亦可作喘者，不细审病因而漫治，以纳气定喘之常药则危在顷刻，惟投以升补胸中大气之药，其喘立愈。今特录《医学衷中参西录》所治之验案一则，以发明其证之原因及治法。

一人年二十余，因力田劳苦过度致胸中大气（即宗气为肺叶翕辟之原动力）下陷，四肢懒动，饮食减少，自言胸中满闷，其实非满闷乃短气也。粗人不善述病情，往往如此，医者不能自审病因，投以开胸理气之剂，服后增重，又改用半补半破之剂，病又见重。又延他医投以桔梗、当归、木香各数钱，病大见愈。盖全赖桔梗升提气分之力也。医者不知病愈之由，再服时竟将桔梗易为苏梗，升降异性，病骤反复，自此不敢服药，迟延二十余日，病势垂危已不能卧，昼夜倚壁而坐，假寐片时气息即停，心下突然胀起，急呼醒之，连连喘息数口，始觉气息稍续，倦极偶卧片时，觉腹中重千斤不能转侧，其脉乍有乍无，寸关尺三部或一部独见，或两部同见，又皆一再动而止，病势之危已至极点，因确知其为大气下陷，遂放胆投以生箭芪一两，柴胡、升麻、山萸肉各二钱，煎服片时，腹中大响一阵，有似昏愦苏息，臾恍然醒悟，此呼吸復常以安卧，转侧轻松，六脉皆见，仍有雀啄之象，自言百病皆除，惟胸稍觉烦热，遂将方中升麻、柴胡皆改用一钱，又加知母、玄参各六钱服，复烦热即愈，脉亦复常性，左关参伍不调，知其气分之根柢犹未实也，遂改用野台参一两，玄参、天冬各三钱，两剂痊愈。

或问喘者皆系气上逆而不下达，此证既係胸中大气下陷，何矣亦作喘乎？答曰：人之胸中大气实司肺脏之呼吸，此证因大气下陷过甚，呼吸之机关将停，遂勉强鼓舞肺气努力呼吸以自救，其迫促之形有似乎喘，而实与气逆之喘有天渊之分。观此证假寐之时，肺脏不能努力呼吸气息，即无其病情可想也。设以治气逆作喘者治此证，以治此证者治气逆作喘，皆凶危立见，临证者当细审之。

按大气下陷之甚者，其努力呼吸迫促异常之状，与喘之剧者几无以辨，然喘证无论内伤、外感，其剧者当吸气之时肩必上耸，《内经》所谓肩息也。至大气下陷之喘，当吸气时而肩愈下垂，盖因一则吸气难，一则呼气难也。欲辨此证，可作吸气难与呼气之状难，以默自体验，自无差谬。又喘者之脉多数或有浮滑之象或尺弱寸强，大气下陷之脉，皆与此反对，尤其明征也。

又有其喘因于气陷而兼因于阴虚不纳气者，尤为难治。可复录《衷中参西录》治验之案，以供研究。一人年四十八岁，素有喘病，薄受外感即发，每岁反复两三次，医者投以小青龙加石膏汤辄效。一日反复甚剧，大喘昼夜不止，医者投以原方两剂，分毫无效。其脉数至六至，兼有沉濡之象，疑其阴虚不能纳气，故气逆而作喘也。因其脉兼沉濡，不敢用降气之品，遂用熟地黄、生山药、枸杞、玄参，大滋真阴之剂煎汤送服人参小块二钱，连服三剂，喘虽见轻，仍不能止。复诊视时，见令人为椎其背，言常发紧，椎之则稍愈，呼吸亦稍轻松，此时其脉已不数，仍然沉濡，因细询此次反复之由，言曾努力搬运重物，当时即觉气分不舒，迟两三日遂发喘，乃恍悟此证因阴虚不能纳气，故难于吸，因用力太过，大气下陷，故难于呼，其呼吸皆须努力，故呼吸倍形迫促，但用纳气之法治之，止治其病因之半，是以其喘亦止愈其半也。遂改用拙拟升陷汤（方载《医学衷中参西录》第四卷，系生黄芪六钱，知母三钱，柴胡、桔梗各一钱半，升麻一钱）。方中升麻、柴胡、桔梗皆不敢用，以桂枝尖三钱代之，又将知母加倍，再加玄参四钱，连服数剂痊愈。

按此证虽大气下陷，而初则实兼不纳气也。升柴诸药虽能升气，实与不纳气之证有碍，用之恐其证仍反复，惟桂枝性本条达，能引脏腑之真气上行，而其辛辣之味又善降逆气，仲景苓桂术甘汤用之以治短气，取其能升真气也。桂枝加桂汤用之以治奔豚，以其能降逆气也，且主咳逆上气，吐息（喘也）。《本经》原有明文既善升陷，又善降逆，用于此证方中固有一无二之良药也。又此证初治不纳气时，为其脉沉濡，不敢用降气之药，且加有参以辅之，其得力处全在于此。不然则顾此失彼，气之不纳者未必能愈，而气之陷者陷矣，得失即在毫厘之间，临证者可不慎哉。

（见《三三医报》1923）

38. 肺劳咳嗽治法

肺劳喘嗽之证，热时觉轻，冷时加重，此肺脏之痼疾。自古方书所载诸方，皆未有确实征验，可以拔除病根。惟治以曼陀罗，则可以除根。方用鲜曼陀罗，当花盛开之时，连梗叶切碎，和水煮烂，去渣再煎。至如浓米汤，加远志、甘草（须多远志一倍）细末调和，适可为丸，如薏米大，每服一丸，早晚各一次，两月之后，病可除根，此愚屡试屡验之方也。按曼陀罗，俗名洋金花科，高二三尺，花白色，似牵牛稍大，叶大如掌，有有歧、无歧两种，结实大如核桃，皮有芒如包麻，实蒂有托盘如钱，中含细粒如麻仁。李时珍谓服之令人昏昏如醉，可作麻药。又谓熬水洗脱肛亦效，盖大有收敛之功也。而西人药物学调用者，榨汁或熬干，或晒干作膏，每服五六厘，能补火止疼，令人熟睡，善疗喘嗽，正与时珍之说相似。愚向将此方，登于三期《医学衷中参西录》。天津医士冯文符，在安东行医，治愈肺痨若干人，然谓一次止用三厘即可见效，若用至五六厘，即现麻醉行状。

又按曼陀罗原无毒，因其麻醉之力甚，是以不可多服，冯君谓用其膏，当以三厘为定量。诚然，愚亦曾单用此膏以治肺劳，亦甚有效，而与远志、甘草为丸同服，则效又加倍。盖肺劳之病原，因肺中脉络瘀滞，其气化不能宣通，是以热时肺叶舒缓，气化犹能宣通，则其病轻。冷时肺叶收缩，其气化愈加窒塞，则病重。远志性善化瘀，能开肺化痰，甘草生用末服（不经水煮方为生用）。善养肺，兼能宣通肺中气化，二药并用，原为治肺结核要药，而又与曼陀罗之善收敛者并用，是药中具有翕辟之力。冬服之肺脏翕辟之机自顺，肺劳之病，亦即随之而愈也。

（见《卫生报》1928）

39. 论治淋证

淋之证有五：血淋、石淋、膏淋、气淋、劳淋是也。此五淋者，皆其自身气化失和，非有毒气之传染也。乃自花柳风腾，梅毒蔓衍，毒淋之证，到处甚多。而治淋者亦遂但知有毒，淋而不知有五淋，即偶有五淋，亦但以毒淋之方治之，鲜有效者。夫五淋之中，血淋、石淋最为难治。然石淋千百人不一见，而血淋实为恒有之病，医者不可不留意也。曾治邑韩家桥韩姓少年患血淋，溲时血块杜塞，努力始能溲出，疼楚异常，且所溲者上多浮油胶黏，结于器底，是血淋而兼膏淋也。从前延医调治经三十五人，服药年余分毫无效。尪羸已甚，后愚诊视其脉弦细，至数略数，周身肌肤甲错，足骨凸处其肉皮皆成旋螺高寸余，触之甚疼。盖卧床不起者，已半载矣。细询病因谓得之忿怒之余坠水中，时当秋夜，觉凉甚遂成斯证。知其忿怒之火，为外寒所束郁于下焦而不散，而从前居室之间，又有失保养处也。拙著《医学衷中参西录》原有治血淋理血汤方，其方兼治溺血及大便下血之由于热者，系生山药一两，生龙骨、生牡蛎各六钱，白头翁、生杭芍、真阿胶（不炒）各三钱，海螵蛸四钱，茜草二钱，为其脉弦，遂以柏子仁（炒捣不去油）八钱代方中山药，以其善于养肝也。疏方甫定其父出所服之方数十纸，欲以质其同异，仆曰无须细观诸方药，品与吾同者，惟阿胶、白芍耳。阅之果然，其父问何以知之？仆曰吾所用之方，皆若心自经营者，故与他方不同也。又问方中之义何居？答曰，此乃探本穷源之治也。柏实、阿胶，以理肝肾之虚，白头翁、白芍药，以清肝肾之热，茜草、螵蛸，化其凝滞而兼能固其滑脱（《内经》谓二药治伤肝之病时时前后血），龙骨、牡蛎以固其滑脱而兼能化其凝滞（《本经》谓龙骨消瘕瘕，牡蛎消鼠瘘），服之必能奏效也。果煎服三剂，血淋遂愈，而膏淋亦稍减。改用生山药一两，生芡实、大生地各六钱，生杭芍、生龙骨、生牡砺各四钱，潞党参三钱（此方载拙著《医学衷中参西录》，名膏淋汤），连服二十余剂，膏淋亦愈，而小便仍然频数作疼。细询其疼之实状，谓少腹常觉疼而且坠，时有欲便之意，故有尿即不能强忍，知其又兼气淋也。又改用生黄芪、知母各五钱，生杭芍三钱，柴胡二钱，生明乳香、生明没药各一钱（此方载拙著《衷中参西录》，名气淋汤），十剂痊愈。周身甲错，足上旋螺尽脱。

或问柏子仁《本经》谓其能安五脏，未尝专言治肝，子独谓其善养肝者何也？答曰，凡植物皆喜阳光，故树杪皆向东南而柏树则独向西北，西北金水之方也。其实又隆冬不凋，饱经霜露，得金水之气甚多。肝脏属木，中含相火，性暴烈，《内经》名为将军之官，如骄将悍卒，必恩威并用，而后能纯驭之。柏子仁既禀金水之气，水能滋肝，金能镇肝，滋之镇之，肝木自得其养也。曾治一少年其肝脏素有伤损，一日忽肋下作疼，俾用柏子仁两许，煎汤服之，立愈，其善养可知矣。

至仆治毒淋初起，恒用鲜小蓟根一两，甘草三钱，煎汤送服去皮鸦胆子三十粒（破者勿用）。其久不愈者，用海金沙三钱，煎汤送服西药山推而三粒，或再调入骨湃波拔尔撒谋四滴，皆能奏效。

（见《医学杂志》1921）

40. 答严坤荣君代友问痰饮治法

坤荣仁兄雅鉴详，观来案知此证乃寒饮结胸之甚者，拙著《医学衷中参西录》理饮汤原为治此证之的方，特其药味与分量宜稍为变更耳。今拟一方如下，以备采择。用生箭芪一两，干姜八钱，于术四钱，桂枝尖、茯苓片、炙甘草各三钱，厚朴、陈皮各二钱，煎汤服。方中之义，用黄芪以补胸中大气，大气半旺，自能运化水饮。仲景所谓大气一转，其结乃散也。而黄芪协同干姜、桂枝，又能补助心肺之阳，使心肺阳足如日丽中天，阴霾自开也。更用白术、茯苓以理脾之湿，厚朴、陈皮以通胃之气，气顺湿消，痰饮自除。用炙甘草者取其至甘之味能调干姜之辛辣，而干姜得甘草且能逗留其热力，使之绵长并能和缓其热力，使不猛烈也。

按此方即金匮桂苓术甘汤，加黄芪、干姜、厚朴、陈皮，亦即涤饮汤去白芍也。原方用白芍者，因寒饮之证有迫其真阳外越，以白芍能收敛外越之阳归根也。此病既无是证，故不用白芍。至黄芪，在原方中原以痰饮既开，自觉气不足者加之，兹则开始即重用黄芪者，诚以寒饮固结二十余年，非有黄芪之大力者，不能斡旋诸药以成功也。

又按此方大能补助上焦之阳分，而人之元阳其根柢实在于下。若更兼服生硫黄以培下焦之阳，则奏效更速。东硫黄亦可用，须择其纯黄者，方无杂质，惟其热力减少耳。初次可服细末一钱，不知则渐渐加多，一日之极量可至半两，然需四五次服下，不必与汤药同时服或先或后皆可（下略）。

（刊《三三医报》1923）

41. 答金履升君代友问治吐血后咳嗽之法

详观名百五十三号病案，知系因吐血过多，下焦真阴亏损，以致肾气不敛，冲气上冲。五更乃三阳升发之时，冲气之上冲者必益甚。所以脑筋跳动，喘嗽加剧也。欲治此证当滋阴纳气，敛冲镇肝，方能有效。爰拟二方于下以备酌用。汤药方：生怀山药、大怀熟地各一两，净萸肉、怀牛膝、柏子仁各六钱，生龙骨、生牡蛎、代赭石、甘枸杞各四钱，生鸡内金、玄参、炙甘草各二钱，日服一剂，煎渣重服，每日服药两次。

又丸药方：真黑铅半斤，硫黄细末半斤，先将黑铅入铁锅内熔化，再将硫黄末撒于铅上，其黄即燃，急以铁铲拌炒，其铅皆成红色，自然结成砂子，候冷轧为细末（其铅有未结砂子者仍凝为铅，勿用），入药钵中研至极细（其中仍些有未化之铅皆沾于钵上，作墨亮之色，不可刮下入药），称其分量掺以等分之朱砂细末，再掺以与二末等分之炒熟麦面，水和为丸，桐子大。每服汤药后用开水将此药送服十丸，或多至十五丸皆可。此愚新拟之方，名坎离既济丸，以治上盛下虚，逆气上干之证，恒有奇效。若服汤丸数日后或觉有热意或原有热未退，可将汤药中玄参加重。

（见《三三医报》1923）

42. 论气臌治法

气臌与水臌，原系两证，其肿胀处按之成凹，不能随手起者，水臌也；按之成凹，而能随手起者，气臌也。水臌当利其水，气臌当利其气，人所共知也。然治水臌者，易于奏效；治气臌者，难于见功；其故何也？盖水臌不必郁气，但治其水，病即可愈。气臌必兼瘀水，但治其气，病实难愈也。《衷中参西录》第二卷中，论治水臌之法甚详。而治气臌，止有鸡胵汤一方，非略也，诚以治气臌之效方，难乎其选也。继又拟得一方，仍本鸡胵汤之意，而为变通，且于临证之际，审病机而活泼施治，用之数次皆效，似可辅鸡胵汤之不逮。其方以理气之药为主，以利水之药为辅，迨至气渐理，水渐利，又调剂以健补脾胃之品，以为完全善后之策。爰录其方于下。

生鸡内金（捣碎七钱），鲜白茅根（去皮切细二钱），先将鲜茅根煎汤数茶杯（不可过煎，漫火煎两沸，候须臾茅根皆沉水底，汤即成），再用水一杯半，加生姜三片，煎鸡内金至半杯，又添茅根汤一杯，煎一沸，澄取清汤温饮之，所余之渣，仍宜重煎，煎时但用茅根汤一杯半，煎三四沸服之。如此日进一剂，早晚各服药一次，初服小便即多，数日后大便亦多。若至大便日下两三次，宜加白术一钱，减鸡内金一钱，后其臌胀见消，而大便仍勤者，白术可以递加，鸡内金可以递减，迨白术加至三钱，生姜亦可不用，如此精心加减，俾其补破之力，时时与病机适宜，气臌虽难治，亦可完全治愈也。若无鲜茅处，可用药房中干茅根二两代之。所煎之茅根汤，宜当日用尽，煎药若有余者，可当茶饮之。若代以干茅根，煎鸡内金时即可不用生姜（此方后已登于三期《衷中参西录》，名鸡胵茅根汤）。《内经》谓诸湿肿满皆属于脾。诚以脾也者，与胃相连以膜，能代胃行其津液，且地居中焦（为中焦脂膜所包），更能为四旁宣其气化者也。王勋臣谓其中有玲珑管，西人谓其中多回血管，究之脾之为体，乃通体玲珑，为千万颗肉粒结成，易透气化，犹沙碛之地，善于渗漉也。有时因思虑过度，或忿怒过甚，致伤其脾（《内经》谓过思伤脾，又忿怒，甚则肝气横而克脾），而其体之本玲珑者，浸至变为瘀滞，其所瘀者系回血管之血液凝结，成丝成块，以致脾失其职，气化湮瘀。清不能升，浊不能降，而臌胀作矣。是以治此证者，当以消脾中瘀滞为第一要者。鸡内金为鸡之脾胃，具有盐酸成分，中有瓷石铜铁，皆能消化。其善化有形瘀积可知，且以脾治脾，原为同气相求，故能直入脾中，以消化瘀滞，使其成丝成块者，复为血液。随回血管泻出，于斯脾中之气化通，全体之气化因之皆通，而臌胀可消矣。至佐以茅根者，不但取其能利水也，易系辞谓：震于植物为萑苇，茅根中空，其周遭爿上，且有十余小孔，喜生水边，固与苇为同类，而春日发生最早，实禀一阳震动之气而一升者也。故凡气之郁而不畅者，茅根能畅达之，能利水兼能利气，故能佐鸡内胵以奏殊功也。加生姜者，恐鲜茅根之性微寒也，继加白术者，因胀已见消，即当扶正以胜邪，而不敢纯用开破之品，致重伤其正气也。白术加至三钱，即不用生姜者，因白术性温，可代生姜。若用干茅根代鲜茅根，亦宜去生姜者，以干茅根之性不凉也。或有疑此方初次，即宜少加白术者，而愚亦曾几经试验，知早加白术，固不若晚加之有效也。

（见《绍兴医学报》1924）

43. 论血臌治法

水臌、气臌之外，又有所谓血臌者，其证较气臌，尤为难治。然其证甚稀少，医者或临证数十年不一遇，即或遇之，亦止认为水臌、气臌，而不知为血臌，是以方书鲜有论此证者，诚以此证之肿胀形状，与水臌、气臌，几无以辨，所可辨者，其周身回血管之紫纹外现耳。

论血臌致病之由，或因努力过甚，激动气虚；或因暴怒动气，血随气升，以致血不归经，而又未即吐出泻出，遂留于脏腑，阻塞经络，周身之气化，因之不通。三焦之饮水，因之不行，所以血臌之证，初起即兼水臌、气臌也。迨至瘀血渐满，周身之血管，皆为瘀血充塞，其回血管较血脉管肤浅易见，遂呈紫色且由回血管而细纹旁达。初则两三处，浸至遍身皆是，此证于回血管紫色初见时，其身体或犹可支持，宜先用金匮下瘀血汤，加野台参数钱下之。其腹中之瘀血下后，可再用药消其血管中之瘀血，而辅以利水理气之品，程功一月，庶可奏效。若至遍身回血管多现紫色，病候至此，其身体必羸弱已甚，即投以下瘀血汤，恐瘀血下后，其身体转不能支持。若但服化瘀血，通经络，兼利水理气之品，程功两月，庶亦可愈。爰将此证应用之方。详列于下：

金匮下瘀血汤。大黄三两当为今九钱，桃仁三十个，䗪虫二十枚去足熬炒也，上三味末之，炼蜜和为四丸。以酒一升（约四两强）煮一丸，取八合，顿服之，新血下如豚肝。按此方必先为丸，而后作汤服者，是不但服药汤，实兼服药渣也。盖如此服法，能使药之力缓而且大，其腹中瘀久之血，可一服尽下。有用此方者，必按此服法方效。又杏仁之皮有毒，桃仁之皮无毒，其皮色红，活血之力尤大。此方中之桃仁，似宜带皮生用，然果用带皮仁时，须审辨其确为桃仁，勿令其以带皮之杏仁误充。又䗪虫，《纲目》谓状若鼠负，一名地鳖，俗呼为土鳖。为其形扁，故名之为鳖，为其背多横纹故谓状若鼠负。近在天津用此药，药房中竟与以水中之光滑黑背虫，及问其所以，言从前亦土鳖为䗪虫，后因有南方先生，方用䗪虫，与以土鳖。彼言非是，且谓北方若无䗪真虫，可购于上海，后自上海购来，即系此虫。若据药房之所云云，是上海亦以水中光滑黑背虫为䗪虫也。其何以能下瘀血乎？此事与医学甚有关系，医界同人，有居上海者，尚其详细查明，登诸医学志报。

新拟通络融血汤。生怀山药六钱，生鸡内金、生杭芍各四钱，白术三钱，连翘、桃仁、䗪虫各二钱，红花钱半，煎汤送服三七细末钱半，至煎渣服时，仍迭服三七细末钱半，小便不利者，于服药之外，复煎茅根汤，当茶饮之。此方为化瘀血之剂，当服于下瘀血汤后，以化血管中未尽瘀血，若其身弱病剧，不堪下瘀血汤之推荡者，亦可不服下瘀血汤，即服此汤，需以日月，瘀血亦可徐消也。

（见《绍兴医学报》1924）

44. 论脑充血之原因及治法

脑充血之病，倡自西人。喜新厌故者流，恒讥中医不知此病，此盖未读《内经》者也。尝读《内经》至“调经论”，有谓血之与气并走于上，则为大厥，厥则暴死，气反则生，不反则死云云。非即西人所谓脑充血之证乎。所有异者，西人但言充血，《内经》则言血与气并走于上，盖血必随气上升，此为一定之理，而西人论病，皆得之剖解实验之际，彼时但见血充脑中，而不知辅以理想，以深究病源，故但名为脑充血也。至《内经》所谓气反则生，气不反则死者。盖谓此证幸有转机，其气上行之极，复反而下行，脑中所充之血，应亦随之下行，故其人可行。若其气上行不反，升而愈升，血亦随之充而愈充，脑中血管，可至破裂，所以其人死也。又《内经·厥论篇》谓巨阳之厥则肿首头重，足不能行，发为眴（眩也）仆；阳明之厥，面赤而热，妄言妄见；少阳之厥则暴聋颊肿而热，诸现象亦皆脑充血之证也。推之秦越人治虢太子尸厥，谓上有绝阳之络，下有破阴之纽者，亦脑充血证也。古人立言简括，恒但说究病源，而未细论治法，然既洞悉其致病之由，即自拟法不难也。愚生平所治此证甚多，其治愈者，大抵皆脑充血之轻者，不至血管破裂也。今略举数则于下，以备治斯证者之参考。

在奉天曾治一高等检察厅科员，年近五旬，因处境不顺，兼办稿件劳碌，渐觉头疼，日浸加剧，服药无效。遂入西人医院治旬日，头疼未减，转添目疼。又越数日，两目生翳，视物不明，来院求为诊治。其脉左部洪长有力，自言脑疼彻目，目疼彻脑，且时觉眩晕，艰堪之情，莫可名状。脉证合参，知系肝胆之火，挟气血上冲脑部，脑中血管，因受冲激而膨胀故作疼，目系连脑，脑中血管膨胀不已，故目疼生翳，且眩晕也。因晓之曰：此脑充血证也，深究病因，脑疼为目疼之根，而肝胆之火，挟气血上冲又为脑疼之根，欲治此证，当清火平气，引血下行，头疼愈而目疼生翳及眩晕，自不难调治矣。遂为疏方，用怀牛膝一两，生杭芍、生龙骨、生牡蛎、赭石各六钱，玄参、川楝子各四钱，龙胆草三钱，甘草二钱，磨取铁锈浓水煎药，服一剂觉头目之疼顿减，又服两剂，其头疼、目疼、眩晕皆愈，视物亦较真，其目翳原系外联，须兼用外治之。法为制磨翳药水（方在《衷中参西录》第八卷）一瓶，日点眼上五六次，自能徐徐将翳尽消。

又在沧州治一赋闲军官，年过五旬，当军旅纵横之秋，为地方筹办招待所，应酬所过军队，因操劳过度，且心多抑郁，遂觉头疼。医者以为受风，投以表散之剂，疼益甚，昼夜在地盘桓，且呻吟不止。诊其脉象弦长，左部尤重按有力，知其亦系肝胆火盛，挟气血而上冲脑部也。服发表药则血愈上奔，故疼加剧也。为疏方大致与前言相似，而于服汤药之前，俾先用铁锈一两，煎水饮之，遂可安卧，不作呻吟。继将汤药服下，须臾周身发热，汗出如洗，思索再四，恍悟其故。盖以肝为将军之官，骤用药敛之、镇之、泻之，而不能将顺其性，则其过盛之火，转起反动力也。至第二剂于原方中加茵陈三钱，服后遂不出汗，头疼亦大轻减。又即方略为加减，连服数剂痊愈。夫茵陈原非止汗之品，药中加之，即不再出汗者，诚以茵陈为青蒿之嫩者，采于孟春，得少阳生发之气最早，与肝胆有同气相求之妙，虽其性凉能泻肝胆，而实善调和肝胆，不复起反动力也。

又在沧州治一建筑工头，其人年六十四岁，因包修房屋失利，心中懊侬非常，旬日前即觉头疼，不以为意。一日晨起之工所，忽仆于地，状若昏厥，移时复苏，其左手足遂不能动，且觉头疼甚剧。医者投以清火通络之剂，兼法王勋臣补阳还五汤之意，加生黄芪数钱，服后更觉脑中疼如刀刺，须臾难忍，求为诊视，诊其脉，左部弦长，右部洪长，皆重按有力。询其心中甚热，其家人谓其素性嗜酒，近因心中懊侬，益以酒浇愁，饥时恒以烧酒当饭。愚曰此证乃脑充血之剧者，其左脉之弦长，懊侬所生之热也。右脉之洪长，积酒所生之热也，二热相并，挟脏腑气血上冲脑部，脑中之血管，若因其冲激过甚而破裂，其人即昏厥不复苏醒，今幸昏厥片时而苏醒，其血管当不至破裂，或其管中之血，隔血管渗出，或其血管少有罅隙，出血少许而复自止，其所出之血，着于血管，司知觉神经则神昏，着于司运动神经则痿废，此证左身偏枯，当系脑中血管所出之血，伤其司左边运动之神经也。医者不知致病之由，竟投以治气虚偏枯之药，而此证此脉，岂能受黄芪之升补乎。此所以服药后而头疼加剧也，遂为疏方，亦约略如前，为其右脉亦洪实，因于方中加生石膏一两，亦用铁锈水煎药，服两剂头疼痊愈。脉亦和平，左手足已能自动，遂改用当归、生杭芍、玄参、天冬各五钱，生黄芪、乳香、没药各三钱，红花一钱，连服数剂，即扶杖能行走矣。方中用红花者，欲以化脑中之瘀血也，为此时脉已平和，头已不疼，可受黄芪之温补，故方中少用三钱，以补助其正气，即藉以助归、芍、乳、没。以流通血脉，更可调玄参、大冬之寒凉也。

上所治三案，用药大略相同，而皆以牛膝为主药者，诚以牛膝善引上部之血下行，为治脑充血证无上之妙品。此愚屡经试验而知，故敢贡诸医界，而用治此证尤以怀牛膝为最佳 。

新拟和肝丸。治肝体木硬，肝气郁结，肝中血管闭塞，及肝木横恣，侮克脾土，其现病或胁下胀疼，或肢体串疼，或饮食减少，呕哕吞酸，时作呃逆，或头疼目胀眩晕痉痫，种种诸证。

粉甘草细末五两，生杭芍细末三两，青连翘细末三两，广肉桂（去粗皮）细末两半，冰片细末三钱，薄荷冰细末四钱，片朱砂细末三两。

上药七味，将前六味和匀水泛为丸梧桐子大，晾干（不宜晒）用朱砂为衣勿余剩，务令坚实光滑始不走味，每于饭后一点钟服二十粒至三十粒，日再服。病急剧者，宜空心服，或于服两次后，临睡时又服一次更佳。数年来肝之为病颇多，而在女子为尤甚，医者习用香附、青皮、枳壳、延胡开气之品，及柴胡、川芎升气之品，连连服之，恒有肝病未除，元气已弱不能支，纵后遇良医，亦殊难为之挽救，若斯者良可慨也。此方用甘草之甘以缓肝，芍药之润以柔肝，连翘以散其气分之结（能通行十二经血凝气聚），冰片、薄荷水以通其血管之闭（香能通窍，辛能开瘀，故善通血管），肉桂以抑肝木之横恣（木得桂则枯故善平肝），朱砂以制肝中之相火妄行（朱砂内含真汞，故能镇肝中所寄之相火），且合之为丸，其味辛香甘美，能助脾健胃，使饮食加增（此药最善助脾胃消食，故宜于食后服之），又其药性和平，在上能清，在下能温（此药初服下似凉，至行至下焦则又变为温性），故凡一切肝之病，服他药不愈者，徐服此药自能奏效也。

（见《三三医报》1926）

45. 脑充血之原因及治法

脑充血之证，近时颇多，其证之名称，倡自西医，而西医对于此证，恒视危险难治。至中医因此证未之前闻，用药更无所适从，不知此脑充血证，即《内经》所谓厥证也，今试取《内经》之文绎之。

《内经·调经论》曰，血之与气，并走于上，则为大厥。厥则暴死，气反则生，不反则死。夫曰血之与气，并走于上，此上字非指脑而言乎，所有异者，西医但言脑部充血，而《内经》则言及于气，盖血必随气周流，气之上升者多，血之上升者亦因之而多。此原自然之理，而西人论病，皆得之剖验之余，是以但见脑中积血，而知辅以理想，深究病源，故但名为脑充血也。至《内经》所谓气反则生，不反则死者，盖谓此证幸有转机，其气上行之极，复转而下行，脑中所充之血，应亦随之下行，故其人可生。若其气上行不反，升而愈升，血亦随之充而愈充，其脑中血管必至破裂，所以其人死也。是《内经》所谓大厥，即西医所谓脑充血证无疑也。

又《内经·脉解篇》曰，肝气当治而未得，故善怒，善怒者名曰煎厥。盖肝为将军之官，中寄相火，不治则易怒，因怒生热，煎耗肝血，遂致肝中所寄之相火，欣然暴发，挟脏腑之血，上充脑部，此血因火升，故名煎厥，是煎厥亦脑充血证也。

又《内经·生气通天论》曰，阳气者大怒则形厥，血菀（即古郁字）于上，使人薄厥。观此节经文，不待诠解，即知其为脑充血病，其曰薄厥者。言其脑中所充之血，激薄其脑部，以至于昏厥也。细思三节经文之云云，洞悉此证之病因矣。

又读《史记·扁鹊传》，其治虢太子尸厥，亦脑充血证也。观其未见太子也，则谓其耳必鸣，其鼻必张。其所以耳鸣鼻张者，实为脑中充盛之气血，所排激也。及其已见太子也，则谓上有绝阳之络，下有破阴之纽，此盖言人身之阴阳，原相杂系。有时下焦阴分虚损，不能维系其下焦之真阳，遂至脱而上奔，挟气血而充塞脑部，而脑中之血管，受其充塞，几至破裂断绝。故曰上有绝阳之络，下有破阴之纽也。绝阳之络，指脑中血管充塞而言。破阴之纽，指下焦阴分虚损而言。此乃脑充血证之上盛下虚者也。

特是《内经》之论诸厥，虽甚详悉，然古语浑含，非精心研究，莫究其蕴，即扁鹊之论尸厥，语亦古奥精深，涉猎观之，亦不易领略。唐宋以还，不知《内经》所论诸厥，及扁鹊所论尸厥，其实际皆系脑充血证，而竟至误认为中风，复以祛风之药发之，其血必益随发表之药上，此诚医学中一大障碍也。至其所以误信为中风者，亦非无因，余临此证多次，大抵其昏仆苏醒之后，两三日间，多发外感壮热，其脉象洪实，必须用白虎汤清之，其热始解，后可再治其脑充血证。由斯知此证多系脑充血病根，伏藏于内，又为外感所束，而激发也。然其激发之后，外感之热，已传入阳明之腑，此时纵欲治其外感，发表之药，亦岂可复用乎，此诚不能为唐宋诸贤曲讳者也。

迨宋末刘河间出，悟得此证纵可名为中风，亦实系内生之风，而绝非外来之气，遂创为类中（即内中风，言其类如中风，而非真中风也）之说，谓系五志过极，动火而卒中（此方书河间主火之说）。大法以白虎汤、三黄汤沃之，所以治实火也。以逍遥散疏之，所以治虚火也（逍遥散中柴胡，能引血上行，断不宜用。是以拙拟镇肝熄风汤中，止用茵陈、生麦芽，以疏肝泻热）；以通圣散（方中防风，亦不宜用）、凉膈散双解之，所以治表里之邪火也。以六味丸滋之，所以壮水之主，以制阳光也。以八味丸引之，所谓从治之法，引火归源也（虽曰引火归源，而桂附终不宜用，况古方中之地黄，原干地黄，即今之生地黄，非熟地黄也）。细审河间所用之方，虽不能丝丝入扣，然胜于但知治中风，不知分内外者远矣。况其谓治此证实火，宜用白虎汤及三黄汤，尤为确当不磨之论乎。此其所论实暗合于《内经》煎厥之说，而未尝引征以《内经》，殆于此节经文，未细审乎。

后至元李东垣、朱丹溪出，对于河间类中风之说，其于病因主火之外，又创为主气主湿之说。东垣谓人之元气不足，则邪凑之，令人猝倒僵仆，如中风状。夫人身之血，原随气流行，气之上升者多，可使脑中充血，排挤脑髓神经。

至于昏厥，前所引《内经》三节之文，及扁鹊治虢太子尸厥之论，可为言之详矣。若气之上升者过少，又恒至脑部贫血，无以养其脑髓神经，亦可至于昏厥，是以《内经》又谓上气不足，脑为之不满，耳之苦鸣，头为之倾，目为之眩。观《内经》如此云云，则其剧者，亦可至于昏厥可知。且其所谓脑为之不满，实即指脑中贫血而言也。由斯言之东垣之论内中风，主于气虚，原为脑贫血者开其治法，而于脑充血之证无关也。

至于丹溪，则谓东南气温多湿，有病风者，非风见。由湿生痰，痰生热，热生风，此丹溪论类中风主湿之说也。按其所谓因热生风之理由，似与河间主火之义相同，而实则迥异。盖河间所论之火生于燥，故所用之药，注重润燥滋阴。丹溪所论之热生于湿，其所用之药，注重去湿利痰，夫湿非不可以生热，然因湿生热，而动内风者甚少矣（肝风之动，因燥热，故《内经》名为煎厥）。是丹溪主湿之论，或因痰涎壅盛，阻碍呼吸，其人亦可至于昏。若方书所谓痰厥之证，而于脑充血证，亦无关也。

特是《内经》之论厥证，虽即是西人所谓脑充血证，而三节之中，皆未言治法。至扁鹊所治虢太子尸厥，其传中之所云云，虽系脑充血之上盛下虚者，而其初救醒太子，实用砭法，其后所用之药，传亦未载。后世仍似无所适从。然医学之道，古人开其端，后人原当引伸触长，穷其究竟，今既读《内经》及扁鹊传，深明此证之原因，原不难自拟治法也。仆临证近五十年，遇此证屡矣。若见其脉象已伏有脑充血病，而防之于预，连服药二十剂，必能拔除病根。若忽然昏仆，而旋复苏者，此或隔管壁因排挤，而出血少许，或其小支管偶有损伤，出血少许（此西人所谓脑溢血），其所出之血，若着于司知觉之神经，则有碍运动。若治得其法，则知觉运动，亦可徐复其旧，纵不能脱然无累，仍可得享其天年也。至其人昏仆而不能自苏者，若用药得宜，亦恒可使之苏醒，而苏醒之后，其精神短少，肢体痿废者，实在所不免矣。今将常用有效之方，详录数则于下，以备医界之采用。

建瓴汤。治其人脉象弦长有力，或按之甚硬，或大于常脉倍，或头目时常眩晕，或脑中时常作疼发热，或耳鸣目胀，或舌肿齿疼，或心中烦热，或时常噫气，或觉有气自下上冲，或口眼歪斜，肢体渐觉不利，甚或眩仆昏厥，移时始醒，而醒后肢体痿废者。

生赭石一两轧细，怀牛膝一两，生怀地黄一两，生怀山药六钱，生龙骨六钱捣碎，生牡蛎六钱捣碎，生杭芍四钱，柏子仁四钱，茵陈二钱，磨取生铁锈浓水以之代水煎药。若昏仆之后，不能自苏醒者，其脑中血管，必破裂已甚，可将赭石、牛膝皆改用两半。俾其上充之血，速于下行破裂之处，血当自止，其人或即可徐苏也。

此方曾载于拙著《衷中参西录》五期，方中原无茵陈，用之屡次奏效。后在沧州治一赋闲军官，服此药后，周身发热出汗，心中烦躁异常，恍悟肝为将军之官，中藏相火，其所以烦躁出汗者，是肝挟所寄之相火，起反动力也。遂加茵陈以将顺肝木之性（茵陈秉少阳初生之气，最善舒肝凉肝），服后即无斯弊矣。按茵陈原略具发表之力，加于此方中，转能止汗者，是深知汗之所由来，而为根本之治法也。又《纲目》谓茵陈能治头热头痛，茵陈之性，原能上清脑部，是以脑充血证，最忌发表之药，而茵陈则在所不忌也。

镇肝熄风汤。治同前证，其脉左胜于右，或兼胁下疼者。

生赭石一两轧细，怀牛膝一两，生龙骨五钱捣碎，生牡蛎五钱捣碎，生龟板五钱捣碎，生杭芍五钱，玄参五钱，天冬五钱，川楝子三钱捣碎，生麦芽二钱，茵陈二钱，甘草二钱，磨取生铁锈浓水，以之代水煎药。

此方载于《衷中参西录》三期。若其证兼抽掣者，宜加全蜈蚣大者两条。抽掣，愈则去之。又方中龟板，取其能潜阳也。然必须用生者方效，若用醋炙者，则具有开破之力，转不能潜阳矣。

下济汤。治其人脉象弦细而长，按之关前有力，尺部不实，至数兼数者，其现证心中烦躁不安，睡时神魂浮越，或头疼耳鸣，或目胀舌肿齿疼，或觉头重脚轻，如踏棉絮，时欲眩仆，种种诸证。

生赭石一两轧细，怀牛膝一两，大熟地黄一两，生怀山药八钱，净萸肉八钱，沙参八钱，生龙骨六钱捣碎，生牡蛎六钱捣碎，生杭芍三钱，甘草二钱，磨取生铁锈浓水煎药。

或问牛膝原治腿疾要药，何以三方中皆重用之，以治脑中之病。答曰：尝读《名医别录》及《千金翼方》，皆谓牛膝除脑中痛，彼时亦未深究其义也。后在辽宁，治一女子师范女学员，月信斯年未至，方中重用牛膝一两，后复来诊，言服药三剂，月信仍未见，然从前恒有脑中作痛病，今因服此药，则脑中清爽异常，分毫不觉痛矣。仆闻此言，乃知其血之上升者多，致脑中充血作痛也。今其脑已不痛，想其血已随牛膝之引而下注，遂于方中加䗪虫五枚，连服数剂，月信果通。乃后世本草，竟多将除脑中痛句删去，则逊古人之知识远矣。

上所录三方，其所主之病，虽微有不同，脉象则皆有力也。为其有力，是以气血上冲，脑部受伤。凡遇此等脉者，不惟发散之药不可用，即升补氣分之药。若黄芪者，亦不宜用，若误用之即凶危立见。惟因脑充血致肢体痿废者，将其脑充血治愈，脉象和平，而痿废或仍不愈，可少用黄芪，以助其氣分。然又必须用镇肝降胃，清热通络之品辅之，方能有效。爰拟两方于下，以备采用。

起痿汤。治因脉部充血，以致肢体痿废，迨脑充血治愈，而肢体仍痿废者。

生箭芪四钱，生赭石六钱轧细，怀牛膝六钱，玄参四钱，天花粉四钱，柏子仁四钱，生杭芍四钱，生明乳香三钱，生明没药三钱，䗪虫大者四，制马钱子末二分。

将前八味，煎汤，送服马钱子末。至煎渣时，仍送服马钱子末二分。

养脑利肢汤。治同前证。

野台参四钱，生赭石六钱轧细，怀牛膝六钱，玄冬六钱，天花粉四钱，生杭芍四钱，生明乳香三钱，生明没药三钱，威灵仙一钱，䗪虫大者四个，制马钱子末二分。

将前十味煎汤，送服马钱子末，至煎渣再服时，仍送服马钱子末二分。

至于脉象微弱，肢体痿废者，当系脑贫血证，其病因适与脑充血证，成反比例，自当另议治法矣。〇方中䗪虫即土鳖，其背多横纹，故《纲目》谓，状若鼠妇。津沽药房，竟以光背黑虫充之，其误殊甚。上二方，若以治老年人，宜加地龙数条，盖因地龙有善续神经之功效，而其副作用，又或谓能令人阳痿，故于老年始可加之。

附：制马钱子法

将马钱子先用刀刮去其皮上不光滑之处（此长毛之处），用水煮一沸捞出，乘湿将皮刮净，再用开水浸之，每日换水三次，浸足三日捞出，再用芝麻油煎枯，外皮皆黑，剖视之，中心微有黄色，火候已到，同沙土在锅内炒干，无油气，去净土，轧为细末用之。然此为剧烈之药，若方中用二分者，先试服一分，服后安然后再服时，可服二分。

（见《中医世界》1930）

46. 治脑充血便方

数年来脑充血证甚多，其人未病之先，恒觉头疼，或目胀疼，或有时忽然耳鸣，或项上筋胀疼，或常眩晕，或上焦烦躁，或睡时觉神魂浮荡，或口眼渐似歪斜，或肢体觉有不利，所述诸证，不必皆具，但有一二见端，诊其脉弦长有力，或洪长有力，或弦长、洪长而寸脉之力更胜于尺脉者，必系伏有脑充血之征兆。此等证脉，若再因事忿怒或感受寒温，热传阳明，其人多陡然眩仆昏厥，即幸能苏醒，亦必痿废。此证中书名为厥癫疾，即西人所谓脑充血证。其脑中之血管，可因充血之极而破裂也。若此证初见征兆时，浓磨生铁锈水（愈浓愈好）连铁锈之渣，煎十余沸，当茶饮之，日饮数次，可以渐愈。拙著《医学衷中参西录》第五期载有建鸰汤，治此证尤效，其言原磨取铁锈浓水煎药也。盖此证原因肝过于升，肺不能降，以致血随气升，上冲脑部，铁原金属，其性能补益肺金，镇制肝火，且能使血中铁锈成分充足，增益其重坠之力，自能减少其上升之力矣。

（见《卫生报》1928）

47. 新拟治消渴方

生箭芪五钱，大怀生地六钱，生猪胰二钱切作小块，将前二味煎汤送服猪胰一钱，至煎渣时又送服一钱，服药后觉热者生地可酌加重。

《衷中参西录》载有拙拟治消渴方，名玉液汤。方中以黄芪为主药，后阅辛酉沪报，载有胡适之者，以勤力用功过度，患消渴证，就京中协和医院医治。西医云是糖尿证（即消渴证）不可为矣，宜速归备后事。胡君归殊焦灼，为西医某素有名望，信其言之必不误也。一友人谓可请中医一治，胡曰，中医之学，无科学系统之研究，不足凭也。友谓西医已束手矣，与其坐以待毙，曷必不屑一试，胡勉从之。遂延中医诊视，饮以黄芪汤，病霍然竟愈。后胡又至协和医院，西医得诊之，曰病愈矣。谁为君谋者，胡以实告。西医遂托胡取去所用之黄芪化验之，此时正在化验中也（此则《绍兴医药学报》亦载之）。此案与拙拟之玉液汤，见解略同，足征黄芪果为治消渴之要药矣。又俗传治消渴方，用猪胰子一具，切作小块，如黄豆粒大，生吞服五六块，多至七八块，日服三次，数日可愈。按此方甚有理，盖消渴之证，实因脾胃虚弱，不能将饮食中所含之糖质，化为津液，以濡润诸脏腑，所以心中时作渴，而小便成糖尿也。胰子乃猪之副脾脏（在人身亦有胰子，即《难经》之所谓散膏，亦即西人所谓甜肉经，东人之所谓膵也），用之有以脾补脾之妙，是以病消渴者，用其方恒有效验。又金匮肾气丸治男子消渴，饮一斗溲亦一斗，愚恒用之。无论治男女消渴皆有效验，其方以干地黄为主药，即药房中之生地黄也，是生地黄亦治消渴之要药也。今取三方之义，而汇集为一方，黄芪、地黄凉热相济，阴阳俱补，大能强健脾胃，封固肾关，水饮自不速于下趋，饮一斗溲亦一斗也。又用猪胰生服，以补助副脾脏之散膏，使之输入小肠，尽化糖质为乳糜，以吸收于肠壁乳糜管中，为全身之养料。其小便不至再为糖尿，即消渴之证可蠲除矣。然此言拟就，未经试验，医世同人，后有用斯方有效者，乞登志报示知，是切盼。

（见《三三医报》1926）

48. 论消渴治法

消渴一证，古有上中下之分，谓皆起点于中，而极于上下。究之无论上消、中消、下消，约皆渴而多饮多尿。其尿多有甜味，是以《圣济总录》论消渴，谓渴而饮水多，小便数，有脂似麸而甜（西人亦名其病为糖尿证），至谓其证起于下焦，是诚有理，因膵病而累及于脾也。盖膵为脾之副脏，在中医书名为散膏，即《难经》所谓脾有散膏半斤也（膵尾衔结于脾门，其全体之动脉又自脾脉分支而成，故与脾脏有密切之关系）。有时膵病发酵，多酿甜味，由水道下陷，其人小便遂含有糖质，迨至膵病，累及于脾，致脾气不能散精达肺（《内经》谓脾气散精上达于肺），则津液短少，不能通调水道（《内经》谓脾通调水道）。则小便无节，是以浊而多饮多溲也。尝阅申报有胡适之者，患消渴，经西医治不愈，改延中医，方中重用生黄芪，治愈。为其能助脾气上升以散精也，金匮有肾气丸，善治消渴，其方以干地黄为主（即生地黄），取其能助肾中直阴上潮以润肺，又能协同方中萸肉以封固肾关也。拙著《衷中参西录》三期有玉液汤，方中重用生怀山药，治消渴颇验。近阅医报，且有单服山药以治消渴而愈者。因其能补脾固肾，以止小便频数，而所含之蛋白质，又能滋补膵脏也。又俗传治消渴便方，但服生猪胰子可愈。盖猪胰子即猪之膵，是人之膵病而可补以物之膵也，此亦犹鸡内金，诸家本草，谓其能治消渴之理也。愚因集诸药，合为一方用之，极有效验，爰列具方于下。

生箭芪五钱，生怀地黄一两，生怀山药一两，净萸肉五钱，生猪胰子三钱，将前四味煎汤送服，猪胰子一半，至煎渣时再送服猪胰子余一半。

按此方拟成之后，用之屡次皆效。若遇中焦积有实热者，可先服白虎加人参汤数剂，将实热消去强半，继服此汤，亦能奏效。本拟将此方，编入五期《衷中参西录》医论中，竟因忙碌遗却，今藉此报登出。凡有拙著《衷中参西录》五期者，补录于书中第七卷可也。

吾师寿甫先生，学参天人，医贯中西，实当今医界之革命家也。是以生平治病，方皆自拟，即偶用成方，亦必有所加减。前四期《医学衷中参西录》中，所拟诸方，医界用之以治极危险之证，而能立建奇功，登于各处医学志报相声明者，固屡见也。即仆从前临证，亦恒先用古方，迨屡次用药不效，而改用《医学衷中参西录》中之方，则效验非常。因此知《衷中参西录》所载诸方，皆医界中新出之金科玉律也。至五期《医学衷中参西录》中新制诸方，精益求精，尤为后来居上。籍曰不然，第观此五期补遗之方，亦窥见一斑矣。

（见《如皋医学报》1930）

49. 因凉而得之吐血治法

《内经·厥论篇》谓阳明厥逆衄呕血，所谓阳明者，指胃腑而言也；所谓厥逆者，指胃腑之气上行而言也。盖胃以消化饮食，传送下行为职，是以胃气宜息，下行为顺，设或上行，则为厥逆。胃气厥逆，可至衄呕血，因血随胃气上行也。然胃气厥逆，因热者固多，因凉者亦间有之。岁在壬寅，愚训蒙于邑之北境刘仁村，愚之外祖家也。有学生刘玉良者，年十三岁，一日之间，衄血四次，诊其脉甚和平，询其心中，不觉凉热，以为衄血之证，热者居多，且以童子少阳之体，时又当夏令，遂略用清凉止血之品，衄益甚，脉象亦现微弱，知其胃气因寒不降，转迫血上溢而为衄也。投以温降汤（干姜、白术、清半夏各三钱，生怀山药六钱，生赭石细末四钱，生杭芍、生姜各二钱，厚朴钱半），一剂即愈。

又有他校中学生十四岁吐血数日不愈，其吐之时，多由于咳嗽，诊其脉甚迟濡，右关尤甚，疑其脾胃虚寒，不能运化饮食，询之果然。盖吐血之证，多由于胃气不降，饮食不能下降。咳嗽之证，多由于痰饮入肺，饮食迟于运化，又必多生痰饮，因痰饮而生咳嗽，因咳嗽而气之不降者，更转而上逆，此吐血之所由来也，亦投以温降汤。一剂血止，接服数剂，饮食运化，咳嗽亦愈。

近在沈阳医学研究社，与同人论吐血衄之证，间有因寒者，宜治以干姜。社友李进修谓从前小关有老医徐敬亭者，曾用理中汤，治愈历久不愈之吐血证，是吐血诚有因寒者之明征也。然徐君但知用理中汤以暖胃补胃，而不知用赭石半夏佐之以降胃气，是处方犹未尽善也。特是药房制药，多不如法，虽清半夏中亦有矾，以治血咳吐证，必须将矾味用微温之水淘净，淘时必于方中原定之分量外，多加数钱以补其淘去矾味所减之分量及药力。

（见《幸福杂志》1934）

50. 神昏谵语之原因及治法

伤寒温病，皆有谵语神昏之证，论者责其之阳明胃实，然又当深辨其脉之强弱，热度之高下，非可概以阳明胃实论也。其脉象果洪而有力，按之甚实者，可按阳明胃实治之。盖胃府之热上蒸，则脑中之元神，心中之识神，皆受其累，是以神昏谵语，不省人事，或更大便燥结，不但胃实，且又肠实，阻塞甚气，不能上交于心，则心神恍惚，亦多谵妄，或昏昏似睡。若斯者，可投以大剂白虎汤，或因大便燥结，投以大承气汤，其证皆可愈也。

有脉象确有实热，其人神昏谵语，似可用白虎汤矣，而其脉象或兼弦兼数，或重按仍不甚实者，宜治以白虎加人参汤。曾治一童子，劳力过度，因得温病，脉象弦而有力，数近六至，谵语不休，所言者皆劳力之事，本似治以白虎加人参汤，因时当仲夏，且又童年少阳之证，遂先与以白虎汤，服后脉搏力减，而谵语益甚，幸其大便犹未通下，急改用白虎人参汤，将方中人参加倍，煎汤三茶杯，分三次温饮下，尽剂而愈。盖脉象弦数，真阴必然亏损，白虎加人参汤，能于邪热炽盛之中，滋其真阴，即以退其邪热（当邪热炽盛之时，但用玄参、沙参、生地诸药，不能滋阴，因其不能胜邪热，阴分即无由滋长也，惟治以白虎加人参汤，则滋阴退热，一举两得），且能起下焦真阴，与上焦亢甚之阳相济，是以投之，有捷效也。

其证若在汗吐下后，脉虽洪实，用白虎汤时，亦宜加入人参。曾治一公署科长，温病之热，传入阳明，脉象洪实有力，谵语不休，投以大剂白虎汤，热退强半，脉力亦减，其至数转数，谵语益甚，细询其病之经过，言数日前，因有梅毒，益服降药两次，遂急改用白虎加人参汤，亦倍用人参（此两案中用白虎加人参汤，皆将人参加倍者，因从前误用白虎汤也，若开手即用白虎加人参汤，则人参不必加倍矣）。煎汤三杯，分三次温服，亦尽剂而愈。

有患寒温者，周身壮热，脉象洪实，神昏不语，迨用凉药清之，热退脉平，而仍然神昏者，当系有脑髓神经病，且继用治脑髓神经之药。曾治学校学生，温病热入阳明，脉象甚实，神昏不语，卧床并不知转侧，用白虎汤清之，服两剂后，热退十之七八，脉象已近和平，能自转侧，精神仍不明了，当系温病之热上蒸，致其脑膜生炎，而累及神经也。遂改用小剂白虎加人参汤，又加羚羊角二钱（另煎兑服），一剂而愈。又治一幼童，得温病两三日，热不甚剧，脉似有力，亦非洪实，而精神昏昏似睡，不知言语，此亦温病兼脑膜炎也。俾但用羚羊角钱半煎汤服之，其病霍然顿愈。盖羚羊角中，天生木胎，性善解热，而兼有条达上升之性，况其角生于头，原与脑部相连，故善入人之脑中，以清热也。

有寒温之病，传经已遍，将欲作汗，其下焦阴分虚损，不能与上焦之阳分相济以化汗，而神昏谵语者。曾治一壮年，仲夏长途劳役，因受温病，已过旬日，精神昏愦，谵语不省人事，且两手乱动不休，其脉弦而浮，一息数近六至，不任重按，两尺甚，投以大滋真阴之品。若玄参、生地黄、生山药、甘枸杞、天门冬之类，共为一大剂，煎服，一日连进二剂，当日得大汗而愈。

有寒温之病，服开破降下之药太过，伤其胸中大气，其大热已退，而仍然神昏，或谵语者。曾治一壮年，得温病，延医服药二十余日，外感之热尽退，精神转益昏沉。及愚视之，周身皆凉，奄奄一息，呼之不应，舌干如磋，毫无舌苔，其脉象微弱而迟，不足四至，其五六呼吸之顷，必长出气一次，此必因服开降之药太过，伤其胸中大气也。盖大气因伤重下陷，不能上达于脑中则神昏，不能上于舌本则舌干，其周身皆凉者，大气不能宣布于营卫也，其五六呼吸之顷，必长出气一次者，因大气受伤，而不能畅舒，故太息以舒其气也，遂用野台参一两，柴胡一钱，煎汤灌之，连服两剂痊愈。又治一少年，于初春得伤寒，先经他医治愈，后因饮食过度，病又反复，投以白虎汤治愈，隔三日，陡然反复甚剧，精神恍惚，肢体颤动，痰涎咳吐不竭，口中喃喃，皆不成语。诊其脉，右部寸关皆无力，而关脉尤不任循按。愚曰：此非病又反复，必因前次之过食病复，而此次又戒饮食太过度也，饱食即可愈矣。其家人果谓数日与饮食甚少，然其精神昏愦若斯，恐其不能饮食。愚曰，果系因饥而成之病，与之食必然能食，然仍须撙节与之，多食几次可也，其家人果依愚言，十小时中，连与饮食三次，病若失。盖人胸中大气，原藉水谷之气以倍养之，病后气虚，又乏水谷之培养，是以胸中大气虚损，而现种种病状。然前案因服开降之药，伤其大气，故以补气兼升气之药治之，后案因水谷之气缺乏，虚其大气，故以饮食治之。斯在临证者精心体验，息息与病机相赴耳。

有温而兼疹，其毒热内攻，瞀乱神明者。曾治少年，温病热入阳明，连次用凉药清之，大热已退强半，而心中仍甚难受，精神骚扰不安，脉有余热，似兼紧象，合目恒作谵语。夫脉象热而兼紧，疑其伏有疹毒未出，遂投以小剂白虎汤，送服羚羊角细末一钱，西药阿斯匹林二分，表出痧粒满身而愈。又治一幼女，患温疹，其疹出次日即靥，精神昏昏似睡，时有惊悸，脉象数而有力，投以白虎汤，加羚羊钱半，（另煎兑服）用鲜芦根三两煮水，用以煎药，共取汤两茶盅，分三次温饮下，其疹复出，病亦遂愈。

有其人素多痰饮，其寒温之热炽盛，与痰饮互相胶漆，以乱其神明者。曾治一童子，得温病三四日，忽觉痰涎结胸，其剧时痰涎上壅，即昏不知人，脉象滑而有力，遂单用新炒蒌仁四两，捣碎，煎汤一大茶盅，服之顿愈。又治一童子，证脉皆如前，用蒌仁三两，苏子五钱，煎汤，亦服之顿愈。

湿疫之热邪，自肺传心，其人恒有无故自笑，精神恍惚，言语错乱，妄言妄见者。曾治一媪患此证，脉象有力，关前摇摇而动，投以拙拟护心至宝丹（方载《衷中参西录》第七卷，系生石膏一两，潞党参、犀角、羚羊各二钱，朱砂三分，东牛黄一分，将前三味煎汤，送服后二味），一剂而愈，以上所论寒温诸证，其神昏谵语之原因，及治法，大略已备，至于通变化裁，相机制宜，又在临证者之精心研究也。

（见《上海医报》1929）

51. 论胃气不降治法

阳明胃气以息息下行为顺。为其息息下行也，即时时藉其下行之力，传送所化饮食，达于小肠，以化乳糜，更得送所余渣滓于大肠，出为大便，此乃人身气化之自然。自飞门以至魄门，一气运行，而无所窒碍者也。乃有时由胃气不下行而转上逆，推其致病之由，或因性急多怒，肝胆气逆上干；或因肾虚不摄，冲中气逆上冲，而胃受肝胆冲气之排挤，其势不能下行，转随其排挤之力而上逆。迨至下逆，习为故常。其下行之能力尽上，即无他气排挤之时，亦恒因蓄极而自上逆，于斯饮食入胃，不能转送下行，上则为胀满，下则为便结，此必然之势也。而治之者，不知其病因在胃气上逆不下降，乃投以消胀之药，药力歇而胀满依然，治以通便之剂，今日通而明日如故，久之兼症歧出，或为呕哕，或为呕逆，或为吐衄，或胸膈烦热，或头目晕眩，或痰涎壅滞，或喘促咳嗽，或惊悸不寐。种种现症，头绪纷繁，则治之愈难。即间有知其为胃气逆而不降者，而其所用降胃之药，若半夏、苏子、蒌仁、竹茹、厚朴、枳实诸品，亦用之等于不用也。而愚数十年经验以来，遇此证者，不知凡几，知欲治此证，非重用赭石不能奏效也。盖赭石对于此证，其特长有六，其重坠之力，能引胃气下行，一也。既能引胃气下行，更能引胃气直达肠中，以通大便，二也。因其饶有重坠之力，兼能镇安冲气使不上冲，三也。其原质系铁养化合，含有金气，能制肝木之横恣，使其气不上干，四也。为其原质系铁养化合，更能引浮越之相火下行（相火含有电气，此即铁能引电之理），而胸膈烦热，头目眩晕自除，五也。其力能降胃通便，引火下行，而性非寒凉开破，分毫不作气分，因其为铁养化合，转能有益于血分（铁养化合同于铁锈，故能补益血中铁锈）六也。是以愚治胃气逆而不降之证，恒但重用赭石，即能屡次奏效也。

（见《如皋医学报》1930）

52. 论噎膈及反胃治法

噎膈与反胃，病证不同，而治法有时同，有时不同，试先论噎膈之病因及治法。噎膈之证，方书有谓贲门枯干者，有谓冲气上冲者，有谓痰瘀者，有谓血瘀者，愚向谓此症，系中气衰弱，不能充悬贲门，以至贲门缩如藕孔（贲门与大小肠一气贯通，观此大便者若羊矢，其贲门大小肠皆缩小可知），痰涎遂易于壅滞，因痰涎壅滞，冲气更易于上冲，所以不能受食。曾拟参赭培气汤一方，仿仲景旋覆代赭石汤之义，重用赭石至八钱，以开胃镇冲，即以下通大便（此证大便多艰）。而即用人参以驾驭之，俾气化旺而流通，自能充悬贲门，使之宽展，又佐以半夏、知母、当归、天冬诸药，以降胃利痰，润燥生津，用之屡见效验，遂将其方载于《衷中参西录》，并详载用其方加减治愈之医案数则，以为一己之创获也。迨用其方既久，效者与不效者参半，又有初用其方治愈，乃病又反复，再服其方不效者，再三踌躇，莫得其解，亦以为千古难治之症，原不能必其痊愈也。后治一叟，年近七旬，住院月余，已能饮食，而终觉不脱然，迨其回家年余，仍以旧症病故，濒危时，吐出脓血若干，乃恍悟从前之不能脱然者，系贲门有瘀血肿胀也。当时若方中加破血之药，或能痊愈。盖愚于瘀血致噎之证，素日未有经验，遂至忽不留心，今既自咎从前之疏忽，遂于此症细加研究，而于瘀血致噎之理，尤精采前哲及时贤之说，以发明之，庶再此证，务拔除其病根，不使愈后再反复也。

吴鞠通曰：噎食之为病，阴衰于下，阳结于上，有阴衰而累及阳结者，治在阴衰，有阳结者而累及阴衰者，治在阳结。其得病之由，多由怒郁日久，致今肝气横逆，或酒客中虚，土衰木旺，木乘脾则下泄，或嗳气，下泄久则阴虚，嗳气久则阳结，嗳气不除，久成噎食，木克胃则逆上阻胸，食不得下，以降逆镇肝为要。其夹痰饮而阳结，则善呕反胃，一以通阳结补胃体为要，亦有肝郁致瘀血，亦有发瘕致瘀血，再有误食铜物，而致瘀血者。虽皆以瘀血为要，然肝郁则以条达木气，兼之活络，肝逆则降气镇肝；发瘕须用败梳菌（败梳埋土中所生之菌）；铜物须用荸荠。病在上脘，丝毫食物不能下者，非吐不可。亦有食膈，因食时受大惊大怒，在上脘者吐之，在下脘者下之。再如单方中，咸韭菜卤之治瘀血，牛乳之治胃燥，五汁饮之降胃阴，牛转草之治胃槁，虎肚丸之治胃弱，狮子油之开痼结，活鸡血之治老僧趺坐。精气不得上朝泥丸宫，以成舍利，反化为顽白骨，结于胃脘，盖鸡血纯阴，能化纯阳之顽结也。狗尿粟、狗宝，以浊攻浊，而又能补土。诸方不胜纪，何今人非用枳实、厚朴，以伤残气化，即用六味之呆腻哉。

杨素园曰：噎膈一证，昔人多以反胃混同立说，其实反胃乃纳而复出，与噎之毫不能纳者迥异。即噎与膈亦自有辨，噎则原解纳谷，而喉中梗塞；膈则全不纳谷也。至其病源，昔人分为忧气恚食寒，又有饮膈、热膈、虫膈，其说甚纷，叶天士则以阴液下竭，阳气上结，而食管窄隘使然，其说原本《内经》，最为有据。徐洄溪以为瘀血顽痰逆气，阻膈胃气，其已成者无法可治，其义亦精。然以为阴竭而气结，何以虚劳证阴亏之极，而阳不见其结。以为阴竭而兼忧愁思虑，故阳气结而为噎。而世间患此者，大抵贪饮之流，尚气之辈，乃毫不知忧，而忧愁抑郁之人，反不患此，此说之不可通者也。以为瘀血、顽痰、逆气阻伤胃气似矣，然本草中，行瘀、化痰、降气之品不一而足，何以已成者，竟无法可治，此又说之不可通者也。余乡有治此证者，于赤日之中，缚病人于柱，以物撬其口，抑其舌，即见喉中有物如赘瘤，正阻食管，以利刃锄而去之，出血甚多，病者困顿，累日始愈。又一无赖，垂老患此，其人自恨极，以紫藤鞭柄，探入喉以求速死，呕血数升，所患竟愈。此二者虽不足为法，然食管中的系有形之物，阻扼其间，而非无故窄隘也，明矣。余意度之，此证当由肝过于升，肺不能降，血之随气上升者，历久遂成有形之瘀，此与失血异证同源，其来也暴，故脱然而为吐血，其来也缓，故流连不出，而为瘀膈，汤液入胃，已过病所，必不能去有形之物，其专治此证之药，必其性专入咽喉，而力能化瘀解结者也。昔金溪一书贾患此，向余乞方，茫无以应，思韭菜上露，善治噤口痢，或可旁通其意，其人亦知医，闻之甚悦，遂煎千金苇茎汤，加入韭露一半，时时小啜之，数日竟愈。

上引二则，吴氏论噎膈之治法，可谓博矣。杨氏发明噎膈之病因，可谓精矣，而又皆注重瘀血之说。似可为从前所治之叟，亦有瘀血之确征，而愈于此案。或从前有瘀血，或以后变为瘀血，心中仍有游移，何者？以来年余而后反复也。迨辛酉孟夏，阅天津卢氏《医学报》百零六期，谓胃癌（即噎膈若山有岩石之凸出也），由于胃瘀血，治此证者，兼用古下瘀血之剂，屡屡治愈，又无再发之厄，觉胸中疑团顿解，盖此证无论何因，其贲门积有瘀血者，十之七八，其瘀之重者，非当时兼用治瘀血之药不愈。其瘀之轻者，但用开胃降逆之药，瘀血亦可些些消散，故病亦可愈。而究之瘀血之根蒂未净，是以有再发之厄也，明乎此理，知卢君之言，可谓治噎膈之定论矣。卢君名谦，字抑甫，兼通中西医学，自命为医界革命家，当谓今之业医者，当用西法断病，用中药治病，诚为不磨之论。

总核以上三家之论，前二者所论破血之药，似不能胜病，至卢抑甫谓宜兼用古下瘀血之药，若抵当汤、抵当丸、下瘀血汤、大黄䗪虫丸诸方，可谓能胜病矣。而愚意以为欲治此证，必中西药并用，始觉有把握，盖以上诸方，治瘀血虽能效，以消瘤赘，恐难见效。西医名此证为胃癌，所谓癌者，因其处起凸若山之有岩也，其中果含有瘀血，原可用消瘀血之药消之，若非含有瘀血，但用消瘀血之药，即不能消除。夫人之肠中，可生肠蕈，肠蕈即瘤赘也，肠中可生瘤赘，即胃口亦可生瘤赘，而消瘤赘之药，惟西药沃剥（即沃度加留谟）最效，以其在变质药中，独占优胜之品也。今爰合中西药品，拟得一方于下以备试用：旱三七（细末一两），桃仁（炒熟细末一两），硼砂（细末六钱），粉甘草（细末四钱），西药沃剥（十瓦），西药百布圣（二十瓦）。

上药六味，调和炼蜜为丸二钱重，名为变质化瘀丸，服时含化，细细咽津。

今拟定治噎膈之法，无论其病因何如，先服参赭培气汤两三剂，必然冲开胃口，能进饮食。若以后愈服愈见效，七八剂后，可于原方中加桃仁、红花各数钱，以服至痊愈为度。若初服见效，继服而不能递次见效者，可于原方中加三棱、䗪虫各二钱，再于服汤药之外，每日口含化服变质化瘀丸三四丸，久久当有效验。若其瘀血已成溃疡，而脓未出者，又宜投以山甲、皂刺、乳香、没药、花粉、连翘诸药，以消散之。

又此证之脉，若见滑象者，但服参赭培气汤必愈。而服过五六剂后，可用药汤送服三七细末一钱，煎渣服时亦如此，追愈后自无再发之厄也。

又王孟英谓以新生小鼠新瓦上焙干，研末温酒冲服，治噎膈极有效，盖鼠之性能消癥瘕，通经络，故以治血瘀贲门，成噎膈者极效也。

又有一人患噎膈，偶思饮酒，饮尽一壶，而脱然病愈。验其壶中，有蜈蚣一条甚巨，因知其病愈非由于饮酒，实由于饮煮蜈蚣之酒也，欲用此方者，可用无灰酒数两（白酒、黄酒皆可，不宜用烧酒），煮全蜈蚣三条饮之。

总论破血之药，当以水蛭为最，然此物忌炙，必须生用之，方有效。乃医者畏其猛烈，炙者犹不敢用，则生者无论矣。不知水蛭性原和平，而具有善化瘀血良能，拙著《药物讲义》中，论之甚详。若服以上诸药，而病不愈者，想系瘀血凝结甚固，当于服汤药、丸药之外，每用生水蛭细末五分，开水送服，日两次。若不能服药末者，可将汤药中䗪虫减去，加生水蛭二钱。

上所录者，登《上海中医杂志》四期之文也，至第五期杂志出，载有唐家祥君，读张君论噎膈一篇，于拙论深相推许，且谓拙论治噎膈之理，可通于反胃，爰录其原文于下，以备参观。（唐君登医杂志原文）：读杂志四期，张锡纯君，论治噎膈，阐登玄微，于此证治法，别开径面，卓见名言，实深钦佩，及又读侯宗文君（西医）反胃论（见第三中学第二期杂志中），谓病原之最重要者，乃幽门之发生胃癌，妨碍食物入肠之道路，初时胃力尚佳，犹能努力排除障碍，以输送食物于肠，久而疲劳，机能愈弱，病势益进，乃成反胃，中医谓火虚，证之生理，食物入胃，健康者由胃液消化而入肠，乃有吸收，或排出，一日胃液缺乏，则积食不化，是火虚之言亦良确，顾积食亦可下泻，何为必上逆而反胃，所言甚当，其论噎膈，以食道癌为主，因与卢氏胃癌说相符，二症之病原既同，治法亦同矣，然则张君之论，其理可通于反胃也。

上引西医之论反胃，言其原因同于噎膈，可以治噎膈之法治之，固属通论，然即愚生平经验以来，反胃之证，原有两种，有因幽门生癌者，有因胃中虚寒，兼胃气上逆，冲气上冲者。其幽门生癌者，治法原可同于噎膈，若胃中虚寒，兼气机冲逆者，非投以温补胃府，兼降逆镇冲之药不可。且即以胃生癌论，贲门所生之癌，多属瘀血，幽门所生之癌，多属瘤赘。瘀血由于血管凝滞，瘤赘由于腺管肥大，治法亦宜各有注重，当以参赭培气汤中，加生鸡内金三钱，三棱二钱，于变质化瘀丸中，加生水蛭细末八钱，再将西药沃剥，改用十五瓦，炼蜜为丸桐子大，每服二钱，开水送下，日二次。而后幽门所生之癌，若为瘤赘可徐消，即为瘀血亦不难消除也。

又治噎膈便方，用昆布二两，洗净盐，小麦二合，用水三大盏，煎至小麦烂熟去渣，每服不拘时，饮一小盏，仍取昆布，不住口含两三片咽津极效，按此方即用西药，沃度加留谟之义也。盖西药之沃度加留谟，原由海草烧灰制出，若中药之昆布、海藻、海带，皆含有沃度加留谟之原质者也，其与小麦同煮服者，因昆布味咸性凉，久服之恐与脾胃不宜，故加小麦以调补脾胃，有如硝石矾石散，之送以大麦粥也。此方果效，则人之因幽门生瘤赘而反胃者，用之亦当有效矣。若因胃寒兼冲胃之气冲逆者，若沃度加留谟及昆布之属，固不宜用，即但用草木之品以温暖脾胃，亦难奏效。是以愚遇此等证，必重用干姜、桂、附、参、术诸药，而加赭石一两以镇之，其证剧者，又必于服汤药之外，兼服生硫磺细末，其一日之量，自一钱渐加至七八钱（分多次服下），盖药以胜病为主，有斯病即宜用斯药，勿畏其药性之猛烈也。

（见《三三医报》1926）

53. 脑贫血与肢体痿废之关系

人之全身运动，皆脑髓神经司之，此说倡自西人，乃实可征信。是以西人对于痿废之证，皆责之脑部，其致此证之由，实因脑部充血，与脑部贫血之悬殊。盖脑髓神经，原藉血为濡润者也，而所需之血，多少又以适宜为贵。彼脑充血者，血之注于脑者过多，力能排挤其脑髓神经，俾失所司。至脑贫血者，血之注于脑者又过少，无以养其脑髓神经，其脑髓神经，亦恒失其所司。至于脑中所以贫血，不可专责诸血也，愚尝读《内经》而悟其理矣。

《内经》谓“上气不足，脑为之不满，耳为之苦鸣，头为之倾，目为之眩”。夫脑不满者血少也，因脑不满而贫血，则耳鸣头倾目眩，即连带而来，其剧者能使肢体痿废，不言可知，是西人脑贫血可致肢体痿废之说，原与《内经》相符也。然西医论痿废之由，知因脑部贫血，而《内经》更推脑部贫血之由，知因上气不足。夫上气者何，胸中大气也（亦名宗气）。其气能主宰全身，斡旋脑部，流通血脉，彼脑充血者，因肝胃气逆，挟血上冲，原于此气无关。至脑贫血者，实因胸中大气虚损，不能助血上升也。是以欲治此证者，当以补气之药为主，以养血之药为辅，而以通活经络之药为使也。爰本此义，拟方于下。

斡颓汤。治肢体痿，或偏枯，脉象极微细无力者。

生箭芪六两，当归一两，甘枸杞一两，净萸肉一两，生明乳香三钱，生明没药三钱，真鹿角胶六钱捣碎。

先将黄芪煎十余沸，去渣，再将当归、枸杞、萸肉、乳香、没药，入汤同煎十余沸，去渣，入鹿角胶俟融化，取汤两大盅，分两次温服，为一日之量。

方中之义。重用黄芪以升补胸中大气，且能助气上升，上达脑部，而血液亦即可随气上注，惟其副作用能外透肌表，具有宣散之性。去渣重煎，则其宣散之性减，专于补气升气矣。当归为生血之主药，与黄芪并用，古名补血汤，因气旺血自易生，而黄芪得当归之濡润，又不至燥热也。萸肉性善补肝。枸杞性善补肾。肝肾充足，元气必然壮旺，元气者胸中大气之根也（元气为祖气，大气为宗气，先祖而后宗，故大气以元气为根，一先天一后天也）。且肝肾充足，则自脊上达之督脉，必然流通，督脉者又脑髓神经之根也

（髓生于肾，由督脉而上达于脑）。且二药皆汁浆稠润，又善赞助当归生血也。用乳香、没药者，因二药善开血痹，血痹开，则痿废者久瘀之经络，自流通也。用鹿角胶者，诚以脑既贫血，其脑髓亦必空虚。鹿之角在顶，为督脉之所发生，是以所熬之胶，善补脑髓，脑髓充足，则脑中贫血之病，自易愈也。此方服数十剂后，身体渐渐强壮，而痿废仍不愈者，可继服后方。

补脑振痿汤。治痿废偏枯，脉极微细无力，服他药久不愈者。

生箭芪二两，当归八钱，龙眼肉八钱，净萸肉五钱，胡桃肉五钱，䗪虫大者三枚，地龙去净土二钱，鹿角胶捣碎六钱，制马钱子末三分。

共药十一味，将前九味煎汤两盅半去渣，入鹿角胶末融化，分两次温服，每次送服制马钱子末一分五厘，为一日之量（制马钱之法，见《衷中参西录》，详论脑充血之原因及治法，并论及脑溢血出血治法篇中）。

此方于前方之药，独少枸杞，因胡桃肉可代枸杞补肾，且有强健筋骨之效也。又尝阅沪滨中国医学院报，谓脑中血管及神经系之断者，地龙能续之。愚则谓必辅以䗪虫方有效。盖蚯蚓（即地龙）善引，䗪虫善接（断者能接），二药并用，能将血管神经之断者，引而接之，是以方中又加此二味也。加制马钱子者，以其能瞤动神经，使灵活也，此方与前方。若服之觉热者，皆可酌加天花粉、天冬各数钱。

（见《大众医药学刊》1934）

54. 论冲气上冲之病因病状病脉及治法

冲气上冲之病甚多，而医者识此病者甚少，即或能识此病，亦多不能洞悉其病因，而施以相当之治法也。冲者奇经八脉之一也，其脉在胞室之两旁，与任脉相连，其肾脏之辅弼，气化相通，是以肾虚之人，冲气多不能敛藏，而有上冲之弊，况冲脉之上系，原隶阳明胃府，因冲气上冲，胃府之气，亦失其息息下行之常（胃气以息息下行为常）。或亦转而上逆，阻塞饮食，不能下行，因而腹中膨闷，秽气连连，甚则两肋疼胀，头目眩晕，其脉则弦硬而长，此乃肝脉之现象也。盖冲气上冲之症，固由于肾脏之虚，亦多由于肝气恣横，素性多怒之人，其肝气之暴发，更助冲胃之气上逆，故脉之现象如此也。治此证者，宜以敛冲镇冲为主，而以降胃平肝之药佐之。愚生平治愈之证已不胜纪。近在沧州连治愈三人，因将治愈之案，详列于下，以备参见。

一沧州中学学生安琬奇，年十八九，胸膈满闷，饮食减少，时作哕逆，腹中漉漉有声，盖气冲痰涎作响也。大便干燥，脉象弦长有力，兼有滑象，为疏方。用生龙骨、生牡蛎、代赭石各八钱，生山药、生芡实各六钱，半夏、生杭芍各四钱，芒硝、苏子各三钱，厚朴、甘草各钱半。一剂后，脉即柔和，方略有加减，数剂愈合。陈修园谓龙骨、牡蛎为治痰之神品，然泛用之，多不见效。惟以治此证之痰，则效验非常。因此痰涎原因冲气上冲而生，龙骨、牡蛎，能镇敛冲气，自能导引痰涎下行。若其人非冲气上冲而生痰者，即不宜治以龙骨、牡蛎。盖修园原谓其能引逆上之火，泛滥之水，下归其宅，故能治痰。夫火逆上，水泛滥，其人之所以有痰也。此其原有冲气上冲之病，治以龙骨、牡蛎，原以其有镇敛冲气之能，修园此逻议论，深奥确实，毫无游移，惟语间浑含，不易索解，恒到令其误会。愚今因用龙骨、牡蛎，以治冲气，故并论之。

又天津南马广陆军营长赵松如，因冲气上冲病，来院求为诊治，自言患此病已三年矣，百方调治，毫无效验。其病脉情状，大略与前案同，惟无痰声漉漉，而尺脉稍弱，遂于前方去芒硝，加柏子仁、枸杞子各五钱，连服数剂而愈。

又沧州南关金叟，年七十四岁，性浮躁，因常常忿怒，致冲气上冲，剧时觉有气自下上升，填塞咽喉，不能呼吸，有危在顷刻之势。其脉左右皆弦，强硬异常，为其年高，遂于前第二方中，又加野台参三钱，一剂风轻，又服一剂，冲气遂不上冲，而心中怔忡，俾用生怀山药细末熬粥，调以白蔗糖，当点心用之，以善其后。

（见《三三医报》1925）

55. 麦苗善治黄疸

内子王氏，生平不能服药，即分毫无味之药，亦不能服。于乙丑季秋得疸证，为开好服之药数味，煎汤强令服之，下咽即呕吐大作，将药尽行吐出。友人张芗浦，谓可用鲜麦苗煎汤服之。遂采鲜麦苗一握，又背之为加滑石三钱，病即轻减，后又服一次痊愈。盖以麦苗之性，能疏通肝胆，兼能清肝胆之热，故能导引胆汁归小肠也。因悟得此理，后凡遇黄疸证，必加生麦芽数钱于药中，亦奏效颇著。然药铺中麦芽皆干者，若能得鲜麦芽，且长至寸余，用之当更佳。或当有麦苗时，于服药之外，以麦苗汤当茶亦可。

（见《幸福报》1929）

56. 论黄疸有内伤外感及内伤外感兼证并详治法

黄疸之证，中说谓脾受湿热，西说谓胆汁滥行，究之二说，原可沟通也。黄疸分内伤外感，试先以内伤者论之。内伤黄疸，身无热而发黄，其来以渐，先小便黄，继而眼黄，继而周身皆黄，饮食减少，大便色白，恒多闭塞，乃脾土伤湿（不必有热），而累及胆与小肠也。盖人身之气化，由中焦而升降，脾土受湿，升降不能自如，以敷布其气化，而胆汁之气化，遂因之湮瘀（黄坤载谓肝胆之升降，由于脾胃，确有至理）。胆囊所藏之汁，亦因之湮瘀，蓄极行，不注于小肠以化食，转溢于血中而周身发黄，是以仲景治内伤黄疸之方，均是胆脾兼顾。考观《金匮》黄疸门，其小柴胡汤，显为治胆经方，无论矣，他如治谷疸之茵陈蒿汤，治酒疸之栀子大黄汤，一主以茵陈蒿，一主以栀子，非注重清肝胆之热，脾胆管消其炎肿，而胆汁得由正路，以入于小肠乎。至于治女劳疸之硝石矾石散，浮视之似与胆无涉，深核之实亦注重治胆之药，何以言之，硝石为火硝，亦名焰硝，性凉而味辛，得金之味，矾石为皂矾，又名青矾、绿矾（矾石是皂矾，不是白矾，解在《衷中参西录》第三卷审定，金匮硝石矾石散下），系硫酸与铁化合，得金之质，因肝胆木盛，胆汁妄行，故可藉含有金味、含有金质之药以制之（皂矾色青味酸，犹为肝胆专药）。彼訾中医不知黄疸之原因，在于胆者，其亦曾见仲景之书乎，特是金匮治内伤黄疸，虽各有主方，而愚临证经验以来，恒以治女劳疸之硝石矾石散，统治内伤黄疸诸证，惟用其时，宜随证而有所变通耳。按硝石矾石散，原方用硝石矾石等分为散，每服方寸匕（约重一钱）大麦粥送下，其用大麦粥者，所以调和二石之性，使之与胃相宜也（大麦初夏即熟，得春令发生之气最多，不但调胃又善调和肝胆）。至愚用此方时，为散药难服，恒用炒熟麦面（无大麦面，小麦面亦可），与二石之末等分，和水为丸，如五味子大，每服二钱，随证煎汤药送服，无事再送以大麦粥也。其有实热者，可用茵陈栀子，煎汤送服，有食积者，可用生鸡内金、山楂，煎汤送服。大便结者，可用大黄、麻仁，煎汤送服。小便闭者，可用滑石、生芍药，煎汤送服。恶心呕吐者，可用赭石、青黛，煎汤送服。右脉沉而无力者，可用白术、陈皮，煎汤送服。左脉沉而无力者，可用生黄芪、生姜，煎汤送服。其左右脉沉迟而寒，且心中觉凉，黄色黯者，附子、干姜，皆可加入汤药之中。脉浮有外感者，可用甘草煎汤送服西药阿斯匹林瓦许，出汗后，再用甘草汤送服丸药。又凡服此丸药而嫌其味劣者，皆可于所送汤药中，加甘草二三钱。

至所以皆宜用此丸药者，因脾脏受湿，其膨胀之形，有似水母。常观渔人得水母，敷以矾末，所含之水，即全者流出，因此散中有矾石，其控制脾中之水，亦若水母之敷以矾末也。再者黄疸之证，西人谓恒有胆石，阻塞胆口，若溺道之有淋石也，硝石、矾石并用，则胆石可消。又西人谓小肠中有钩虫，亦可令人成黄疸，硝石、矾石并用，则钩虫可除。此所以用此统治内伤黄疸，但变通其送服之汤药，皆可随手奏效也。

至外感黄疸，约皆身有大热，乃寒温之热传入阳明之府，其热旁烁，累及胆脾，热入脾与湿合，湿热蕴而生黄，外透肌肤而成疸，热入胆与胆管相逼，胆管因热肿闭，胆汁旁溢，溷于血分，亦外现成疸。是以仲景治外感黄疸，有三方，皆载于伤寒论阳明篇，一为茵陈汤，二为栀子檗皮汤，三为麻黄连翘赤小豆汤，兼胆脾并治也。且统观仲景治内伤外感黄疸之方，皆以茵陈蒿汤为首方。诚以茵陈蒿汤为青蒿之嫩者，其得初春生发之气最早，且性凉色青，能入肝胆，既能泻肝胆之热，又善达肝胆之郁，为理肝胆最要之品，即为治黄疸最要之品，然非仲景创见也。神农本经，茵陈蒿下，早明言之。以西人剖验后知之病因，固早寓于中华五千年前，开始医学之中也。至愚生平治外感黄疸，亦即遵用《伤寒论》三方。而于其热甚者，恒于方中加龙胆草数钱，又用麻黄连翘赤小豆汤时，恒加滑石数钱，诚以伤寒古本，连翘作连轺，系连翘之根，其利小便之力，原胜于连翘，今代以连翘，恐其利水之力不足，故加滑石以助之。至赤小豆则宜用可作饭之赤小豆，断不可误用相思子（奉天药房皆以相思子，亦名红豆者为赤小豆，误甚）。若其证为白虎汤，或白虎汤加人参汤证，及三承气汤，亦可用外感诸方煎汤，送服硝石矾石散。

黄疸之证，又有先受外感，未病即，迨酿成内伤，而后发现者。岁在乙丑，客居沧州，自仲秋至孟冬，一方多有黄疸证，其人身无大热，心中满闷，时或觉热，见饮食则恶心，强食之恒作呕吐，或食后不能下行，剧者至成结证，又间有腹中觉凉，食后饮食不能消化者。愚共治六十余人，皆随手奏效，其脉左似有热，右多郁象，盖其肝胆热，而脾胃凉也，其原因为本年季夏，阴雨连旬，空气之中，所含水分过度，人处其中，脏腑为湿所伤，肝胆属木，禀少阳之性，郁久则生热，脾胃属土，禀太阴之性，郁久则生寒，此自然之理也。为本因湿郁而生热，则胆囊之口肿胀，不能输其汁于小肠以化食，转溢于血分，色透肌表而发黄，为土因湿郁而生寒，故脾胃火衰，不能热腐水谷，运转下行，是以恒作满胀，或成结证。为疏方用茵陈、栀子、连翘各三钱，泻肝胆之热，即以消胆囊之肿胀，厚朴、陈皮、生麦芽（麦芽生用不但能开胃，且善疏胆肝之郁）各三钱，生姜五钱，开脾胃之郁，即以祛脾胃之寒，茯苓片、生薏米、赤小豆、甘草各三钱，泻脏腑之湿，更能培土以胜湿，且重用甘草，即以矫茵陈之劣味也（此证闻茵陈之味多恶心呕吐，故用甘草调之）。服一剂后，心中不觉热，转觉凉者，初服即不用栀子，以干姜代生姜，凉甚者干姜可用至五六钱，呕吐者加赭石六钱，胃脘肠中结而不通者，用药汤送服牵牛（炒熟）头末三钱，通利后即减去，如此服至能进饮食，即可停药，黄色未退，自能徐消，此等黄疸，乃先有外感内伏，以酿成内伤，然后发现于外，当于《伤寒》、《金匮》所载黄疸之外，另有一种矣。

57. 申论黄疸治法

尝读本报第四期，见有章太炎先生论黄疸证治法，甚为精当。愚见猎心喜，遂将生平所用金匮硝石矾石散，通变加减，治愈内伤黄疸诸案，登于本报第六期，以表明硝石矾石散，不但为治女劳疸之专方，实可谓概治内伤黄疸之的方。至于治外感黄疸，则伤寒论治发黄诸方，至为精妙，用之皆可随手奏效，无须再为申论也。乃去岁沧州一带，自仲秋以至孟冬，多有黄疸证，实先由外感，而积成内伤，为内伤外感合并而成之病。其人身无大热（伤寒发热黄证约皆有大热），心中满闷，时或发热，见饮食则恶心，强食之恒作呕吐，或食后不能下行，剧者至成结证。又间有腹中觉凉，食后饮食不消化者，仆经手治者六十余人，皆完全治愈。其脉左似有热，右多郁象。盖其肝胆热而脾胃凉也，究其证之原因，为本年季夏阴雨连旬，空气之中所含水分过度，人处其中，脏腑为湿所伤，肝胆属水，禀少阳之性，湿郁久则热，脾胃属土，禀太阴之性，湿郁久则生寒，此乃自然之理也。为木因湿生热，则胆囊之口肿胀，不能输其汁于小肠以化食，转溢于血分，色透肌表，而发为黄色。土因郁生寒，故脾胃火衰，不能熟腐水谷，输转下行，是以恒作胀满，或成结证。为疏方用茵陈、栀子、连翘各三钱，泻肝胆之热，即以消胆囊之肿胀，厚朴、陈皮、麦芽（麦芽生用不但能开脾胃，且善疏肝）各三钱，生姜五钱，开脾胃之郁，即以祛脾胃之寒。茯苓片、生薏米、赤小豆（系做饭之小豆、奉天以红豆，所谓相思子者作赤小豆，差谬殊甚）、甘草各三钱，泻脏腑之湿，更能培脾土以胜湿，且重用甘草，即以矫茵陈之劣也（此证闻茵陈之味，多恶心呕吐，故用甘草调之）。服一剂后，心中不觉热者，去栀子加生杭芍三钱，再服一剂。若仍不能食者，用干姜三钱以代生姜。若其心不觉热，转觉凉者，初服即不用栀子，以干姜代生姜，凉甚者干姜可用之五六钱。呕吐者，加赭石六钱。肠胃之间结而不通者，用药汤送服牵牛（炒熟）头末三钱。如此服至能进饮食，即可停药，黄色未退自能徐消。夫证之遍境皆同者，皆属外感，兹则先由外感，即久酿成内伤，而后发现，实又于金匮伤寒之黄疸病外，而另为一种矣。

（见《绍兴医学报》1924）

58. 虚劳温病此忌橘红说

半夏、橘红，皆为利痰之药，然宜于湿寒之痰，不宜于燥热之痰。至阴虚生热有痰，外感温热有痰，尤所当忌，究之伍药得宜，半夏或犹可用，上以《伤寒论》竹叶石膏汤、金匮麦门冬汤皆用之。至橘红则无论伍以何药，皆不宜用。试略举数案于下以明之。

本邑于姓媪，劳热喘数，医治数月，病益加剧，不能起床，脉搏近七至，心中热而且干，喘嗽连连，势极危险，所服之方，积三十余纸，曾经六七医生之手，而方中皆有橘红。其余若玄参、沙参、枸杞、天冬、贝母、牛蒡、生熟地黄诸药，大至皆对证，而其中心若是之热而干者，显系橘红之弊也。愚投以生怀山药一两，玄参、沙参、枸杞、龙眼肉、熟地黄各五钱，川贝、甘草各二钱，生鸡钱半，煎服一剂，即不觉干，又即其方略为加减，连服十余剂痊愈。

又治奉天商业学校长李保平，得风温证，发热头疼咳嗽，延医服药一剂，头痛益剧，热嗽亦不少减，其脉浮洪而长，知其阳明经府皆热也。视所服方，有薄荷、连翘诸药以解表，知母、玄参诸药以清里，而杂以橘红三钱，诸药之功，尽为橘红所掩矣。为即原方去橘红，加生石膏一两，一剂而愈。

又治沧州义盛铁工厂范沙匠孙连瑞，肺脏受风，咳嗽吐痰，医者投以散风利痰之剂，中有毛橘红二钱，服后即大口吐血，咳嗽益甚，其脉浮而微嗽，右部寸关皆有力，投以《伤寒论》麻杏甘石汤，方中生石膏用一两，麻黄用一钱，煎汤送服三七细末二钱，一剂血止。又去三七，加丹参三钱，服后痰嗽亦愈。方中加丹参者，恐其经络中留有瘀血，酿成异日虚劳之证，故加丹参以化之。

统观以上三案，橘红为虚劳温病之禁药，不彰彰可考哉，而医者习惯用之，既不能研究其性于平素，至用之病势增进，仍不知为误用橘红所致，不将梦梦终身哉。喻南昌曰：彼病未除，我心先瘁，是诚人之言（喻氏寿至百四十岁，实为仁人之报）。凡我医界同人，尚其不惜脑力心血，

以精研药性于居恒，更审机察变于临证，救人之命，即以造己之福，岂不美哉。（见《三三医报》1926）

69. 论鼻渊与脑漏之异同

罗发，年四十，寓上海宝山路马玉山糖食制造厂。司事罗君，十年前患花柳，治痊而体渐弱。比年鼻流浊涕，如潮渊泉然，遇寒则清，遇燥则浓，臭秽异常，左鼻尤甚，痛牵左脑，中西更医，近数月不嗜食，晕甚则眩仆，两人扶掖而来，述此病状，望其色青黄寡血，唇干舌腻苔黄，闷咳微渴，左鼻塞痛，夜有盗汗，脉右寸关浮滑，余皆数弱。余曰：肝脾肾久虚，新受风邪，痰多气阻，宜先治标焉。拟苏梗、前胡、法夏各钱半，白芷、白菊花、辛夷花各一钱，冬桑叶、丝瓜藤、刺蒺藜各三钱，天麻六分，甘草四分，煎服。参以白薇、杷叶各二钱，广皮、砂仁各五分。风去痰清，渴止盗汗减，此时应治其本矣。考陈实功谓脑漏，又名鼻渊，总由风寒凝入脑户，鼻流浊涕，黄水点滴不干，久则晕眩不已。实症宜清通，虚症宜补中滋肾，此言鼻渊之关于脑者也。王士雄谓风火外侵，胆热上移，胃浊上熏，皆成鼻渊。若脑漏乃本原不固，所流腥水，黏而不稠，烦劳即发，治宜摄补，与鼻渊同流异派，须分别言之。西说则谓鼻内腔甚大，上下通连，鼻渊者乃腔膜发火，或外来刺激，膜腐则毒水流下，与脑无关，脑果漏则病殊危险云。此西说与前贤之各异者也。罗君鼻腔内痛，明明牵及左脑，眩仆脉虚，腰足酸软，苟不用欲荣其上，必灌其根之法。先调脾胃，兼补肝肾，岂非背症论治，违脉用药乎。余亦惟据脉症以答罗君殷殷求治之心，不暇他计矣。拟大补元煎，高丽参、油归身各一钱，怀山药、杜仲各二钱，去山茱萸、杞子、熟地、炙草，加龙骨、牡蛎各二钱，春砂仁、独活各六分，虚燥则参白薇、白芍、白菊花各钱半，黑陈阿胶各一钱，五味子三分，不燥则参北箭芪、锁阳各四钱，桑寄生、炒枣仁各三钱，菟丝子、山茱萸、枸杞子、怀牛膝、络石藤、磁石各二钱，补骨脂一钱。内寒则参附子一钱，玉桂心三分，时或加细辛三分以通脑，又丝瓜近根藤，连根煅研细末，作鼻烟少少搐之，至月余而浊涕无，晕定思食，惟腿足酸软，精神虚惫，乃取裁于健步虎潜丸改作汤剂，再月余向安。复嘱以清水加酒，炖服羊脑三数次，复培养如无比山药丸，减去五味子，作一两二钱（《兰台轨范》谓此方最能补脑）。或问于孙公一奎曰：《汪石山医案》谓数见此症皆不治，而今人尚有治愈者，何耶？孙公曰：石山高明，岂有不识治法，特为症之太深者言耳。易曰：大哉乾元，万物资始，至哉坤元，万物资生，坤元者，胃气也。《内经》曰：营者水谷之精气，卫者水谷之悍气，皆藉胃气以为养人之所以运动升降，不息不死者，赖此营于中，卫于外，而胃气为之枢。经又详言饮食入胃，五味入口，胃气上升，变化气血以养五脏之神，然后精明，察色听声，辨味剖臭，而九窍有所用。倘肾虚而不能纳气归元，火升迫肺，津液不得降下，并于空窍，转浊为涕，而为逆流。肝肾愈虚，则有升无降。故曰：出入废则神机化灭，升降息则气立孤危，宜戒恼怒，远酒色，假以良医，治之于早云。余亦历闻是症难治，而罗君倖痊，病不复作，爰撮略前贤诸说，见是症与脑有关系也。

（见《绍兴医药学报》1924）

60. 胡莱菔能解砒石毒

邑东境褚王庄褚姓，因夫妻反目，其妻怒吞砒石，其夫出门赌博未归，夜间砒毒发作，觉心中热渴异当，其锅中有泡干胡莱菔之水若干，犹微温，遂尽量饮之，热渴顿止。迨其夫归犹未知也，隔旬日其夫之妹在婆家，亦吞砒石，急遣人来送信，其夫仓促将往视，其妻谓将干胡莱菔英携一筐去，开水浸透，多饮其水必愈。万无一失，其夫问何以知之，其妻始明言前事，其夫果亦用此方将其妹救愈。然所用者是秋末所晒之干胡莱菔英，在房顶迭次经霜，其能解砒毒，或亦藉严霜之力欤。至鲜胡莱菔英，亦能解砒毒否，则犹未知也。

（见《幸福报》1929）

61. 少年温病痧疹治验记

少年温病，恒与痧疹并至，然温病初得即知，痧疹初得，其毒恒内伏不外现，若不思患预防，于治温之时，少用清表痧疹之药，恐其毒盘结于内，不能发出，其温病亦必不能愈也。愚临证数十年，治愈温病兼痧疹殊不胜计，凡治温病药中，恒少加连翘、蝉蜕，以防痧疹之毒内伏。故恒有温病经他医治疗，旬日不愈，势极危险，后愚为诊治，遂发出痧疹而愈者，今略登数案于下，以为证实。

奉天粮秣厂科员王啸岑之子，年二十八，周身发热，出白痧甚密，经医调治失宜，迁延至旬日，病益加剧，医者又拟用大青龙汤，减去石膏，啸岑不敢用，延愚为之诊治。其周身发热，而非大热，脉数五至，似有力而非洪实，舌苔干黑，言语不真，其心中似怔忡，又似烦躁，自觉难受莫支。其家人谓其未病之时，实劳心过度，后遂得此病，参之脉象病情，知其真阴内亏，外感之实热，又相烁耗，故其舌干如是，心中之怔忡烦躁又如是也。问其大便，数日未行，似欲便而不能下通，遂为疏方。用生石膏细末三两，潞党参五钱，大生地两半，知母、花粉各八钱，玄参、生怀山药各五钱，连翘、甘草各二钱，蝉蜕一钱，俾煎汤三茶杯，分三次温服下。又嘱其服药之后再有猪胆汁少调以醋，用灌汤器注射之，以通其大便，病家果皆如所嘱，翌日视之，大便已通下。其灼热怔忡烦躁，皆愈强半，舌苔未退，而干黑稍瘥，又将原方减石膏之半，生地改用一两，连服三剂。忽又遍身出疹，大便又通下，其灼热怔忡烦躁始痊愈。恐其疹出回急，复为开清毒托表之药，俾服数剂，以善其后。按此证既出白痧，谁复虑其出疹乎，为每剂中皆带发表之品，所以其疹毒终能透出。

奉天大南关官烧锅胡同刘世忱之幼女，年四五岁，周身发热，上焦燥渴，下焦滑泻，迁延日久，精神昏愦，危至极点，为疏方用生怀山药一两，滑石八钱，连翘、生杭芍、甘草各三钱，蝉蜕（去净土）、羚羊角（此一味另煎、当水饮之、可煎至数次，尚有力）各一钱半，煎汤一杯半，分三次温服下。周身发出白痧，上焦烦渴，下焦滑泻皆愈。按此方即《衷中参西录》滋阴宣解汤（载第五卷）加羚羊角也。凡幼年得温即滑泻者，尤须防其挟有痧疹之毒内服，不能外出，此方既能清热止泻，又能表毒外出，所以一药而愈也。

奉天小南关马氏幼女，年六七岁，得温病屡经医法，旬余病势益进，适其族家有幼子者，素曾经愚治愈，见其病危，介绍延愚诊治。其脉象数而有力，肌臂热而干涩，卧床上辗转不安，其心中似甚烦躁，拟为病久阴亏，不堪外感之灼热，故如是也。问其大便干燥，数日一行，遂为疏方，生石膏细末二两，潞党参四钱，玄参、天冬、知母、生怀山药各五钱，连翘、甘草各二钱，蝉蜕（去净土）一钱，连服二剂。大热已退，大便通下，其精神仍似骚扰不安，再诊其脉较前无力而浮，拟其证已还表，其余热仍可汗解，遂用西药阿斯匹林二分强，和白蔗糖冲水服下，周身微汗，透出白痧若干而愈，乃知其从前骚扰不安者，因从前白痧未发出也。为每剂中皆有透表之品，故其病易还表，而其痧疹之毒，后亦易随发汗之药透出耳。

（见《中医杂志》1923）

62. 论龙骨之由来及龙骨入药之功效

龙之为物，历载于上古、中古各书，原可确信其有也。而西人则谓天地间绝无此物，所谓龙骨者，乃山矿中之石类也。诚如西人之说，则药肆所鬻之龙骨何以宛有骨节，且有齿、角乎？愚尝与内炼诸道友谈及此事，而道友之内练功深者则谓，两眉之间恒自见有阳光，外现作金色，仿佛若龙。愚乃恍然悟会古人所谓尸居龙见者即此谓也。并司天地间之所谓龙，无非天地间元阳之气，即有时得诸目睹，无非元阳之光外现也。然其光有象无质（此易所谓在天成象），故龙之飞腾变化莫可端倪，此易之乾卦，论纯阳之天德而取象于龙，使龙实有体质，仍藐然一物耳，岂可以仿天德哉。然气化之妙，用恒阴阳互相应求，龙之飞也。太空之阴云应之与之，化合而成雨龙之潜也。地下之阴气应之与之化合而成形（此易所谓在地成形），所成之形名为龙骨，实乃龙身之模范也。迨阳气萌动上升，龙之元阳乘时飞去，而其化合所成之形质仍留地中，于是取以入药，最有翕收之力（以舌抵之可以吸舌）。凡人身阴阳将杂，气血滑脱、神魂浮越之证皆能愈之。以其原为真阴真阳之气化合成，所以能使人身之阴阳互根、气血相恋、神魂安泰而不浮也。如谓系他物之骨久埋地中，得山陇之气化而为石质，若石蟹、石燕者，然而天地间何物之骨有若是之巨者哉。

（见《三三医报》1924）

63. 论治疗宜重用大黄

疮疡以疔毒为最紧要，因其毒发于脏腑，非仅在于经络，其脉多见沉紧，紧者毒也。紧见于沉部，其毒在内可知也。其至重者发于鸠尾下，名谓半日疔，言半日之间即有关于人命也。若系此种疔，当于其未发现之前，其人或心中怔忡不宁，脉见沉紧，即可断有疔毒，当急用清火解毒之药，加大黄两许以泻之。叵待其见点而后治之，恐已无及，此医者贵有精心也。愚少时见同里患疔者二人，一起于脑后，二日死。一起于手三里穴，三日死。彼时愚已为人疏治病而声不孚于乡里，病家以为年少无阅历，不相延也。后愚从侄女于口角生疔异常疼痛，心中忙乱，投以清热解毒药不效。脉象沉紧，大便三日未行，恍悟寒温之症，脉象沉洪，当用药下之，以其热在里也。今脉象沉紧为毒在里，当亦可下，况其大便三日未行乎，遂为疎方大黄、天花粉各一两，皂刺四钱，穿山甲（炒成珠）、乳香、没药（皆不去油）各三钱，薄荷叶一钱，全蜈蚣三大条，煎服一剂，大便通下，疼减心安，遂减去大黄，又服一剂，痊愈后，用此方治愈多人。凡患疔毒甚剧，其大便不滑泻者，放胆投以此方必愈。若身体虚弱者，大黄宜斟酌少用。

（见《三三医报》1924）

64. 野苋菜根为治霍乱之良药

尝阅某医报，载有高思潜君论野苋菜根对于霍乱之功效，其文云："前清光绪二十八年秋季，吾乡盛行霍乱，初觉腹中酸痛，呕吐且泻，继则腿腓筋转，手脚色紫，大肉尽消，眼珠深陷，后遂四末厥冷，周身出冷汗，以致不救者，不计其数。后有人传方，用野苋菜根捣汁，冲水和服，虽奄奄一息者，亦可得庆重生。”考李时珍《本草纲目》云：“味甘，冷利无毒，赤苋主赤痢、射工沙虱；紫苋杀虫毒，治气痢；六苋并利大小肠，治初痢。”而不及霍乱，尝细绎之，野苋确有治霍乱之功效。特古人未明言耳，查霍乱之原因，为虎列拉杆菌，繁殖肠内所致。其诱因则为湿热侵袭，致人身抵抗力减少，故病毒得以猖狂，赤紫苋既能主赤痢、气痢，射工沙虱，而六苋又同治初痢。则野苋亦有同等之功效可知，诸书又以野苋、紫苋疗蜈蚣、蜂虿、诸蛇螫伤，是苋唯一之功效，在杀虫解毒。以野苋菜治霍乱者，杀其菌而解其毒，治霍乱之原因也。野苋之性味为甘冷而利，大有涤热利湿之能，铲除原因而外，又能兼疗诱因，诚霍乱对症之良药也。

按霍乱为最险之证，即治之如法，亦难期必效。用野苋根捣汁冲水服之，果能随手奏效，可为无上妙方。然野苋根之种类甚多，当以形似圃中所种之苋菜，而叶绿梗微红，其根与叶上之筋比圃中所种之苋菜稍粗，且其梗甚，梗叶可食而梗不可食，梗端吐小长穗，结子黑色，比苋菜子更小者，为真野苋菜。然此菜非到处皆有，若无此菜之处，拟可马齿苋代之，诚以马齿苋除虫解毒之力尤胜。有被蝎螫者，愚教用马齿苋捣烂敷之立瘥，是实验也。且《纲目》谓六月六日采马齿苋晒干，元旦煮熟同盐醋食之，可禳解疫气，霍乱亦疫气，马齿苋可解疫气，当能解除霍乱之毒菌，是以愚谓无野苋菜之处，或可以马齿苋代之也。然用马齿苋时，不必用根，宜取其叶捣汁冲饮之。因其叶之背面满铺水银，水银实为消除霍乱菌之要品也。特是马齿苋，北方之人大抵知之。而其形实与苋菜及野苋菜迥异，北方人不喜食苋菜，故种苋菜者极少，荒僻之区，恒有不知苋菜为何物者，焉能按其形以觅野苋菜。然花卉中之鸡冠花、雁来红（一名来雁黄，一名老少年，俗名老来少），药品中之青葙子，皆苋菜类也。故其叶皆似苋菜，若按此等物之叶以觅野苋菜固不难辨认也。

野苋菜有名灰条苋者（俗名灰菜），状似青藜而小，且无青藜之赤，心含有咸性甚多，食之助人消化力，原无毒性。而奉天农村，多有食野苋菜者，独不食灰条苋，言食之恒令人肿脸，此植物之因地而异也。向阅典籍，见有鼠齿苋之名，未知何物，后闻人言，即令花卉中所谓龙须海棠也，以其叶细圆而长如鼠齿，故名鼠齿苋，甚易生长，无论有根无根，植于湿土中即活，亦类马齿苋，其茎原与马齿苋无异，其花虽大于马齿苋数倍，实亦四出，惟不知其性何如，尚待试验也。

（见《康健杂志》1929）

65. 山药解

山药色白，入肺，味甘归脾。液浓益肾，能滋润血脉，固摄气，宁咳定喘，强志育神。性平，可以常服、多服，宜用生者，煮汁饮之，不可炒用。以其含蛋白汁甚多，炒之则其蛋白汁焦枯，服之无效。若作丸散，可轧细，蒸熟用之。

一妇人产后十余日，大喘大汗，身热劳嗽，医者用黄芪、熟地、白芍等药，汗出愈多。后愚诊视，脉甚虚弱，数至七至，审证论脉，似在不治，俾其急用生山药六两煮汁，徐徐饮之，饮完，添水重煮一昼夜，所饮之水皆取于山药中，翌日，又换山药六两，仍如此煮饮之，三日后，诸病皆愈。

一人年四十余，得温病。十余日，外感之火已消十之八九，大便忽然滑下，喘息迫促，且有烦渴之意，其脉甚虚，两尺微按即无。急用生山药六两，煎汁两大碗，徐徐温饮下，以之当茶，饮完，煎渣再饮。两日，共用山药十八两，喘与烦渴皆愈，大便亦不滑泻。

邻村泊庄高氏女，年十六七，禀赋素羸弱，得外感痰喘证，投以金匮小青龙加石膏汤，一剂而愈。至翌日，忽似喘非喘，气短不足以息，诊其脉，如水上浮麻不成，至数，按之即无。仆骇曰，此将脱之证也。乡村无药局，他处取药无及，适有生山药两许，系仆向在其家治病，购而未服者，俾急煎服之，下咽后，气息即能按续，可容取药，仍重用生山药，佐以人参、萸肉、熟地诸药，一剂而愈。

奉天大东关学校教员郑子绰之女，年五岁秋日，为风寒所束，心中发热，医者不知，用辛凉表散，而纯投以苦寒之药，连服十余剂，致脾胃受伤，大便滑泻，月余不止。而上焦之热益炽，医者皆辞不治，始求愚为诊。视其形状，羸弱已甚，脉象微迟数，表里俱热，时时恶心，不能饮食，昼夜犹泻十余次。治以山药粥，俾随便饮之。日四五次，一次不过数羹匙，旬日痊愈。

寒温之证，上焦燥热，下焦滑泻者，皆属危险之候。因欲以凉润治燥热，则有碍于滑泻，欲以涩补治滑泻，则有碍于燥热。愚遇此等证，亦恒用生山药而以滑石辅之，大抵一剂滑泻即止，燥热亦大轻减，若仍有余热未尽除者，可再徐调以凉润之药无妨也。奉天大东关旗人号崧宅者，有孺年四岁，得温病，邪犹在表。医者不知，为之清解，遽投以苦寒之剂，服后连四五日滑泻不止，上焦燥热，闭目而喘，精神昏愦，延为诊治，病虽危险，其脉尚有根柢，知可挽回，遂用生山药、滑石各一两，生杭芍四钱，甘草三钱（名滋阴清燥汤），煎汤一大茶杯，为其幼小，俾徐徐温饮下，尽剂而愈。然下久亡阴，余有虚热，继用生山药、玄参各一两以清之，两剂热尽除。

同庄张氏女，适邻屯郭氏受妊五月，偶得伤寒，三四日间，胎忽滑下，上焦燥渴，喘而且呻，痰涎壅盛，频频咳吐，延医服药，病未去而转增滑泻，昼夜十余次，医者辞不治，且谓危在旦夕，其家人惶恐，因其母家介绍，迎愚诊视。其脉似洪滑，重按指下豁然，两尺尤然，为流产才四五日，不敢遽用山药、滑石方，遂用生山药二两，酸石榴一个，连皮捣烂，同煎一大碗，分三次温饮下，滑泻见愈，他病如故。再诊其脉，洪滑之力较实，因思此证虽虚，且当忌用寒凉之时，然确有外感实热，若不解其实热，他病何以得愈，时届晚三句钟，病人自言每日此时潮热，又言精神困倦已极，昼夜苦不得睡，遂放胆投以生山药两半，滑石一两，生杭芍四钱，甘草三钱，煎汤一大碗，徐徐温饮下，一次止饮药一口，诚以产后脉象又虚，欲其药力，常在上焦，不欲其寒凉，侵下焦也。斯夜遂得安睡，渴与滑泻皆愈。其半又将山药、滑石各减五钱，加生龙骨、生牡蛎各八钱，一剂而愈。

一媪年近七旬，素患漫肿。愚为调治月余，肿虽就愈，而身体未复，忽于季春得温病，上焦烦热，病家自剖鲜地骨皮煮汁饮之，稍愈。又饮数次，遂滑泻数日不止，而烦热益甚。延为诊视，脉浮滑而数，重诊无力。病家因病者年高，又素有疾病，惴惴惟恐不愈，而愚毅然许为治愈，遂治以山药、滑石、白芍、甘草方。山药、滑石皆重用一两，为其表证犹在，加连翘、蝉蜕各三钱（名滋阴宣解汤），一剂泻止，烦热亦觉轻。继用白虎加人参，以山药代粳米汤，煎汁一大碗，一次止温饮一大口，防其再滑泻也，尽剂而愈。

邻村生员李子咸之女，年十四五，感冒风热，遍身疹瘾，烦渴滑泻，又兼喘促，其脉浮数无力。愚踌躇再四，他药皆不对证，亦重用生山药、滑石，佐以白芍、甘草、连翘、蝉蜕两剂，诸病皆愈。盖疹瘾最忌滑泻，滑泻则疹毒不能外出，故宜急止之，至连翘、蝉蜕在此方中，不但解表，亦善治疹瘾也。

山药又宜与西药白布圣并用。盖凡补益之药，皆兼有壅滞之性。山药之壅滞，虽较参、术、芪有差，而脾胃弱者，多服久服，亦有觉壅滞之时，佐以白布圣以运化之，则毫无壅滞，其补益之力乃愈大。奉天缉私督察处调查员罗荫华，年三十许，虚弱不能饮食时，觉眩晕，步履恒仆，自觉精神常欲涣散，其脉浮数细弱，知仓卒不能治愈，俾用生怀山药细末一两，煮作汤，调入白布圣五分，服之。日两次，半月之后，病大轻减，月余痊愈。

沧州兴业布庄刘杰卿之夫人，年五十余，身形瘦弱，廉于饮食，心中怔忡，则汗出，甚则作抽掣，若痫风，医治年余，病转加甚，驰书询方。愚为寄方数次，病稍见轻，旋又反复，后亦俾用生山药末煮粥，调白布圣服之四十余日，病愈身体康健。

友人朱钵文，滦州博雅士也，尤精于医，曾与论及山药与白布圣同服之功效。后钵文还里值其孙未周岁，失乳，食以牛乳则生热，钵文俾用山药稠粥，调以白布圣及白糖哺之，数月后，其孙比吃乳时转胖，后将其方传至京师，京中用以哺小儿者甚多，皆胖壮无病。

（见《康健杂志》1929）

66. 石膏煅用性同卤水生用直如金丹说（一）

点豆腐者用卤水，又可用煅石膏所煮之水，人之所共知也。医者对于卤水不敢作内服之品，以其能凝结豆腐成块，即能凝结人之血脉，使不流通，何对于煅石膏，竟喜用之，而毫无顾忌，岂煅石膏之性，以点豆腐，与卤水同，人服之不与卤水同乎？且煅之则可粘灯口，作洋灰（洋灰之原料，以石膏为大宗），其黏涩收敛之性，实较卤水又剧，而顾可以为药品乎？夫人之畏用生石膏者，以其性寒也。然《神农本经》谓其微寒，其性非大寒可知。又谓其宜于产乳，其性尤纯良可知。至其善解寒温之热者，以其凉而能散，可使内蕴之实热，息息自皮肤达出，是以寒温内热已实，恒有服白虎汤后，即汗出而愈者，且以之煎汤如清水，乘热服之，其寒凉之性，尽随宣散之力外透，毫无汁浆留中以伤脾胃，诚寒温病中夺命金丹也。是以名医重用石膏，以挽回寒温之险证者不胜计。若余师愚《疫疹一得》、《吴鞠通医案》诸书可考也。至《金匮》治妇人乳中（即产后）虚烦乱呕逆，用竹皮大丸，中有石膏。徐洄溪医案，治黄炳若夫人产后风热，亦重用石膏。时贤刘蔚楚著《愚安斋证治丛录》为其妇人治产后温病，每剂重用石膏八两，连服十八剂始愈。夫产后尚可如此重用石膏，而寻常寒温实热之证，又何所顾忌，而不敢放胆重用乎？至拙著《衷中参西录》中，重用石膏之案尤多，然必效古人一剂三服之法，煎汤数杯，分数次温饮下，病愈不必尽剂，此以小心行其放胆，故百用不至一失也。乃今之医学不明，竟以石膏为大寒，谓煅之始不伤胃，将其性之凉润而散者，变为燥涩收敛，直与卤水无异，令病者服后，竟将外感之痰火，为燥涩收敛，直如卤水无异，令病者服后，竟将外感之痰水凝结于胸中，而永无解散之期。故煅石膏用至一两，即足误人性命，迨至偾事之后，不知其误在煅，不在石膏。转以石膏煅用之，其猛烈之性，人犹不堪，其不煅者更可知矣。于是一倡百和，竟将挽回人命之金丹，视为不可轻试之鸩毒，岂不惜哉！夫人命至重也，即此一日之间，吾四万万同胞之患寒温者，其病本可治，不知重用生石膏以拯救之者，不知凡几。其病本可治，而竟误用煅石膏以陷害之者，尤不知凡几也。此愚所为痛心疾首，长太息者也，是以十余年来，各处医学志报，所登拙论，莫不提倡重用生石膏，深戒误用煅石膏。凡我医界同人，果确信愚言，因吾同胞之幸福，实愚日夜馨香祷祝者也。特是药房中所制石膏细末，多系煅石膏，用时宜细甄别，凡煎汤斟出，石膏凝结罐底，倾之不出者，即系煅者，宜弃其药勿服，盖方中虽开生者，而药房中恒以煅者伪充，因煅者之细末，其所素备，且又误信煅不伤胃之说，以为较生者尤良也，是以愚用石膏时，恒买其生整块，自制细用之。

或问丁仲祜译西人药书，谓石膏不堪入药，今言石膏之效验如此，岂西人之说，不足凭欤。答曰：石膏之原质，为硫养轻钙化合，西人工作之时，恒以养钙为工作之料，迨工作之余，即可得若干石膏，而用之治病无效，以其较天产石膏，缺一原质，而不成其为石膏也，后用天产石膏，乃知其效验非常，遂将石膏，及从前未信之中药两味，共列于石灰（即钙）基中，是故炭养石灰，牡蛎也；磷养石灰，鹿茸角也；硫养轻石灰，石膏也。其向所鄙弃者，今皆审定其原质，而列为要药，西人可谓善补过矣。何吾中华医界，犹多不明此理，用石膏犹多煅之，其硫养轻皆飞去，岂复成其为石膏哉。

至于石膏生用之利益，原可于药品中占第一等部位，十余年愚于各省医学志报中，曾竭力为之提倡，医界同人，犹多不深信，今试录用生石膏，治愈之验案数则，以证明之。

小儿阴潮七岁时，感冒风寒，四五日间，身大热，舌苔黄而带黑，孺子苦服药，强与之即呕吐不止，遂单用生石膏细末两许，煎取清汤，分三次温饮下，病稍愈，继又煎生石膏二两，亦徐徐温饮下，病又见愈，后又煎生石膏三两，徐徐饮下如前，病遂痊愈。夫以七岁孺子，约一昼夜间，共用生石膏六两，病愈后饮食有加，毫无寒中之弊，则石膏果大寒乎，抑微寒乎，此系愚初次重用生石膏也。故第一次止用一两，且分三次服下，犹未确知石膏之性也，世之不敢重用生石膏者，何妨若愚之试验加多，以尽石膏之能力乎。

同邑友人毛仙阁之喆嗣荫棠，年三旬，素有痰饮，得伤寒证，服药调治而愈，后因饮食过度而复，服药又愈，后数日又因饮食过度而复，医治无效，四五日间，延愚诊视，其脉洪长有力，而舌苔淡白，亦不燥渴，食梨一口，即觉凉甚，食石榴子一粒，心亦觉凉。愚舍证从脉，为开大剂白虎汤，因其素有痰饮，加清半夏数钱，其表兄高夷清在座，邑中之宿医也，疑而问曰，此证中心，不渴不热，舌苔淡白，且畏食寒凉如此，以余视之，虽清解药亦不宜用，将何所据而用生石膏数量乎？答曰：此脉之洪实，原是阳明实热之证，其不觉渴与热者，因其素有痰饮，湿胜故也。其畏食寒凉者，因外感之热，与其胸中痰饮，互相胶漆，致胃腑转从其化，与凉为敌也（即讲子平者弃命从煞之理），仙阁素晓医学，信用愚言，两日夜间，服药十余次，共用生石膏斤余，脉遂和平。愚始还里，隔两日复来迎愚，言病人反复甚剧，形状异常，有危在顷刻之虑。因思此证，治愈甚的，何至如此反复，即至见其痰涎壅盛，连连咳吐不竭，精神恍惚，言语错乱，身体颤动，诊其脉，和平无病，惟右关胃气稍弱，愚恍然悟会，急谓其家人曰，此证万无险失，前因饮食过度而复，此次又因戒饮食过度而复也。其家人果谓有鉴前失，数日之间，所与饮食甚少。愚曰：此次无须用药，饱食即可愈矣。其家人虑其病状若此，不能进食。愚曰：无庸多虑，果系由饿而得之病，见饮食必然思食，其家人依愚言，时已届晚八点钟，至黎明进食三次，每次撙节与之，其病遂愈。

同邑友人赵厚庵夫人，年近六旬，得温病，脉象洪实，数近六至，舌苔黄而干，闻药气即呕吐，俾单用生石膏细末六两，以做饭小锅（不用药甑恐有药味复呕吐）煎取清汤一大碗，恐其呕吐，一次止饮药一大口，初次饮后，觉烦躁异当，病家疑药不对证。愚曰非也，病重药轻故也，饮至三次，遂不烦躁，阅四点钟，尽剂而愈。

陈百生（澍蕃）督军，寓居天津英租界，于丙寅孟秋有事外出，道途辛苦，还得温病，诊其脉甚洪实，知外感之热，已入阳明之腑，拟以大剂白虎汤清之，而其意甚畏石膏，遂改用知母、玄参、天花粉诸药各两许，又以加连翘凡协同凉药，以逐热外出，因语之，曰此药虽凉，恐仍不能胜此炽盛之热。若服此药无效时，仍须重用生石膏也。翌日又延愚诊视，观面有惊惶之色，曰昨日之药，余恐其过凉，乃服后毫未觉凉，而今日热转加增，此病殆不易愈乎。答曰：病非难治，能放胆服生石膏四两，一剂即愈矣。问作一次服乎？答曰非也，用生石膏细末四两，加粳米半两，共煮汤四盅，分四次温饮下，先温服一盅，热退停后服。若其热虽退，而未尽退者，可再温服一盅，如此陆续服之，以热退净尽为目的。然生石膏须买其大块明亮者，自轧细用之，若向药房中买其细末，彼恒以煅者伪充，因煅者之细末，其所素备也，不知石膏煅用，可代卤水以点豆腐，断不可服，不得不加慎重也，并切嘱其取药之差人，命其牢记，翌日又延诊视，觌面笑曰，良药真如金丹，吾今热全退矣，惟喉中微觉疼耳。问石膏汤四盅全服乎，曰已全服之，亦未觉凉，所买之石膏，确系大块生石膏，自制成细末，称准用之，今乃知石膏之性，果平甚凉，非多用不可也，诊其脉果平和如常，遂又开清解上焦余热之方，服两剂，喉疼亦愈。

西药有安知歇貌林，又名退热冰，究其退热之效，实远不如石膏，盖石膏之凉，虽不如冰，而其退热之力，实远胜于冰。邻村龙潭庄张姓叟，年过七旬，于孟夏得湿病，四五日间，烦热燥渴，遣人于八十里外，致冰一担，日夜放量食之，而烦渴如故，其脉洪滑而长，重按有力，舌苔白厚，中心微黄，大便数日未行，为其年高，投以白虎加人参汤（凡年高者用白虎汤时，皆宜加人参），方中生石膏重用四两，煎汤一大碗，分数次温饮下，连进二剂，烦热燥渴痊愈，大便亦通下。

又友人毛仙阁夫人，年近七旬，于正月中旬，伤寒无汗，原是麻黄汤证，因误服桂枝汤，汗未得出，上焦陡觉烦热恶心，闻药气即呕吐，但饮石膏所煎清水，气味具无，亦复呕吐，寝至饮水亦吐，惟昼夜吞小冰块，可以不吐，两日之间，吞冰块若干，而热不少减，其脉关前洪滑异常，俾用鲜梨片蘸生石膏细末，嚼咽之，遂受药不吐，服尽二两而病愈。

又沈阳县尹朱霭亭夫人，年过五旬，于戊午季秋，得湿病甚剧，先延西医治疗，所服不知何药，外用冰囊以解其热，数日热益盛，精神昏昏似睡，大声呼之，亦无知觉，其脉洪实搏指，俾将冰囊撤去，用生石膏细末四两，粳米六钱，煎取清汤四茶杯，分数次温服，约止十点钟，将药服尽，豁然顿醒，霭亭喜甚，命其公子良佐，从愚学医。石膏之性，又善解瘟疹之热，奉天友人朱贡九之喆嗣文治，年五岁，于庚申立夏后，周身壮热，出疹甚稠，脉象洪数，舌苔白厚，知其疹而兼温也，欲用凉药清解之，因其心下素有作疼病，出疹后贪食鲜果，前一日犹觉疼，又不敢投以重剂，遂勉用生石膏、玄参各六钱，薄荷叶、蝉蜕各一钱，连翘二钱，晚间服药，至翌日午后视之，气息甚粗，鼻翅扇动，咽喉作疼，且自鼻间出血少许，大有烦躁不安之象，愚不得已，重用生石膏三两，玄参、麦冬（带心）各六钱，仍少佐薄荷、连翘诸药，俾煎汤三茶盅，分三次温饮下，至翌日午后视之，诸证皆轻减矣，然余热犹炽，其大便虽行一次，仍系燥烘，莫须有心中犹觉发热，脉仍有力，遂于清解药中，仍加生石膏一两，连服两剂，壮热始退，继用凉润清毒之药调之，痊愈。（未完）

67. 石膏煅用性同卤水生用直如金丹说（二）

疹之不分个数，其周身若浑成一个肉皮皆红者，西人谓之猩红热。此最为传染危险之证，较寻常瘟疹，实难调治。而能放胆重用生石膏，原可随手奏效。天津第一中学教员，宋志良君少女，年七岁，于戊辰孟夏，患瘟疹甚秘，其周身无几微之处无疹，是以肉变红色，周身壮热，心中亦甚觉热，且觉咽疼，诊其脉洪数有力，此真猩红热证也。其舌苔白而微黄，其病已三日，大便未行，为疏方生石膏细末二两，知母、玄参、天花粉各四钱，连翘三钱，蝉蜕、甘草各钱半，薄荷叶一钱，先用白茅根二两煎汤，用以煎药三盅，分三次温饮下。翌日视之，其热分毫未退，咽仍作疼，志良谓邻媪有来省视者，言见有从前出疹若斯者，皆未治愈，此证殆不可为乎。答曰：能听我用药，万无闪失，遂将方中石膏加倍为四两，如前煎服，翌日视之，热仍不退，惟咽喉之疼稍轻，此时大便犹未行，又即原方去薄荷，将石膏加重用六两，甘草改为三钱，服药一点钟。因恶心吐出一半，志良恐药力不足，又即原方再服一剂。是一日所服之石膏，当有九两矣，翌日视之，其热大减，咽喉犹微疼，脉象较前和平，仍似有余热未清，其大便仍未通下。遂用芒硝三钱，蜂蜜一两，开水冲化服下。大便通下两次，翌日再诊其脉有浮而还表之象。俾服西药阿斯匹林一分八厘，周身得汗，从此余热全消。

石膏之性，又善清疫病之热。沧州友人董寿山，年三十余，初次感冒发頤，数日頷下颈项皆肿，延至胸膺，复渐肿而下，其牙关紧闭，惟自齿缝可进稀汤，而咽喉肿疼，又艰于下咽，延医调治，服解毒清火之药数剂，肿热转增，时当中秋节后，淋雨不止，因病势危急，冒雨驱车迎愚之诊治，见其頷下连项，壅肿异常，状类时毒（疮家有时毒证），抚之硬而且热，色深红，纯是一团火毒之气，下肿已至心口，自牙纵中进水半口，必以手掩口鼻，十分努力方能下咽。且痰涎壅滞胸中，上至咽喉，并无容水之处，进水少许，必换出痰涎一口，且觉有气自下上冲，时作呃逆，连连不止。诊其脉洪滑而长，重按有力，兼有数象，愚曰俗称虾蟆瘟。实则疫之重者，毒热炽盛，盘踞阳明之腑，若火之燎原，必重用生石膏清之，乃可缓其热毒之势。从前医者在座，谓曾用生石膏一两，毫无功效，愚曰，石膏原微寒之药，《本经》载有明文，如此热毒，仅用两许，何能见效，遂用生石膏四两，金线重楼（此药须色黄味甘无辣味者方可用，无此则不用亦可），清半夏各三钱，连翘、蝉蜕各一钱（为咽喉肿甚表散之药不敢多用），煎服后觉药停胸间不下，其热与肿似有益增之势，知其证兼结胸，火热无下行之路，故益上冲也，幸药房即在本村，复急取生石膏四两，赭石三两，又煎汤徐徐温饮下，仍觉停于胸中，又急取赭石三两，蒌仁二两，芒硝八钱，又煎汤饮下，胸中仍不开通。此时咽喉益肿，再饮水亦不能下，病家惶恐无措。愚晓之曰：我之所以急急连次用药者，正为病之肿势浸增，恐稍迟缓，则药不能进，今其胸中既贮如许多药，断无不下行之理。药下行则结开使通，毒火随之下降，而上焦之毒热必消矣，时当晚十点钟，至夜半药力下行，黎明下燥粪数枚，上焦肿热较轻，水浆可进。晨饭时牙关亦微开，食茶汤一碗，午后肿热又渐增，抚其胸，热犹烙手，脉仍洪实，意其燥结必未尽下。遂投以大黄六钱，芒硝五钱，又下燥粪，兼有溏粪，病遂大愈。而肿处之硬者仍未甚消，胸间抚之犹热，脉象亦仍有力。又用生石膏三两，金银花、连翘各数钱，煎汤一大碗，分数次温饮下，三日痊愈。按此证当二次用药时，即加大黄、芒硝于药中，或不至有水浆不入之危险，此诚为用药少失机宜处。

又在德州时，有一军士年二十余，得瘟疫三四日间，头面悉肿，其肿处皮肉内含黄水，破后即溃烂，身上间有斑点，闻人言此病名大头瘟。其溃烂之状，又似瓜瓤瘟，最不易治，惧甚。求为诊治，其脉洪滑而长，舌苔白厚微黄，问其心中惟觉烦热，嗜食凉物，遂晓之，曰此证不难治。头面之肿烂，周身之斑点，无非热毒入胃，而随胃气外现之象，能放胆服生石膏，可保痊愈。遂投以拙拟青盂汤（方载《衷中参西录》三期七卷，系荷叶一个，用周遭边，生石膏一两，羚羊角二钱，知母六钱，蝉蜕、僵蚕、金线重楼、粉甘草各钱半，羚羊角另煎兑服），将方中生石膏改用三两，知母改用八钱，煎汤一大碗，分数次温饮下，一剂病愈强半，翌日于方中减去薄荷叶、蝉蜕，再一剂痊愈。

又邑北境留舍刘村张氏妇，患大头瘟症。头面肿大异常，且甚觉疼痛，以为系外科证，因延疡医治疗，医者调黑色药膏，遍敷于头面之上，其疼似少愈，病者谓心中甚觉发热，求先生再为开方内服。医者谓此证属内科，余专习外科，不能治腹中之病，于斯又改延内科治疗，病转日剧。适其同族张之才，与愚素相识，延愚为其夫人治病，其家闻之，求为诊视。见其头面肿而溃裂，时流黄水，其脉象洪实，两寸尤甚，其表里俱觉发热，心中烦躁怔忡，舌苔黄厚，大便四日未行，投以青盂汤。将石膏改用四两，知母用一两，又加生蒲黄四钱，煎汤三盅，分三次温饮下。其表里之热大减，头面之肿亦微消，烦躁怔忡皆愈强半。诊其脉仍然有力，大便犹未通下。遂减去金线重楼，加牛蒡子四钱，如前煎服，大便下，其热已退十之七八，头面之肿已消强半，其脉象仍有热余。又为疏方：天花粉一两，玄参、知母、连翘各五钱，生杭芍、金银花、丹参各三钱，甘草二钱，服一剂，其热全消，头面仍有余肿，遂又用旱三七、生蒲黄、煅甘石，共为细末，香油调敷肿处，数日痊愈。

外感痰喘，宜治以《金匮》小青龙加石膏汤。若其外感之热，已入阳明之腑，而小青龙汤中之麻桂姜辛诸药，实不宜用。曾治奉天同善堂中孤儿院刘小四，年八岁，孟秋患温病，医治十余日，病益加剧，表里火热，喘息迫促，脉象洪数，重按有力，知犹可治。问其大便，两日未行，投以大剂白虎汤，以生山药一两代粳米，为其喘息迫促。知其肺有伏邪，又加薄荷叶一钱以清之，俾煎汤三盅，分三次温服下。一剂病愈强半，又服一剂痊愈。

又邑北境于常庄于某，年过四旬，为风寒所束不得汗，胸中烦热，又兼喘促，医者治以苏子降气汤，兼散风清火之品，数剂病益进。其脉洪滑而浮，知当从汗解，投以拙拟寒解汤（方载《衷中参西录》三期五卷，系生石膏一两，知母八钱，连翘、蝉蜕各钱半），须臾上半身即出汗，又须臾觉药力行至下焦，其下半身及两腿亦皆出汗，病若失。

用生石膏以解外感之实热，诚为有一无二之良药。乃有时但重用生石膏不效，必仿白虎加人参汤之义，石膏与人参并用，而后其热始退者，兹详列数案于左，以备参考。

庚申岁在奉天，有沈阳县署科长某，患梅毒，入东人受田医院中治疗，经两旬，头面肿大，下体溃烂，周身壮热，谵语不省人事，东人谓毒已走丹田不可治，确辞之。俾其出院，其友人警务处科长孙俊如，邀愚往东人医院中为之诊视，疑其夹杂温病，遂用生石膏细末半斤，煮水一大瓶，伪作葡萄酒携之，托言探友，盖在彼医院，不宜另延他医治疗也。及入视病人，其头面肿而且红，诊其脉洪而实，知系夹杂外感之实热无疑，嘱将石膏水徐徐温服，翌日又往视之，其头面红肿见退，脉之洪实亦减半，而较前加数。其谵语昏愦，较前益甚。所饮石膏之水尚余一半。俾自购潞党参六钱，煎汤兑所余之石膏水，徐徐饮之。翌日又往视之，则人事大清，脉亦和平，病人决意改移愚医院中调治，东人见其病愈，又阻其出院。县尹公子朱良佐严与交涉说明病愈之由，遂舁来愚医院中调治，半月梅毒亦痊愈。盖用白虎汤之定例，汗吐下后及渴者，用白虎汤时，皆宜加人参。后细询此证治疗之经历，知曾经东人下药数次，是以脉虽洪实，亦必人参与石膏并用始愈也。又愚临证经验多年，知用白虎汤以治寒温之实热，不必汗吐下后及渴者，始宜加人参。其人或年过六旬，或壮年在劳心劳力之余，或其人素有内伤，或禀赋羸弱。若用白虎汤时，亦皆宜加人参。曾治邑城西傅家庄傅寿朋，年二十身体素弱，偶觉气分不舒，医者用三棱延胡等破之，自觉气短，遂停药不敢服，隔日忽发喘逆，筋惕内动，精神恍惚，脉数六至，浮分摇摇，按之若无，肤自甚热，上半身时出热汗，自言心为热迫，甚觉怔忡，其舌上微有白苔，中心似黄，统观此病情状，虽陡发于一日。其受外感已非一日，盖其气分不舒时，即受外感之时，特其初不自觉耳。为事怔忡太甚，不暇取药，急用生鸡子黄四枚，温开水调和，再将其碗置开水盆中，候温服之，喘遂止，怔忡亦见愈。继投以大剂白虎加人参汤，方中生石膏用三两，人参用六钱，再以生怀山药八钱，代方中粳米，煎汤一大碗，仍调入生鸡子黄三枚，徐徐饮下，尽剂而愈。

又邑北境六间房王姓童子，年十七，于孟夏得温病，八九日间上焦微嫌发闷，诊其脉确有实热而数至七至（凡用白虎汤者，见其脉数至七至，或六至余者，皆宜加人参），摇摇无根，盖其资禀素弱，又兼读书劳心，其受外感又甚剧，故脉象若是之危险也。为其胸胁疼闷，兼吐血，遂治以前方，将方中人参减半，又加竹茹、三七（捣细冲服）各二钱，煎汤一大碗，徐徐温饮下，一剂血即止，诸症亦见愈，又服一剂痊愈。用三七者，不但治吐血，实又兼治胸胁之疼闷也。

寒温之证，最忌舌干，至舌苔薄而干，或干而且缩者，尤为难治。而究其原因，却非一致，有因真阴亏损者，有因气虚不上潮者，有因气虚更下陷者，皆可治以白虎加人参汤，更以生山药代方中粳米，无不效者。盖人参之性，大能补气，元气壮旺上升，津液即随之上升，若与石膏同用，尤善治外感中之真阴亏损。况又有山药、知母以濡润之乎。若脉象数者，又宜多用人参，再加玄参、生地滋阴之品，煎汤四五茶盅，徐徐温饮下，一次止一大口，防其寒凉下侵，致大便滑泻，又欲其药力息息上达，升元气以生津液，饮完一剂，再煎一剂，使药力昼夜相继，数日火退舌润，其病自愈。曾治一邻村刘姓童子，年十三岁，于孟冬得伤寒证，七八日间，喘息鼻扇动，精神昏愦即时作谵语，所言者皆劳力之事，其脉微细而数，按之无力，欲视其舌干缩不能外伸，启齿探视，舌皮若斑点作黑色，似苔非苔，频饮凉水，毫无濡润之意，愚曰此病必得之劳力之余，胸中大气下陷，故津液不能上潮，气陷不能托火外出，故脉道瘀塞，不然何以脉象若斯，恣饮凉水而不滑泻乎。病家曰：先生之解诚然，从前延服药，分毫无效，不知尚可救否。曰此证按寻常治法，一日止服药一剂，即对证亦不能见效，听吾用药勿阻，定可挽回，遂用生石膏四两，党参、知母、生山药各一两，甘草三钱，煎汤一大碗，徐徐温饮下。一昼夜间，连进二剂，其病遂愈。（未完）

68. 石膏煅用性同卤水生用直如金丹说（三）

仲景治伤寒，脉结代者，用复脉汤，诚佳方也。愚治寒温之证，若其外感之热不盛，遇此等脉，即遵仲景之法，其脉虽结代，而外感之火甚实者，亦宜治以白虎加人参汤。曾治本邑城西丁姓叟，年逾六旬，于孟冬得伤表证，五六日间，延愚诊视，其脉洪滑，按之似有力，表里俱觉发热，间作呻吟，又兼喘逆，然不甚剧，投以白虎汤一剂，大热稍减，再诊其脉，可七八动一止，或十余动一止，两手皆然，重按无力，遂于原方中加党参八钱，兼师复脉汤中用干地黄之义，以干地黄（即生地黄）代知母，煎汤两盅，分三次温饮下。脉即调匀，而热仍不退，从前方中石膏用二两，遂加倍用四两，煎汤一大碗，俾徐徐温饮下，尽剂而愈。按此证若初次即投以白虎加人参汤，其脉即不至结代，因彼时愚犹年少，未能见及，犹幸二次用药，即悟正轨，迷途尚未远也。自此以后，凡用白虎汤时，遇年过六旬者，必加人参。或纯系白虎汤证，其脉稍欠实者，亦必加人参也。从来产后忌用寒凉，而果系产后伤寒及温病，心中燥热，舌苔黄厚，脉象洪实者，寒凉亦在所不忌，然所用寒凉之药，须审慎斟酌，不可漫然相投也。愚治产后寒温之轻者，其热虽入阳明之腑，而脉象不甚洪实，恒重用玄参一两，或至二两，而辅以芍药、连翘、甘草诸药，辄能应手奏效，若系证之剧者，必须用白虎加人参汤方能退热。然用时须以生山药代粳米，玄参代知母，方为稳妥。盖以石膏、玄参，《本经》皆明言治产乳，至知母条下，则未尝明言，愚不敢私心自用也。铁岭友人吴瑞五，精医学，尤笃信拙著《衷中参西录》中诸方，用之辄能奏效。其侄文博亦知医，有戚家延之治产后病，临行瑞五嘱之曰，果系产后温热，阳明胃腑大实，非用白虎加人参汤不可，然用时须按医学《衷中参西录》中讲究，以生山药代粳米，玄参代知母，方为万全之策，审证确时，放胆用之，勿为群言所阻挠也。及至诊视，果系产后温病，且证脉皆大实。文博遵其叔所嘱，开方取药，而药房皆不肯与，谓产后断无用石膏之理，病家因此生疑，文博辞归，病家又延他医，治数日，病势重危，复求为诊治，文博携药而往，如法服之，一剂而愈。

又沧州友人董寿山，曾治其邻村赵姓妇，产后八九日，忽得温病，因误用热药发汗，致热渴喘促，舌苔干黄，循衣摸床，呼索凉水，病家不敢与，其脉弦数有力，一息七至，急投以白虎加人参汤，以生山药代粳米，玄参代知母，方中生石膏重用至四两，为其脉数。又加生地、生杭芍各数钱，煎汤一大碗，分四次温饮下，尽剂而愈。当时有知医者在座，疑而询曰，产后忌用寒凉，何以能放胆如此重用生石膏，且知母、玄参，同为寒凉之品，何以必用玄参易知母乎？答曰：此理俱在《衷中参西录》中，因于行箧中出书示之，知医者观移时，始喟然叹服。

又铁岭门生杨鸿恩，曾治其本村张氏妇得温病，继而流产，越四五日，其病大发，遍请医生，皆谓温病流产，又兼邪热太甚，无方可治。有人告以鸿恩自奉天新归，其夫遂延为诊视，见病人目不识人，神气恍惚，渴嗜饮水，大便滑泻，脉数近八至，且微细无力，舌苔边黄中黑，缩不能伸，其家人泣问此病，尚可治否？答曰：按常法原在不治之例，然余受师传，竭吾能力，或可挽回，为燥热又兼滑泻，先投以《衷中参西录》滋阴清燥汤（方在三期五卷系生山药、滑石各一两，生杭芍六钱，甘草三钱），一剂泻止。热稍见愈，继投以白虎加人参汤，为其舌缩脉数，且在流产之后，真阴大亏，遂去知母、粳米，加生山药、生地黄、玄参、枸杞诸药，煎汤一大碗，调入生鸡子黄三枚，分数次徐徐饮下。精神清爽，舌能伸出，连服三剂痊愈。众人皆曰神医。鸿恩曰：此遵余师之训也。若拘俗说，产后不可用石膏，庸有幸乎。然用石膏，必须仿白虎加人参汤之义，以人参补其产后之虚。服药之后，始能托邪外出耳。余师《医学衷中参西录》中，论之详矣。

在女子有因外感之热内迫，致下血不止者，亦可重用白虎加人参汤治之。邻村泊北庄李氏妇，产后数日，恶露已尽，七八日忽又下血，延医服药，二十余日不止，其脉洪滑有力。心中热而且渴，疑其夹杂外感，询之身不觉热，又疑其血热妄行，投以凉药，兼止血之品，血不止而热渴如故。因思此证，必夹杂外感无疑，遂改用白虎加人参汤，方中生石膏重用三两，更以生山药代粳米，煎汤三盅，分三次温饮下。渴遂愈血亦见止，又改用凉血兼止血之药，二剂痊愈。然止血药中，必须有三七，以其兼能化瘀血也。

痢疾身热不休，服一切清火之药，而热仍不休者，方书多诿为不治，夫治果对证，其热焉有不休之理？此乃痢证夹杂外感，其外感之热邪，随痢深陷，弥漫于下焦经络之间，永无出路以致痢为热邪所助，日甚一日，而永无愈期。夫病有兼证，即治之宜有兼方，惟治以白虎加人参汤，以芍药代知母，则痢与外感之热俱清矣。曾治邑诸生王荷轩，年六十七岁，于中秋得痢证，医治二十余日无效，后愚诊视，其痢赤白胶滞，下行时觉肠中热而且干，小便亦觉发热，腹中下坠，并迫其脊骨尽处，亦下坠作疼，其头目时常眩晕，其脉洪长有力，舌有白苔甚厚。愚曰此外感之热，挟痢毒之热下迫，故现种种病状，非治痢兼治外感之热不可。遂用生石膏二两，生杭芍八钱，生怀山药六钱，野台参五钱，甘草二钱，此方即白虎加人参汤。以芍药代知母，生山药代粳米也（方载《衷中参西录》三期痢疾门，名通变白虎加人参汤），前汤两盅，分二次温饮下，日尽一剂，两剂痊愈，而脉象犹有余热，拟再用石膏清之，病家疑年高之人，石膏不可屡服。愚亦应聘他往，后二十余日痢复作，延他医治疗，于治痢药中，杂以甘寒濡润之品，致外感余热，永留不去。其痢遂屡次反复，至明年季夏，反复甚剧，复延愚诊视，其脉象病状，皆与前同。因谓之曰，去岁若肯多服生石膏数两，何至有以后屡次反复，今不可再留邪矣。仍授以原方，连服三剂，病愈而脉亦安和。

按此证两次皆随手奏效者，诚以石膏得人参之功，能使深陷之热邪徐徐上升外散，消解无余，加以芍药、甘草以理后重腹疼。山药以滋阴固下，所以热消而痢亦愈也。又此证因初次外感之热邪未清，后虽经屡次服凉药清解，其热仍固结莫解，迨蓄之期年之久，热邪勃然反复，必俟连次重用生石膏，始能消解无余，因悟得凡无新受之外感，再而其脉象确有实热，屡服凉药不效，即稍效而后仍反复者，皆预有外感之邪，伏脏其中，久而化热，均宜用白虎加人参汤清之。不然则外邪留滞，消烁真阴，经年累月，而浸成虚劳者多矣，志在活人者，何不防之于预，而有采于刍荛之言也。

又表兄张申甫之夫人，年五十余，素多疾病，于孟夏晨起，偶下白痢，至暮十余次，秉烛后忽然浑身大热，不省人事，循衣摸床，呼之不应，其脉洪而有力，肌肤之热烙手，知其系气分热痢又兼受暑，多病之身，不能支持，故精神昏愦如斯也。急用生石膏三两，野台参四钱，煎汤一大碗，徐徐温饮下。至夜半尽剂而醒，痢亦遂愈，诘朝煎渣再服，其病脱然。

上载痢证医案二则，一则痢而兼温，一则痢而兼暑，皆有外感实热，故皆重用生石膏兼人参治之，非概以其方治痢证也。拙著《衷中参西录》三期中，治痢共有七方，至五期中又添有数方，皆随证变通，用之确有把握。前案所用之方，乃七方之一也。愚用此方治人多矣，脉证的确，用之自无差忒也。尝观丁仲祜所译东人赤痢新论，有案二则：一为宫野某女，一为田中某女，皆痢而挟有外感温热，其身发剧热，心脏亢进，脉搏百一十至，舌苔干而剥离，神昏谵语，若投以拙拟重用石膏之方，皆可随手奏效。乃东人不知其夹杂温热，但投以治痢之药，至二证皆至不起，惜哉。夫著赤痢新论者，为志贺洁，系东人著名医学博士，能于赤病中考验出阿米巴赤痢，谓起于热带，而渐及于温带寒带，与寻常痢治法不同（治法详载于五期《衷中参西录》中），其研究痢证，可谓精矣。而竟一痢而兼温之证，不知治法，诚以东人专尚西法，不善治寒温，且不知用石膏，是以有此失也。

疟疾虽属少阳，而阳明有兼实热者，亦宜重用生石膏。

曾治邻村李酿泉，年四十许，疟疾间日一发，热时若燔，其不发之日，亦觉表里俱热。舌苔微黄而干，脉象弦长，重按甚实，此少阳邪盛，阳明热盛，疟而兼温之脉也。投以大剂白虎汤加柴胡三钱，服后顿觉清爽，翌晨疟即未发，又煎服前剂之半，加生姜三钱，温疟从此皆愈。（未完）

69. 石膏煅用性同卤水生用直如金丹说（四）

又天津双庙街王姓少年，于中秋患疟疾，服西药规泥涅（俗名金鸡纳霜）而愈。隔数日疟又作，又服规泥涅治愈，数日疟又作，服规泥涅两次无效。心中转觉烦躁，诊其脉左部弦长，右部洪实，知其系伏气化热，发而为疟也。问其心中发热，大便燥结，遂于未发疟之日，投以大剂白虎汤，加柴胡三钱，翌晨又即原方加草果一钱，生姜三片煎服，其疟疾从此永愈。后病人觌面时，言从前疟治愈后，仍觉头目昏眩，精神疲惫，至服多量之石膏后，陡觉神清体爽，一似别有天地，先生之药，何其妙哉。

且重用石膏治疟，亦非自愚昉也。袁简斋曰：丙子九月，余患疟，饮吕医药，至日昳忽呕吐头眩不止，家慈抱余起坐，觉血气自胸偾起，性命在呼吸间，忽有征友赵藜村来访，家人辞以疾，曰我解医，乃延入，诊脉看方，笑曰容易。命速买石膏加他药投之。余甫饮一勺，如以千钧之石，将肠胃压下，血气全消。未半盂沉沉睡去，头上微汗，朦胧中闻先慈哂曰，岂非仙丹乎。睡须臾，君犹在座，问思西瓜否？曰想甚，即买西瓜，曰凭君尽量，我去矣，食片许，如醍醐灌顶，头目为清，晚食粥，次日来曰，君所患者阳明经疟，吕医误为太阳经，以升麻、羌活二味升提之，将君妄血，逆流而上，惟白虎汤可治，然亦危矣。详观此案，石膏用之得当，直胜金丹，诚能挽回人命于顷刻也。

石膏之性，又善治脑漏，方书治脑漏之方，恒用辛夷、苍耳诸药，然此证病因，有因脑为风袭者，有因肝移热于脑者，若因脑为风袭而得，其初得之时，或可用此辛温之品散之，若久而化热，其辛温之药，即不宜用。至为肝移热于脑，则辛温之药，尤为必戒也。曾治奉天大西关溥源酱房郭玉堂，得此证半载不愈，鼻中时流浊涕，其气腥臭，心热神昏，恒觉眩晕，其脉左右皆弦而有力，其大便恒干燥，知其不但肝移热于脑，其胃亦移热于脑矣，恐其病因原系风袭，先于以西药阿斯匹林瓦许以发其汗，头目即觉清爽。继为疏方，用生石膏两半，生杭芍、玄参、知母、天花粉各四钱，龙胆草、金银花、甘草各二钱，薄荷叶一钱，连服十剂，石膏皆用两半，他药则少有加减，其病脱然痊愈。

又治奉天测量局护兵某，得此证七八日，其脉浮而有力，知其因风束生热，其热上升病及脑部也，亦先用西药阿斯匹林汗之，汗后其鼻中浊涕即减，继投以前方三剂而痊愈。

石膏之性又善治眼红肿作疼。丙寅季春，愚自沧来津，馆于英租界珍簠胡道尹家，有门役之弟李汝峰，为纺纱厂学徒，病目久不愈。眼睑红肿，胬肉遮睛，觉目睛胀疼甚剧，又兼耳聋鼻塞，见闻俱废，跬步须人扶持，其脉洪长甚实，左右皆然然。其心中甚觉发热，舌有白苔，中心微黄，其从前天大便原燥，因屡服西药，大便日行一次，知系冬有伏寒，感春阳而化热，其热上攻，耳与目皆当其冲也，拟用大剂白虎汤，以清阳明之热，更加芍药、龙胆草，兼清少阳之热。病人谓厂中原有西医，不令服外人药，今因屡服其药不愈，偷来求治于先生，或服丸散犹可，断不能在厂中煎服汤药。愚曰此易耳，我有自制治眼妙药，送汝一包，服之眼可立愈。遂将预轧生石膏细末两半与之，嘱其分六次服，日服三次，开水送下。服后又宜多饮开水，令其微见汗方好，持药去后，隔三日复来，眼疾已愈十之八九，其耳鼻塞皆愈。心中已不觉热，脉已和平，复与以生石膏细末一两，俾仍作六次服，将药服尽痊愈。至与以生石膏细末，而不明言者，恐明言之则将畏石膏，而不敢服矣。

《本经》谓石膏能治腹痛，诚有效验。曾治奉天清丈局司书刘锡五，腹痛三年不愈，其脉洪长有力，右部尤甚，舌心红而无皮，时觉头疼眩晕，大便干燥，小便黄涩，此乃伏气化热，阻塞奇经之经络，故作痛也。为疏方生石膏两半，知母、花粉、玄参、杭芍、川楝子各五钱，乳香、没药各四钱，甘草二钱，一剂病愈强半。即原方略为加减，又服两剂痊愈。

又愚弱冠后出游津门，至腊底还里，有本村刘姓少年，因腹痛卧病月余，昼夜号呼，势极危险，延医多次，皆服药无效。闻愚归，求为诊视，其脉洪长有力，盖从前之痛，犹不至如斯。为屡次为热药所误，故痛浸加剧耳。因确知其下焦郁热作痛，亦治以前方，惟生石膏重用二两，一剂病大轻减。又即原方加鲜茅根数钱，连服二剂痊愈。盖此等证大抵皆由外感伏邪，窜入奇经，阻塞气化，久而生热，其热无由宣散，遂郁而作痛。医者为其腹痛，不敢投以凉药，甚或以热治热，是以治而益剧。然证之凉热，脉自有分，即病人细心体验，临症者尽心询问考究，自能得其实际也。

石膏之性，又宜与西药阿斯匹林并用，盖石膏清热之力虽大，而发表之力稍轻，阿斯匹林之原质，存于杨柳树皮津液中，味酸性凉，最善达表，使内郁之热，由表解散，与石膏相助为理，实有相得益彰之妙也。如外感之热，已入阳明胃腑，其有头疼、舌苔犹白者，是仍带表证。愚恒用阿斯匹林一瓦（合中量二分六厘四毫），白蔗糖化水送服以汗之。迨其汗出遍体之时，复用生石膏两许，煎汤乘热饮之（宜当汗出时饮之），在表之热解，在里之热亦随汗而解矣。若其头已不疼，舌苔微黄，似无表证矣。而脉象犹浮，虽洪滑而按之不实者，仍可用阿斯匹林汗之。然宜先用生石膏七八钱，或两许煮汤服之，使热势少减，然后服阿斯匹林，则汗流既易出，汗后病亦易愈。或用石膏煎汤，送服阿斯匹林亦可。若已出汗后，其热未随全解，仍可徐徐饮以石膏汤，清其余热。不但此也，若斑疹之毒，郁而未发，其人表里俱热，大便不滑泻者，可用生石膏五六钱煎汤冲服阿斯匹林半瓦许，俾服后微似有汗，内毒透彻，斑疹可全行托出。若出后壮热不退，胃腑燥实，大便干燥者，又可多用生石膏，至二三两许，煎汤一大碗，冲阿斯匹林一瓦，或一瓦强，一次温饮两三羹匙，初饮略促其候，迨热见退，或大便通下，尤宜徐徐缓饮，以壮热全消仍不至滑泻为度。如此斟酌适宜，斑疹无难愈之证矣。石膏与阿斯匹林，或前后互用，或一时并用，通变化裁，存乎其人，果能息息与病机相赴，功效岂有穷哉。

西人治热性关节肿疼，习用阿斯匹林，而关节肿疼之挟有外感实热者，又必与石膏并用，方能立见奇效。奉天陆军参谋长赵海珊之侄，年六岁，脑后生疮，浸肿作疼，继而头面皆肿，若赤游丹毒。继而作抽掣，日甚一日，浸至周身僵直，目不能合，亦不能瞬，气息若断若续，呻吟全无。其家人以为无药可治，待时而已，阅两昼夜，形状如旧。试灌以水少许，似犹知咽，因转念或犹可治，遂舁之来院，求为诊治。其脉洪数而实，肌肤发热，知其夹杂温病，阳明腑证已实，势虽垂危，犹可挽回，遂用生石膏细末四两，以蒸汽水煎汤两盅，徐徐温灌之，周十二时尽剂。脉见和缓，微能作声，又用阿斯匹林瓦半，仍以汽水所煮石膏汤，分五次送下，限一日夜服完，至末二次，周身微见汗，其精神稍明了，肢体能微动。从前七八日不食，且不大便，至此可少进茶汤，大便亦通下矣。继用生怀山药细末煮作稀粥，调以白蔗糖，送服阿斯匹林三分瓦之一，日两次，若见有热，又间饮汽水所煮石膏汤，又以蜜调黄连末，少加薄荷冰，敷其头面肿处，生肌散敷其疮口破处。如此调养数日，病势减退，可以能言，其左连手足仍不能动。试略为屈伸，则疼不能忍。细验之关节处皆微肿，按之觉疼，知关节之间，因外感之热而生炎也，遂又用鲜茅根四两煎浓汤（无鲜者药房中干者亦可用），调以白蔗糖，送服阿斯匹林半瓦，日两次。俾服药后周身微似有汗，亦间有不出汗时，令其关节中之炎热，徐徐随发表之药透出。又佐以健脾胃之药，俾其多进饮食，如此旬余。左手足皆能运动屈伸，以后饮食复常，身体渐壮，遂停药勿服。此证共用生石膏三斤，阿斯匹林三十

瓦，始能完全治愈。愚并用石膏、阿斯匹林，治愈热性关节肿疼者多矣，惟此证最险，故详志之。（未完）

70. 石膏煅用性同卤水生用直如金丹说（五）

上所录诸案，为证不同，然皆兼有外感实热者也。乃有其人纯系内伤，脏腑失和，前哲具有特识，亦有重用生石膏者。徐灵胎曰：嘉兴朱宗臣，以阳盛阴亏之体，又兼痰凝气逆，医者以温补治之，胸膈痞塞而阳道痿，群医谓脾胃两亏，将恐无治。就余诊视，其体丰而气旺，阳升而阴不降，诸窍皆闭，笑谓之曰，此为肝肾双实证。先用清润之药涤其中宫，更以滋肾强阴之药，镇其元气，阳事即通。五月后其如夫人怀孕，得一女，又一年后得一男。

愚效徐氏治朱宗臣之法，曾治奉天南市场俊记建筑公司经理王海山，其证亦与前案朱宗臣之病相似，方中亦重用石膏，服药十余剂，其病痊愈。王君四十余岁，为无子，纳宠数年，犹未生育，想亦毓麟不远矣。

又吴鞠通曰，何姓叟年六十二岁，手足拘挛，误服桂、附、人参、熟地等补阳，以致面赤脉洪数，小便闭，身重不能转侧，手不能上至鬓，足蜷曲丝毫不能伸。细询病情，因纵饮食肉而然。所谓湿热不攘，大筋软短，小筋弛长，软短为拘，弛长为痿者也。与极苦通小肠，淡渗利膀胱之方，用生石膏八两，飞滑石一两，茯苓皮六钱，桑枝、防己各五钱，晚蚕砂、龙胆草各四钱，穿山甲、胡黄连、洋芦荟、杏仁、地龙各三钱，白通草二钱，煮三大碗，分三次服，日尽一剂。至七日后，小便红黑而浊，半月后手渐动，足渐伸，一月后下床扶椅能行，四十日后走至檐前，不能下阶。又半月始下阶，三月后能行四十步，后因饮用理脾肺之药收功。

又杨华轩（南皮人清同治时太医院官）同邑某氏室女，周身拘挛，四肢不能少伸，年余未起床矣。诊其脉阳明甚热，每剂药中必重用生石膏，以清阳明之热，其共用生石膏四斤，其病始愈。观此数案，石膏治外感兼治内伤，功用何其弘哉。

穷极石膏之功用，恒有令人获意外之效者。曾治奉天大西关马姓叟年近六旬，患痔疮三十余年不愈，后因伤寒证，热入阳明之腑。愚投以大剂白虎汤，数剂其病遂愈，痔疮竟由此除根。又同邑友人张少白曾治北平阎姓叟，年近七旬，素有痨疾，发则喘而且嗽，于冬日感冒风寒，上焦烦热，痨疾大作，痰涎胶滞，喘促异常，其脉关前洪滑，按之有力，少白治以生石膏二两，以清时气之热，因其痨疾，加沉香四钱，以引气归肾。且以痰涎太盛，石膏能润痰之燥，不能行痰之滞，故又藉其辛温之性，以为石膏之反佐也，一日连服二剂，于第二剂加清竹沥三钱，病若失，痨疾亦从此除根，永不反复。夫痨疾年近七旬，本属不治之证，而事出无心，竟以重用石膏者治愈之。石膏之功用，何其神哉。愚因闻此案，心有会悟，拟得治肺痨黄芪膏（方载《衷中参西录》三期二卷），其中亦用生石膏，服之颇见功效也。

寒温阳明腑病，原宜治以白虎汤，医者畏不敢用，恒以甘寒之药清之。遇病之轻者，亦可治愈，而恒至稽留余热

（甘寒药滞泥，故能闭塞外感热邪），灼耗脏腑，久成痨瘵，而当其痨瘵将成或初成而未甚之候，治以白虎加人参汤，可随手奏效。曾治奉天中街内宝陞靴铺学徒，得劳热喘嗽证，初原甚轻，医治数月，病势寖增，医者诿为不治。遂来院求为诊视，其人羸弱已甚，而脉象有力，数近六至，疑其外感伏热，询之果数月之前，曾患温病，经医治愈，乃知其决系外感留邪，问其心中，时觉发热，大便干燥，小便黄涩，遂投以白虎加人参汤，去粳米，加生怀山药一两，连服数剂，病若失。见者讶为奇异，不知此乃治其外感，非治其内伤，而能若是之神速也。《内经》谓冬伤于寒，春必温病，是言伏气为病也。乃有伏气伏于膈膜之下（《内经》所谓横连膜原也），逼近胃口，久而化热，不外发为温病，转上透膈膜，熏蒸肺脏，致成肺病者。若其脉有力，亦宜重用生石膏治之。曾治奉天小南关赵某，年四十许，始则发热懒食，继则咳嗽，吐痰腥臭，医治三月，浸至不能起床，脉象滑实，右脉尤甚（伏邪之热，亦如寒温之脉，多右胜于左），舌有黄苔，大便数日一行，知系伏气为病，投以大剂白虎汤，以生山药代粳米，又加利痰解毒之品，三剂后病愈强半。又即其方加减，服至十余剂痊愈。

又有伏气下陷于奇经诸脉中，久而化热，其热亦不能外发为温，有时随奇经之脉上升者，在女子又有热入血室，而子宫溃烂者，爰录两案于下以证之。

安东尉之凤，年二十余，时觉有热起自下焦，上冲脑部，其脑部为冲激，头巅有似肿胀，时作眩晕，心中亦时发热，大便干燥，小便黄涩，经医年余无效。其处医士李亦泉，寄函来问治法。其开来病案如此，且言脉象洪实，饮食照常，身体亦不软弱，知其伏有外感热邪，因其身体不弱，俾其日用生石膏四两，煮水当茶饮之。若觉凉时，即停服。后二十余日，其人忽来奉，言遵示服石膏六七斤，上冲之热见轻，而大便微溏，因停药不服，诊其脉仍然有力，问其心中，仍然发热，大便自停药后即不溏矣，为开白虎加人参汤，方中生石膏用三两，参用野台参五钱，以生山药代粳米，连服七八剂，上冲之热大减，因出院还家，嘱其家按原方再服五六剂，病当除矣。

又南皮张文襄公第十公子温乡夫人，年三十余，十年前恒觉少腹切疼，英女医谓系子宫炎证，用药数次无效。继乃谓此病如欲除根，必须用手术剖割，将生炎之处其腐烂者去净，然后敷药能愈。病人惧而辞之，后至奉又延东洋女医治疗，用坐药兼用内服之药，数年稍愈。至壬戌夏令，病浸增剧，时时疼痛，间下脓血。至癸亥正初，延愚诊治，其脉弦而有力，尺脉尤甚，自言疼处觉热，以凉手熨之稍愈，上焦亦觉烦躁，恍悟此证，当系曾受外感，热入血室。医者不知，治以小柴胡汤加石膏。外感虽解，而血室之热未清，或伏气下陷，入于血室，阻塞气化久而生热，以致子宫生炎，浸至溃烂，脓血下注。为疏方用金银花、乳香、没药、甘草，以解其毒。天花粉、知母、玄参以清其热，复本小柴胡汤之义，加柴胡提稍下陷之热上出，诸药煎汤，送服三七细末二钱，以化腐生新，连服三剂，疼似稍轻，其热仍不少退。因思此证原系外感稽留之热，非生石膏不能解也，遂于原方中加生石膏一两，后渐加至二两，连服数剂，热退强半，疼亦大减，遂去石膏服数剂，渐将凉药减少，复少加健胃之品，共服药三十剂痊愈。近在天津，又治冯氏妇，其证脉象病情，皆与上案相同，治以前所用之方，服后觉脓血不能下行，水腹作胀，知不受柴胡之升提，遂去柴胡服数剂，病大轻减。又即原方随证加减，共服十八剂痊愈。然即后证之不受柴胡，则前证亦以不用柴胡为是，且由此悟得柴胡升提之力，原可为治女子崩带之要药也。

石膏之性，又善解疮疡之热毒。奉天北陵旁赵姓叟，年过六旬，脐旁发红肿，其大如掌，而甚疼。医者谓离脐太近危险难治，服其药亦无效。来院求为诊治，其脉象洪实，右部尤甚，心中发热，且其烦躁，恒觉屋隘莫容，屡至庭中散步，证脉合参，知其阳明确有实热，为疏方生石膏二两，天花粉、金银花、连翘各五钱，乳香、没药、甘草各三钱，煎汤两盅，分两次温服下。连服二剂，肿消强半。烦躁痊愈，脉象亦平，遂去石膏，加丹参四钱，又服四剂痊愈。

阳明实热之证有非服生石膏细末，不能愈者。曾治奉天大西关马朴臣，年过五旬，温热入阳明之腑，脉象洪实，为开大剂白虎汤，重用生石膏四两，煎汤三盅，分三次温饮下，其热稍退，翌日热又如故，后渐加石膏至八两，热仍如故，亦不滑泻，后俾用鲜梨片，蘸生石膏细末服之。当日服五六次，共服生石膏二两，其热全退。后凡遇服六剂白虎汤，而热不退，大便不滑泻者，皆俾服生石膏细末，莫不随手奏效。

石膏之性，又善解砒石之毒。本村东邻张氏女，因家庭勃谿，怒吞砒石末。移时呕吐，其兄疑其偷服毒物，诡言无他，惯用惟服皂矾少许耳。其兄闻其言，急来询解救之方。愚曰：白矾原硫酸与铁化合，分毫无毒，呕吐数次即愈。断无闪失，但恐未必是皂矾耳，须再切实问之。其兄去后，迟约三点钟复来，言此时腹中绞疼，危急万分，始实言所吞者是砒石末，非皂矾也，遂急令其至本村卖豆腐家，取生石膏二两为细末，用凉水送服，腹疼顿止。然犹觉腹中灼热，再用生石膏细末半斤，煮水两大碗，徐徐饮之，尽剂而愈。后又遇吞洋火中毒者，治以生石膏亦愈。然为其毒缓，但煎汤饮之，无用送服其细末也。

愚临证四十余年，重用生石膏治愈之证，当以数千计，病愈之后，其人恒饮食加多，毫无寒中之弊，又曾见有服煅石膏数钱，其脉即数动一止，浸至言语迟涩，肢体痿废者；有服煅石膏数钱，其胸中即觉郁疼，服通气活血之药数剂，始愈者；至于伤寒温病，痰火充盛，服煅石膏后，将痰火敛住，不可救药者，尤不胜计。医界同人之用石膏者，果能深信愚言，皆严禁用煅石膏，且更放胆用生石膏，则吾四万万同胞幸甚矣。（完）

（已上五篇见《医界春秋》1930）

71. 论石膏不可煅

石膏之性，凉而能散，为寒温证有实热者之金丹，是以伤寒诸方。若白虎汤、麻杏甘石汤、越婢汤、大小青龙汤（伤寒小青龙汤无石膏，而金匮则有小青龙加石膏汤）、竹叶石膏汤皆用之。至金匮竹皮大丸中有石膏，竟以治妇人乳中（生子之时）虚烦乱呕逆。斯盖遵用本经，石膏可治产乳之义也。至千金治中汤（即理中汤）以治霍乱转筋者加石膏，后贤江笔花治一时疫发斑，共用石膏十四斤。吴鞠通治手足拘挛，又为热药所误，致面赤脉洪数，小便闭塞，身重不能转侧，手足之拘挛益甚，每方中用石膏八两，日进一剂，服至五月诸病皆愈。斯诚真知石膏之性，而善用石膏者也。盖石膏本微寒，本经原有明文，不知者竟误认为大寒，而煅用之，则辛散之性，变为收敛（所以点豆腐者必煅用），若遇痰火充盛者，用至一两，即足伤人。因其收敛之力，能凝滞痰火于胸胃之间，而固结莫解也，迨至用煅石膏而偾事。流俗之见，不知其误在煅，不在石膏，转谓石膏煅用，猛烈犹至如此，而不煅者更可知矣。嗟呼，以石膏如此良药，竟如此埋没其功能，真可概也。愚临证四十余年，重用石膏治愈之证，当以数千计，有治一证而用至数斤者，有治一证而用至十数斤者，其人病愈后，饮食有加，分毫无寒胃之弊。又曾见有用煅石膏数钱，其人之脉即数动一停，浸至言语謇涩，肢体痿废者，有服煅石膏数钱，即觉胸胁郁疼，服通气活血之药始愈者。至于伤寒温病，热入阳明，痰火充盛，服煅石膏后而不可救药者，尤不胜计。世之喜用煅石膏者，尚其阅愚言，而翻然知所改图哉。

或问同一石膏也，何以煅与生者，其性迥然不同。答曰：石膏之原质，乃硫养钙合而成，其能散者，硫养之力也。煅之则硫养之气飞腾，所余者惟钙，钙之性原涩而且敛，煅之则成石膏灰。其敛涩之性益甚，所以服之不宜也。

或问丁仲祜译西人之说，谓用石膏治病，虽多用亦无效验。是以西人并不以之列于药品，今既言用石膏治病如此效验，岂西人研究犹未到乎。答曰：西人工作之时，恒硫养钙并用，为工作之料，迨工作之余，即可得若干石膏，而用以治病，分毫无效。故谓石膏不可作药用，指工作石膏而言也，后改用天产石膏。见其效验异常，遂将石膏列于石灰基中，为上品妙药。今西人石灰基要药有三种，炭养石，牡蛎也；灿养石灰，鹿茸角也；硫养石灰，石膏也，西人可谓善补过矣，岂吾中华医界，犹笃信西人未定之初论乎。

（见《中医杂志》1923）

72. 论石膏善解疮疡热毒

奉天陆军营长赵海珊之封翁，年六十四岁，于脐旁生疮，外科家谓接脐太近，恐破后危险，因此惧甚，来院求为诊治。视患处红肿连脐，大径三寸，不甚突起，自其边重按之，其根柢若甚深，且甚疼，即未按时，亦恒作疼。自言自生此疮后，心中烦躁异常，恒觉屋宇狭隘，不能容身，诊其脉洪紧有力。夫紧为毒盛，洪为火盛，毒火相并上冲，所以心中若是之烦躁也。然欲解其毒，宜先清其热，问其大便，干燥殊甚。遂单用生石膏细末四两，煎汤四茶盅，为一日之量，分四次温饮下，至翌晨烦躁顿除，疮之红肿微消，不按亦不作疼，遂改用花粉一两，皂刺、金银花各五钱，知母、乳香、没药、山甲珠、王不留各四钱，连服十剂，疮消无芥蒂。

按石膏诚为无上良药，愚于戊午中秋，应奉天军政两界之聘，自汉皋来奉，疹病于大东关立达医院（今医院已移至奉天大西边门外），兼推广所著《医学衷中参西录》，其初见拙著及拙疏之方者，大抵皆谤毁其重用生石膏。愚数年之间，费尽苦心，为医演说，且见愚所治之病，及用愚书之方，皆能奏效，信从者已过半矣。迄今各处医界，立社结会，出报出志，若绍兴杭州、山西、天津、开昌、无锡、如皋诸处。凡愚所投之稿，莫不竭力提倡重用生石膏，深戒用煅石膏，吾医界同人，果深韪愚言，固吾同胞之幸福，实愚日夜馨香祷祝者也。至于愚用石膏之法，《医学衷中参西录》曾详载之，而山西中医改进研究会杂志，载有平陆县尹彭公，致本会书，代为发明愚用石膏之法甚详，兹不复赘。若彭公者，洵为愚未觌面之知已矣。

（见《中医杂志》1923）

73. 石膏论

石膏虽为金石之品，实为和平之药也。《本经》谓其微寒，其性非大寒可知，且谓其主治产乳。产乳者，产后之疾也。至仲景遵经之旨，治妇人乳中虚，烦乱呕逆有竹皮大丸，石膏与竹皮、桂枝诸药并用。后贤徐灵胎治产后外感之热，即师竹皮大丸之义，方中重用石膏，治气化升而不降，阳道痿废，亦重用石膏，是石膏原为寻常日用之药，有何畏忌，且其性凉而能散，用之于外感有实热者，直胜金丹。鄙人对于寒温险证，热入阳明已实者，投以白虎汤，其热虽已实，而气体虚者，投以白虎加人参汤，石膏恒用至半斤，煎汤一大碗，徐徐温饮下，不知挽回几何人命矣。对于小儿瘟疹，其毒热炽盛者，亦恒于清毒透表药中，石膏三四两，煎汤徐徐温灌之，亦莫不随手奏效。至于妇人产后患寒温之证，当用石膏时，亦毫无顾忌。然必用人参佐之，诚以伤寒之例，汗吐下后，用白虎汤者，必加人参，以其虚也。产后较汗吐下后更虚，故以人参佐之，且用白虎加人参汤时，又必以玄参代知母，因石膏、玄参，《本经》皆明言主产乳，至知母，则《本经》未尝明言。鄙人慎重人命，不敢于人之产后，而妄试以他凉药也。

石膏既治寒温之热如此效验，人之所以畏石膏而不敢轻用，即用而亦不敢多者，诚为后世方书所误也。夫石膏原微寒也，而后世方书则名之凝水石，谓虽当暑热之时用其末搅水中，即凝结成冰，且谓其大寒之性，服之伤胃必须煅用始于胃无伤。噫！即此数语，已误尽天下苍生矣。何者？石膏所以善治外感之热者，以其凉而能散也。煅之则散者变为收敛（是以点豆腐者必煅用），服后能使外感之痰火，凝结不散，故用煅石膏至一两，即足伤人。迨用煅石膏偾事之后，不知其误在煅不在石膏，转谓石膏煅用，其寒凉之性犹能误人性命，其不煅者更可知矣。一倡百和，相习成风，此人之畏用石膏所由来也。夫寒温之火，势若燎原，若能于石膏放胆用之，以尽其能力，直如大雨倾盆，扑灭其火，原系易易。吾愿世之行道者，时时以活人为心，深念因寒温之热者为可悯，其气体壮者投以白虎汤，气体稍弱者，投以白虎加人参汤，将生石膏细末，重用至五六两（余药不必甚多用），煎汤一大碗，俾其徐徐温饮下，一次止饮一大口，既可免病家之疑，又可使药力不趋下焦，致成滑泻。若其饮之，热退病减，即可徐徐进剂，若觉药性太凉，不妨饮数次而止，此乃至稳之法，百用不至一失，即可救无数人命，且古法之一煎三服即是此意，医者何惮而不为哉。

按石膏之质甚重，四五两不过一大握耳，且煎之又毫无汁浆，故其力甚微，非多用不能见功。曾阅江笔花《医镜》，载有治一时疫发斑，前后服药，共享石膏十四斤而斑始透，以为此真能放胆用石膏者也。后阅吴鞠通医案，治何姓年六十二岁，手足拘挛，误服桂、附、人参、熟地等药，以致面赤脉洪数，小便闭，身重不能转侧，四肢拘挛益甚，细询病情，因重饮食肉而然，所谓湿热不攘，大筋软短，小筋弛长，软短为拘，弛长为痿者也，遂投以清热去湿通络之药，每剂重用生石膏八两，煎三碗，分三次饮下。一方服近四月，共享生石膏六十斤，始能动作步履。又治赵姓四十六岁太阳痹症，误服热药周年，六脉洪大已极。鞠通方中初用生石膏四两，后加至一斤，服药八月，用石膏近百斤，虽能步履，仍未脱然。继用前方与妙应丸轮流服之，又用石膏十余斤始痊愈。由是观之，石膏之性原和平，用之得当，即多服久服，亦无伤损。今之医者，对于寒温大热之症，犹不敢用石膏至数两，何其识见远不若前哲哉。

74. 石膏论（续）

鄙人近在奉天，曾治西安县张子禹腿疼，其人身体强壮，三十未娶，两腿肿疼，胫骨处尤甚，服热药则加剧，服凉药则平平，服药年余无效。诊其脉象洪实，右脉尤甚，其疼肿之处皆发热，断为相火炽盛，其小便必稍有不利，因致湿热相并下注，宜投以清热利湿之剂。初用生石膏四两，连翘、茅根各三钱，煎汤服后，渐加至石膏半斤，日服两剂。其第二剂石膏用四两，如此月余，共享生石膏十四五斤，疼减肿亦见消，其饮食如常，大便日一行，分毫未觉寒凉，乃其人本在其邑煤矿典账簿，屡次来信催其速归，临行嘱其归后，可仍服原方，必能痊愈。孰意其归后，惑于众口之烁，竟停药不服，而自甘颓废，积重难返，真可令人浩叹也。

西人谓石膏系硫酸与石灰化合，其工作之料恒石灰硫酸并用，至工竣即余剩若干石膏，用之治病，分毫无效。西人遂谓石膏不堪入药，而醉心西法者，更附会西人之说，大声疾呼，直将眢惑一世。近今西人知天产石膏与人造石膏，功效悬殊，竟目石膏为极有价值之药品，吾不知向之附会西人者又将何说之辞耶。

生石膏之性，凉而能散，寒温证之金丹也。煅石膏之性，涩而且敛，寒温证之鸩毒也。是以鄙人用石膏，必向杂货店买其大块整石膏，自轧细用之。若向药房购买，往往方中明开生者，而竟以煅者伪充，以煅者其所素备，且以为较用生者稳妥也，岂知杀人如反掌哉。用石膏者庶能细心辨其生熟，实活人之一道也。

西药有安知歇貌林，又名退热冰，究其退实热之效，还不如生石膏。盖石膏之凉，虽不如冰，而其退热则又胜冰还甚。邻村龙潭庄张叟，年过七旬，于孟夏得温病，四五日间，烦热燥渴，遣人于十里外致冰一担，日夜食之，烦渴如故。其脉洪滑而长，重按之有力，舌苔白厚，中心微黄，投以白虎加以人参汤，方中用生石膏用四两，煎汤一大碗，分数次温饮，连进二剂，烦热燥渴痊愈。又治友人毛仙阁夫人，年近七旬，于正月中旬，伤寒无汗，原是麻黄汤证，医者误投以桂枝汤，上焦陡觉烦热恶心，闻药气即呕吐，但饮石膏所煮清水及白开水亦呕吐，惟昼夜呑小冰块，可以不吐。两日之间，呑冰若干，而炽热不减，其脉关前洪滑异常，俾用鲜梨片蘸生石膏细末嚼咽之，遂受药不吐，服尽二两而病愈。又治沈阳县尹朱霭亭夫人，年过五旬，于戊午季秋得温病甚剧，先延东人治疗，所服不知何药，外用冰囊以解其热，数日热益盛，精神昏昏似睡，大声呼之亦无知觉，其脉洪实搏指，俾将冰囊彻去，用生石膏细末四两，粳米八钱，煎取清汁四茶杯，徐徐温灌下，约历十点钟，将药服尽，豁然顿醒。霭亭喜甚，命其公子良佐从鄙人学医。统观以上三案，石膏之功用何其伟哉。至拙著《医学衷中参西录》中所载重用石膏，治愈之险证甚夥，兹不俱录。

鄙人在奉天立达医院（奉天大东关），用蒸汽水煮生石膏细末三四沸，澄取清水，每石膏二两，煮水三两，以治寒温之实热，功效异常。以治小儿瘟疹，徐徐温服。尤善透表清热，托毒外出，盖汽水之气原轻浮，以之煮石膏，则其性仍上升外达，而寒凉不至下趋，故尤佳也。

至于初次行道，素无经验，或不敢轻用石膏，而临证之际，又有试验之法。凡病人思饮凉水，即与以新汲井泉水，而多饮不泄泻者，放胆与以汽水所煮石膏汤必愈，此百用不至一失之法也。然所谓蒸汽水者，非街市所卖之汽水也。街市所卖之汽水，原是滚水掺药物制成，不堪以之再制药，至蒸汽水，乃用清水蒸成。若烧酒甑不加作酒之料，而但用清水蒸烧，所流出者，即蒸汽水。西人鬻机器者，原有蒸汽水机器。凡用机器工作，其锅炉之处，亦可得此水。若无蒸汽水处，即用寻常日用之水者，石膏亦可，然饮时宜较汽水所煮者稍从缓耳，《伤寒论》有作甘澜水法，可用之以代蒸汽水。

（以上二篇见《医学杂志》1922）

75. 石膏煅用即同卤水说

点豆腐者用卤水，又可用煅石膏所煮之水，此人所共知也。医者对于卤水，不敢作为内服之药，恐其收敛之力，能凝结豆腐成块，即能凝结人之血脉，使之闭塞，何对于石膏之煅者，竟习用之，而不知其亦有是弊乎。夫人之畏用生石膏者，为其寒也，然石膏性微寒，原非大寒。《本经》载有明文，且谓其宜于产乳，其性尤纯良可知，时贤刘蔚楚，深识《本经》之旨，自治其夫人产后温病，壮热大渴，每剂药中，用生石膏八两，连服十八剂，垂危而安（见《遇安斋证治丛录》）。至愚治产后寒温，热入阳明之实证，亦恒用白虎加人参汤，以玄参代知母，生山药代粳米，每剂生石膏，皆重用四五两，莫不随手奏效。夫产后尚可如此重用生石膏，则其性甚纯良，且非大寒，可确信也。至其所以善解寒温之热者，以其为硫养轻化合，质重气轻，凉而能散，俾外感邪热，徐徐自皮毛透出。若煅之则变为黏滞取敛之性，不但可以凝结人之血脉，使之闭塞，更能感之痰火，永久闭塞于胸中，而无解散之期。是以外感之有实热者，用煅石膏至一两，即足偾事。若其外感之热本经，煅石膏亦止用五六钱者，纵不至即时有碍性命，而恒至血脉闭塞，浸成痿废。《药物学讲义》石膏条中，曾慨切详细言之，可参观也。由斯而论，石膏一物也，生用之则救人之危，直同金丹，煅用之则害人之命，直同鸩毒。只此一日之间，而吾四万万同胞中，其病本可治，而不知重用生石膏，以挽救之者，不知凡几；其病本可治，而竟至误用煅石膏，以陷害之者，又不知凡几也。愚为热肠所迫，数年来所撰医学志报之稿，恒欲大声疾呼，以唤醒医界，无如志报之流行，多在通都大邑，而乡区之业医者，仍无由得知。愚深愿医界同人，若遇业医守旧者流，务将石膏宜生用不宜煅用之理由，痛切详明言之，亦救人之一道也。又乡区医者，多信产后不可用石膏之谬说，虽遇寒温实热，亦视为严禁之品（说见徐洄溪治陆炳若夫人产后用石膏案中）。又不妨证以金匮之竹皮大丸，其中有石膏，原以治妇人乳中虚烦呕逆，乳中即产后也。至药房中又恒以煅者误充生者，用石膏时宜详辨。

（见《医学杂志》1933）

76. 论鲜茅根生石膏与西药阿斯匹林并用可代羚羊角

羚羊角最善清热，以其角心生有木胎（似木非木），尤善清肝胆之热，能养肝兼能镇肝，故善宁熄肝风，镇安魂魄，为其禀有木性，故又具有宣散之力，善托疹毒外出。凡痧瘾初见点即倒烟瘾者，重用之仍能表出，诚救急之良药也。乃至今其价昂贵，银币十余圆，始能购得一钱，致欲用羚羊角者，恒因之而束手。而愚临证细心体验，知此角原有代用之药品，即鲜茅根、生石膏及西药阿斯匹林是也。此药三味，或一时并用，或前后互用，相其病之轻重虚实，而斟酌咸宜。凡羚羊角能治之证，皆能治之。即有时羚羊角不能治之证，而用此代羚羊角者治之，亦恒能随手奏效。是以此三味代羚羊角，而更胜于羚羊也。爰录数案于下以明之。

医案

长子荫潮，于今岁（壬申）孟春上旬，微觉喉疼，未尝介意。适有邻村患瘟疹者，迎为诊治，迨将病治愈而归，途中觉周身发冷，至家又作灼热，两臂及胸间肉皮发红，喉呼益甚，遂用生石膏两许，煎汤送服阿斯匹林一瓦（合中量二分六厘四毫），周身得汗而热解。其两臂似有疹见点，迟半日又似微恶寒，寒已复热，其脉洪而有力，重按之则左部实，右部不实，知未病之时，肝胆先蕴有实热也。此伤寒论所谓少阳阳明，是以有寒热往来也，因其热不退，且疹未出透，又投半清半表之剂，生石膏、花粉，与连翘、蝉蜕诸药并用，疹似稍见出，而灼仍不减，且因清热之力稍重，一日之间，大便下两次（此因其左脉实而右脉不实也），荫潮颇自惶恐。愚曰，此无虑，若得鲜茅根斤许，必愈矣。无如药房所鬻者，皆干白茅根，当时天寒，冻犹未解，剖取不易，遂倩数人荷利器，开冻地取之，择净切碎得六两，煎三四沸，视茅根皆沉水底，得清汤三茶盅，分三次温服，每次送服阿斯匹林一分强，服后若稍有汗，下次阿斯匹林宜少服。若分毫无汗，下次宜稍多服，以三次之中，有一次微见汗为适宜。将药三次服完，又出疹若干，热退强半，咽喉亦见轻。翌日又剖取鲜茅根六两，因其两日大便未解，石膏仍然可用，遂加生石膏细末两半，与茅根同煎数沸，取其汤送服阿斯匹林如前。又出疹若干，其热全消，咽喉亦愈。惟脑部仍觉不清爽，隔两日又似稍灼热，喉又微疼，又剖取鲜茅根半斤，加生石膏细末两半，煮取清汤，分三次送服阿斯匹林如前，又发出白泡若干（方书所谓白瘖），其病遂从此痊愈。

为荫潮治瘟疹之时，又治一大头瘟证，其为邻村李景文，系大学毕业生。其头面肿甚剧，其左目因肿不能开视，其肿处觉热而且疼，其脉象洪而不实，心中不甚觉热，舌苔白厚，大便三日未行，为疏方生石膏一两，天花粉、知母、玄参各四钱，连翘、荷叶边、甘草各二钱，煎汤盅半，分两次温服。外用鲜茅根半斤，煎汤四茶盅，先用一盅，送服阿斯匹林一瓦，于服汤药后一点钟服之，周身微汗，所余茅根汤，仍当茶温饮之。翌日再为诊视，头面之肿已消四分之三，大便已通下，其脉象似仍有余热，俾仍多饮鲜茅根汤，数日痊愈。

至正月下旬，愚复回津，有杭州许鹿苹君，原为工阜县尹，谢仕后，因素精于医，在天津法租界悬壶。时津地瘟疹流行，其公子年八岁，周身出疹，旋出靥，其疹毒原未清，两三日后，又重受外感，昼夜灼热不退，且又泄泻。许君慎重，不敢自治，遂延为诊视。其脉似有力而不实，舌苔白厚，时作干咳，喉中微疼，其喉两旁微肿，按之各有疙瘩一枚，正内对扁桃腺处，稍重按则作疼，为疏方用生怀山药一两，滑石、生杭芍各六钱，连翘、甘草各三钱（此方载《衷中参西录》三期五卷，名滋阴宣解汤，原方中尚有蝉蜕三钱），煎汤送服阿斯匹林半瓦，再多用鲜茅根煎汤，当茶，翌日视之，泄泻已愈，而灼热不退，且觉胃口发，其脉似较前有力，又为疏方，生石膏两半，生怀山药五钱，滑石、生白芍各四钱，大潞参、生莱菔子、甘草各二钱，煎汤两盅，分三次温服。每次仍送服阿斯匹林分许，仍外用鲜茅根汤当茶。按此方中既用石膏，而复用滑石者，防其水归大肠仍滑泻也。用山药者，以山药代白虎汤中粳米也。又加党参、生莱菔子者，欲开其胃口之满，又防其因开破伤气也，且久病身弱，用白虎汤时，原宜加参也，至于芍药，既可代白虎汤中知母，又可助滑石以利小便，助甘草以复真阴也（仲景有用芍药甘草汤以复其阴之言）。如法将药服完，周身复出疹若干，大热已退，脉已平和，喉已不疼，惟喉两旁，疙瘩未消，心中犹觉发热，遂将生石膏改用一两，减去参及莱菔，加连翘三钱，再服一剂，仍多饮鲜茅根汤当茶，其病遂痊愈。其疙瘩手按已不甚疼，继用金银花五钱，连翘三钱，煎汤一大盅，分三次温服。每次送服梅花点舌丹一丸，如此四日，疙瘩消无芥蒂。

按白茅根得少阳最初之气，故其发生最早，其体不但中空，其周遭爿上，有十二小孔，以像人之手足十二经络，原系玲珑之体，故善透达脏腑之郁热郁毒，使之外出，其遇热之甚者，又辅以石膏，石膏原含硫养轻钙四种朱质者也，生用之，则其所含硫养轻之性，凉而能散，原可为鲜茅根之左辅右弼，至阿斯匹林，虽属西药，其原质原存于杨柳皮津液之中，杨柳亦发生最早，禀少阳最初之气者也。凡亶少阳最初之气者，其性皆凉而能散也，而西人又少制以硫酸，故其宣散之力较大，能透表而为汗，是以又能助茅根、石膏所不及也。然用此三味药作方以治病者，须知石膏只宜生用，万不可煅用。若煅用之，至八钱，即足误人性命，此尤当慎之又慎，谨防药房中，以煅石膏充生石膏也。

（见《神州国医学报》1933）

77. 论三七有殊异之功能

三七善治血证，拙著《药物学讲义》已详悉言之。乃今于治血证之外，又得其殊异之功能，由自身试验而知。既知之，而不敢自秘，因急欲贡诸同人，以备采用，特详录其事实如下。

乙丑孟夏末旬，愚寝室窗上，糊纱一方，以透空气，入夜则以窗帘障之。一日寝时甚热，未下窗帘，愚睡正当窗，醒时觉凉风扑面，袭入右腮，因睡时向左侧也。至午后右腮肿疼，知因风袭，急服西药阿斯匹林汗之，乃汗已出透而肿疼如故，迟至翌晨，病又加剧。以手重按其处，连牙床皆肿甚，惧成骨槽风证。且觉心中发热，于斯连服清火散风、活血消肿之药剂，心中热退，而肿疼仍如故。手抚之肌肤甚热，遂用醋调大黄细末，屡敷其上，初似觉轻，迟半日，则肿疼仍如故。继因洗脸时偶以热巾熨其处，又似觉轻，屡熨之，则又无效。因思此证，未受风之先，头面从前原觉发热，又为凉风所袭，则凉热之气因而凝结，所以乍凉之觉轻，乍热之亦觉轻也。然气凝则血滞，肿疼之久，必将化脓。遂用山甲、皂刺、乳香、没药、连翘、花粉诸治疮之药，迎而治之，服两剂仍分毫无效。浸至其疼彻骨，夜不能眠，踌躇再四，恍悟三七外敷善止金疮作疼，以其善化瘀血也。若内服之，亦当使瘀血之聚者速化而止疼。遂急取三七细末二钱服之，约数分钟，其疼见轻。逾一句钟，即痛愈强半矣。当日又服两次，至翌晨已不觉疼，肿亦见消，继又服两日，每日三次，其肿消无芥蒂。

愚于斯深叹三七之功能，内子王氏，因语余曰：余在东洋留学时，曾伤手出血，敷西药黄碘（一名沃度仿谟）少许，其疼立止，后历三日始愈。迨来奉又伤手出血，敷三七细末少许，移时疼方止。历一日夜，伤处痊愈。由斯观之，三七之治金疮，远胜于黄碘也。又在东洋时，尝见东人恒以物类试药力，后在奉僦居，居停杜氏，所畜之犬粪门溃烂流脓血，杜氏之妇笑问有法治否？因思此正可为试验药力之资藉，遂答曰可治。俾用三七末钱半，黄碘少许，糁粥中饲食，日两次，连饲三日，其犬竟愈。观此二药并用，发此效验，想以治人肠中生痈溃烂，亦必有捷效也。愚因晓之曰，黄碘内服（一次之极量为六厘，剧烈之品慎勿多用），其性原善解梅毒，犬因食含有梅毒之人矢，所以溃烂流脓血，治以黄碘甚的，而与三七之化腐生新者并用，所以见效尤捷。然能治肠痈，之兼有梅毒者速愈，其治无梅毒之肠痈当更易。由肠痈而推及肺痈，想用此二药治之亦堪奏效（此尚试验）。为此段商榷，颇有益于医学，故并录之。

（见《医界春秋》1927）

78. 答黄雨岩君问有谓三七是破血之药非止血之药者《衷中参西录》中治吐衄之方多用之究竟其性何如

三七之性善化瘀血，又善止吐衄及女子下血效验异常。曾治本邑留坛庄高姓童子年十四五岁，吐血甚剧，医治旬日无效，势甚危急，仓促遣人询方。俾单用三七细末一两，分三次服下，当日服完，其血立止不吐。又愚弱冠时治本村黄氏妇，年过四旬因行经下血不止，投以寻常治血崩之药不效，病势浸至垂危，后延邻村宿医高鲁轩投以《傅青主女科》中治老妇血崩方，一剂而愈。其方系黄芪、当归各一两，桑叶十四片，煎汤送服三七细末三钱。后愚用此方治少年女子血崩亦效。惟心中觉热或脉象有热者，宜加生地黄一两。愚因四十余年经验，重用三七治愈之吐血、衄血及女子血崩不胜计，故敢确凿言之。至于卓卓名医有时疑三七不能止血者，或因其所用者少不能胜病，致有千虑之一失耳，盖三七善化瘀血，又善止血妄行，一药两擅其功，此诚天生使独也。

奉天大东关王姓少年，素患吐血症，经医调治已两月不吐矣。而心中发闷发热时觉疼痛，廉于饮食，知系吐血时，医者用药强止其血，致留瘀血为恙也。为疏方，用滋阴养血、健胃利气之品煎汤送服三七细末二钱至二煎，仍送服二钱。四剂又复吐血，色多紫黑，然吐后则闷热疼痛皆减，知为吉兆，仍与前方数剂后，又吐血一次，其病从此竟愈，至谓服三七后愈吐血者或此类也。

（见《三三医报》1924）

79. 鸡内金解

鸡内金性微温，味微酸，能补益胃中酸汁，乃鸡之胃也。中有磁石、钢铁皆能消化，其力善消积可知。然他药之消积者皆伤气，化此物，兼有健补胃脾之功。虽多用久用积去而气化不伤。若与白术同用，最为调补脾胃之妙药。盖白术补脾，内金降胃，一补一降，始能运化无滞也。有谓其性涩，能固小便者，若气分虚陷，小便不禁者，实不宜用此药。生用力大，炒用力微，若入汤剂，尤不宜炒。

医案：沈阳城西龚庆龄年三十余，胃脘有硬物，杜塞已数年矣。饮食减少，不能下行，来院求为诊治。其脉象沉而无力，右部尤甚。为疏方：用鸡内金一两，生酒曲五钱，连服数剂，硬物遂消。奉天东关宋氏女。年十九岁。自十七岁时胃有淤滞作疼。调治无效。浸至不能饮食，脉象沉弦。为疏方：鸡内金一两，生酒曲、党参各五钱，三棱、莪术、知母各三钱，㹀鸡三十个，服至八剂，大小二便皆下血，胃中豁然，其疼遂愈。

奉天海龙秦星垣年三十余，胃中满闷，不能饮食，自觉贲门有物窒塞，屡经医者调治，分毫无效，脉象沉牢。为疏方：鸡内金六钱，白术、赭石各五钱，乳香、没药、丹参各四钱，连服八剂，痊愈，星垣喜为登报声明。盐山龙潭庄李氏妇年近三旬，胃脘旧有停积，数年不愈，渐大如拳，按之甚硬，不能饮食，左脉弦细，右脉沉濡。疏方：鸡内金八钱，生箭芪六钱，三棱、莪术、乳香、没药各三钱，当归、知母各四钱，连服二十余剂，其积全消。

（见《三三医报》1923）

80. 小茴香辨

古语云：问耕于奴，访织于婢，此语诚信然也。吾直俗习，皆喜食茴香菜，又恒喜用其子作食料，以调和饮食。是以愚于因寒，小便不通，及奇经诸脉寒郁作疼者，恒重用小茴以温通之，诚以其为寻常服食之物，虽多用之无伤也。后见《绍兴医学报》载有用小茴香二三钱，即至误人性命者，而医界者亦多随声附和，谓小茴香含有毒性，不可轻用。而愚心甚疑之，回忆生平，屡次重用小茴香为人治病，约皆随手奏效。服药后未尝少有瞑眩，且为日用服食之物，何至有毒也。因之蓄疑于心，广问医界同人，亦未有能言其故者。后在奉医院中，雇一邹姓厨役，其人年过五旬，识字颇多，彼亦恒用小茴香调和食物，因与言及绍报所载之事，彼曰小茴香原系两种，有野生、家种之分，此物若为园圃中种者，其菜与子皆无毒。若为野山自生者，其菜与子皆有毒，此地人不喜食茴香，街市所鬻之茴香，多系关里人在奉者买去，因本地人鉴于野生之茴香有毒，并疑园圃中种者，亦或有毒，而不敢轻食也。愚闻之数年，疑团涣然冰释矣。由斯知欲用小茴香者，若确知其为园圃所种植者，不妨多用。若购自药房，即当慎用，少用，恐其为野山自生之小茴香也。

由斯知天地之间，同是一物，而其或有毒，或无毒，诚难确定。犹忆岁在丁卯邑中枣树林中，多生蘑菇，其上绵有紫黑斑点，采取食之，人多吐泻，且有多食致伤命者，此乃物之因形色偶异，而其性即迥异者也。又灰条苋（俗名灰菜）为农家常服之野菜，愚在籍时亦喜服之。后至奉天，见灰条苋各空地皆是，而人不敢食，询之。答云：此菜人食之则肿脸，其性与关里生者迥别也，此亦物性之因地各异者也。又忆初学医时，知蚤休之性有小毒，其用之极量，不过二钱，至后初次用蚤休时，恐其有毒亲自检验其形状皮色，皆如干姜，其味甘而淡，毫无刺激性，嚼服钱许，心中泰然，知其分毫无毒，后恒用至四五钱，以治疔痈甚效。待至他处再用此药，其皮色紫而暗，有若紫参，其味辣而不甘，饶有刺激之力。嚼服五分许，心中似觉不稳。乃恍悟方书所谓有毒者，指此等蚤休而言也，同是蚤休，而其性味责如不同。凡用药者，尚其细心，时时检察，自能稳妥建功，不至有误用药品之失也。

81. 答黄雨岩君问小茴香或云有毒用至三钱以上即足伤人《衷中参西录》温通汤用小茴香至一两岂无妨碍乎

小茴香各家本草皆未言有毒，且其力远逊于八角茴香，故宜多用。敝处、盐邑各处园中皆种此物，其采其子以为常食之菜蔬，未尝稍有毒性。愚近阅报见有谓小茴香有毒者，心甚异之，因与奉人谈及，奉人言其地山中有野小茴香食之，令人肿脸。种之小茴香则无斯弊，因知登报。言小茴香有毒者，大抵野茴香子也。于以欤，著书之难也。因敝邑无野茴香，故不知野茴香有毒，以后拙著再出版时当将其方更正，以防人之误用野茴香也。且温通汤中重用小茴香者，因其下焦受寒太过，以致窍络闭塞，小便不通，故用小茴香之温以祛其寒凉，即用小茴香之香窜以通其窍络。然变通其方少用小茴香为向导，未尝不能祛寒通窍也。近在奉天有曾治省长公署护兵石玉和忽然小便不通，入西医院治之，西医治以引溺管小便通出，有顷小便复存蓄。若干西医又纳以橡皮管使久在其中有溺即通出，乃初虽稍利，继则小便仍不能出，西医辞不治，遂来院求为诊治。其脉弦迟细弱，自言下焦疼甚，且凉甚，知其小便因凉而凝滞也。为疏方用人参、椒目、怀牛膝各五钱，附子、肉桂、当归各三钱，干姜、小茴香、没药、甘草各二钱，连服三剂，腹疼便闭皆愈。方中之义人参、灵仙并用，可治气虚，小便不通。椒目与桂、附、干姜，用可治因寒小便不通，又佐以当归、牛膝、茴香、没药、甘草诸药，或润而滑之，或引而下之，或辛香以透窍，或温通以开窍，或和中以止疼，众药相济为功，所以奏效甚速也。若纂《医学要诀》四种时，或以此方易温通汤中之药而仍其名未为不可也。

（见《三三医书》1924）

82. 牛肉反红荆之目睹

敝邑多红荆，而县北泊庄又多，各地阡陌皆有荆丛绕护。岁乙巳季春，牛多瘟死，剥牛客弃其脏腑，但食其肉，未闻有中毒者。独泊庄因食牛肉，同时中毒者二百余人，迎愚为之解救，既至（相距七里许）死者已三人矣。中毒者之现象发热，恶心，瞑眩，脉象紧数，投以黄连、甘草、金銀花、天花粉诸药，皆随手奏效。细询其中毒之由，缘洗牛肉于溪中，其溪中多浸荆条，水色变红，洗后复晾于荆条所编墹上，至煮肉时，又以荆为薪，及鬻此肉，食者皆病，食多则病剧，食少则病轻耳。愚闻此言，因恍忆老牛反荆花，原系邑中相传古语，想邑中古人，必有中此毒者，是以其语至今留诒，人多知之，特其事未经见，虽知之亦淡然茹忘耳。特其相反之理，究系何因，须俟深于化学者研究也。因又忆曩时阅小说，见有田家妇馌于田间，以荆芥中所馌之饭有牛肉，食者遂中毒，疑荆芥即系红荆之讹。不然，岂牛肉反荆花，而又反荆芥耶。医界诸大雅，有能确定之者，又期不吝指教也。

（见《卫生报》1928）

83. 论白虎汤及白虎加人参汤之用法

白虎汤方，三见于《伤寒论》，一在太阳篇，治脉浮滑；一在阳明篇，治三阳合病自汗出者；一在厥阴篇，治脉滑而厥。注家于阳明条下，谓苟非自汗出，恐表邪抑寒，亦不敢卤莽而轻用白虎。自此说出，医者遇白虎汤证，恒因其不自出汗，既不敢用，此诚误人不浅也。盖寒温之证，邪愈深入则愈阴，当其由表入里，阳明之府渐实，急投以大剂白虎汤，皆可保完全无虞。设当用而不用，由胃实以至肠实，而必须用降下者，已不敢保其完全无虞矣。况自汗出之文，惟阳明篇有之，而太阳篇但言脉浮滑，厥阴篇但言脉滑而厥，皆未言自汗出也。由是知其脉但见滑象，无论其滑而兼浮，滑而兼厥，皆可投以白虎汤。经义昭然，何医家不知尊经，而拘于注家之谬说耶。特是白虎汤证，太阳厥阴篇皆言其脉，而阳明篇未尝言其脉象何如，然以太阳篇之浮滑，厥阴篇之浮而厥，比例而推原之，其脉当为洪滑无疑。夫白虎汤证之脉象既不同，至用白虎汤时，即不妨因脉象之各异，而稍为变通，是以其脉果为洪滑也，知系阳明府实，投以大剂白虎汤原方，其病必立愈。其脉为浮滑也，知其病犹连表，于方中加薄荷一钱，或连翘、蝉蜕各一钱，服后须臾即可由汗解而愈（此理参观《衷中参西录》第五卷寒解汤下注解自明）。其脉为滑而厥也，可用白茅根所煮之汤煎药服后须臾厥回，其病亦愈，此愚生平经验有得，故敢确实言之也。

至白虎加人参汤，两见于《伤寒论》。一在太阳上篇，当发汗之后；一在太阳下篇，当吐下之后，其证兼渴，此因汗吐下后，伤其阴分也，为其阴分有伤，是以太阳上篇论其脉处，但言洪大，而未言滑，洪大而不滑，其伤阴分可知也。至太阳下篇，未尝言脉，其脉与上篇同，又可知也。于斯加人参于大队寒润之中，能济肾中真阴上升，协同白虎以化燥热，即以生津止渴，渴解热消，其病自愈矣。

特是白虎加人参汤，宜用于汗吐下后证兼渴者，亦有非当汗吐下后，其证亦非兼渴，而用白虎汤时，亦有宜加人参者，其人或年过五旬，或气血素亏，或当劳心劳力之余，或阳明之府虽实，而脉象无力。或至数过数，或脉虽有力而不数，仍无滑象。又其脉或促或结或带者用白虎汤时，皆宜加人参也。至于妇人产后寒温之证，果系阳明胃府热实，亦可治以白虎汤。无论其脉象何如，用时皆宜加人参，而愚又恒以玄参代知母，生山药代粳米，用之尤稳妥。诚以产后肾虚，山药之和胃不让粳米，而汁浆稠黏兼能补肾，玄参之清热不让知母，而滋阴生水亦善补肾也。况石膏原谓其用于产乳之后，至知母则未尝明言，愚是以谨遵本经而为之变通。盖胆大心小，医者之责，凡遇险证之犹可挽救者，固宜毅然任之不疑，而又必熟筹万全，不敢为孤注之一掷也。至方中所用之人参，当以山西之野党参为正，药房名为狮头党参，亦名野台参，生苗处状若狮头，皮上皆黄纹，吉林亦有此参，形状相似，亦可用。至若高丽参、石柱参（亦名别直参），性皆燥热，不可用于此汤中。

按白虎汤加人参汤，皆治阳明胃实之药，大小承气汤皆治阳明肠实之药，而愚治寒温于阳明肠实，大便燥结者，恒投以大剂白虎汤，或白虎加人参汤，往往大便得通而愈，且无下后不解之虞。间有服药之后，大便未即通下者，而少投以降下之品，或用玄明粉二三钱，和蜜冲服。或用西药旃那叶钱许，开水浸服，其大便即可通下。盖因服白虎汤及服白虎加人参汤后，壮热已消，燥结已润，自易通下也。

（见《三三医报》1926）

84. 历序用小青龙汤治外感痰喘之经过及通变化裁之法

伤寒温病，心下蓄有水饮作喘者，后世名之为外感痰喘，此外感中极危险之证也。医者诊治此等证，若自逞其私智，无论如何利痰，如何定喘，遇此症之轻者，或可幸愈，至遇此症之剧者，皆分毫无效，惟投以《伤寒论》小青龙汤则必效。特是小青龙汤，两见于《伤寒论》，其所主之证，为表不解心下有水气，干呕发热而咳，其兼证有六，亦皆小青龙汤加减主之，而喘证附于其末，因此阅者多忽不加察。又医者治外感之喘多以麻黄为要药，五味子为忌药。小青龙汤中，原五味子、麻黄并用，喘者轻去麻黄，而不忌五味子之敛住外邪，此尤其心疑之点，而不敢轻用，即愈初为人诊病时，亦不知用也。犹忆岁在乙酉，邻村李杏春，年三十余，得外感痰喘证，求为诊治。其人体丰，素有痰饮，偶因外感风寒，遂致喘促不休。表里俱无大热，而精神不振，略一合目，即昏昏如睡，胸膈有似满闷，不能饮食，舌苔白润，其脉滑而濡，至数如常，投以散风清火利痰之剂，数次无效，继延他医数人诊治，皆无效，迁延日久，势渐危险，复商治于愚。愚素念一老医皮隆伯，年近八旬，隐居渤海之滨，为之介绍延至，诊毕曰：此易治，小青龙汤证也，遂开小青龙汤原方，加杏仁三钱，仍用麻黄一钱，一剂喘定，继用苓桂术甘汤加天冬、厚朴，服二剂痊愈。

愚从此知小青龙汤之神妙，自咎看书未到，遂广阅伤寒注疏诸家，至喻嘉言《伤寒尚论篇》，论小青龙汤处，不觉狂喜起舞。因欢曰：使余早见此名论何至不知用小青龙汤也。从此以后，凡遇外感喘证，可治以小青龙汤者，莫不投以小青龙汤，而临证细心品验，知外感痰喘之挟热者，其肺必胀，当效金匮用小青龙之加石膏且必重，加生石膏方效。迨至癸巳，李杏春又患外感痰喘，复求愚为诊法，其证脉大略如前，而较从前热盛，投小青龙汤，去麻黄，加杏仁三钱，为其有热，又加石膏一两，煎服后，其喘立止，至药力歇后，而喘如故，连服二剂皆然，此时皮姓老医已没，无人可以质正，愚方竭力筹思，将为变通其方，其岳家沧州，为送医至，愚即告退，后经医数人，皆延自远方，服医月余，竟至不起。

愚因反复研究此证，非不可治，特用药未能吻合，是以服药终未见效。徐灵胎谓，龙骨之性，敛正气而不敛邪气，故仲景于伤寒之邪气未尽者，亦用之，外感喘证，服小青龙汤，愈而反复者，正气之不敛也。遂预拟一方，龙骨、牡蛎（皆不煅）各一两，以敛正气，苏子、清夏各五钱，以降逆气利痰涎。名之曰从龙汤，谓可用于小青龙汤之后也。方甫拟成，适有愚外祖家近族舅母刘媪，得外感痰喘证，迎为诊治，投以小青龙汤，去麻黄，加杏仁，为脉象有热，又加生石膏一两，其喘立愈。翌日喘又反复，而较前稍轻，又投以原方，其喘止后，迟四点钟，又将从龙汤，煎服一剂，其喘即不反复而脱然痊愈矣。因将其方向医同人述之，有毛仙阁者，邑中之良医也，与愚最相契。闻言医学，莫不确信，闻斯方后，旋界为邑中卢姓延去，其处有疫气传染，患痰喘者四人，已死其三，卢臾年逾六旬，得痰喘证两日，其喘甚剧，仙阁投以小青龙汤，去麻黄，加杏仁、生石膏，服后喘定，迨药力歇后，又欲作喘，急用从龙汤煎服，其病遂愈。

由斯以二方治外感痰喘，诚觉确有把握，而临证品验既久，益知从龙汤方，若遇脉虚者，宜加净臾肉、生山药，或更加人参、赭石（用人参，必须佐以赭石）。其脉有热者，宜加生石膏、知母。若热而且虚者，更宜将人参、生石膏并加于方中（有石膏凉镇之力，以佐人参可省去赭石）。或于服小青龙汤之先，即将诸药备用，以防服小青龙汤喘止后，转现虚脱之象，或汗出不止，或息微欲无，或脉形散乱，如水上浮麻，莫辨至数（若此者皆愚临证经验所遇，不早备药恐取药无及）。至于小青龙汤，除遵例加杏仁、石膏之外，若人参、萸肉诸补药之加于从龙汤中者，犹不敢加于其中，诚以其时外感未净，里饮未清，不敢参以补药，以留邪也。孰意愚不敢用者，而阅历未深者，转敢用之，为治斯证者别开捷径，亦云奇哉。爰详录之于下。

门人高如壁，治一外感痰喘，喘剧脉虚，医者皆诿谓不治，如壁投以小青龙汤，去麻黄加杏仁，又加生石膏一两，野台参五钱，一剂而喘定，恐其反复，又继投以从龙汤，亦加参与石膏，其病霍然顿愈。

又长子荫潮，治邻村张马村曲姓叟，年六十余，外感痰喘，十余日不能卧，医者投以小青龙汤两剂，病益加剧（脉有热者不敢多加生石膏者，其病必加剧）。荫潮视之，其脉搏一息六至，上焦烦躁异常，舌上苔满布，每日大便二三次，然非滑泻，审证论脉，似难挽救，而荫潮仍投以小青龙汤，去麻黄加杏仁，又加野台参三钱，生龙骨、生牡蛎各五钱，生石膏两半，一剂病愈强半，又服一剂痊愈。按前药但加补气之药于小青龙汤中，后案并加敛气之药于小青龙汤中，似近于少年卤莽，而皆能挽回至险之证，亦可为用小青龙汤者，多一变通之法矣。特是古今之分量不同，欲将古之分量，变为今之分量，诸家之说各异。今将古小青龙汤之分量列于前，今人常用小青龙汤之分量列于后，以便人采用。

麻黄三两去节，芍药三两，五味子升半，干姜三两，甘草三两炙，细辛三两，桂枝三两去皮，半夏半升汤洗。

上八味，以水一斗，先煮麻黄，减二升，去上沫，纳诸药，煮取三升，去滓温服一升。此《伤寒论》所载小青龙汤分量也。麻黄去节者，取其能通，即以通行人身之经络，无处不到也，先煮数沸而吹去浮沫者，因其发汗之力过速，转至遗留外邪，不能随之尽出，去之欲其汗出缓缓，外邪得随之外尽出也。至桂枝去皮者，是但用初生嫩枝，外似无皮，见有老皮者不用，即近时所用之桂枝尖也，至于病有兼证，原方即宜有所加减，因将《伤寒论》小青龙汤加减之法，详列于下。

若微利者，去麻黄加荛花，如鸡子大熬（炒也）令赤色，（今无荛花可代以滑石）。若渴者去半夏，加瓜蒌根三两。若噎者（即呃逆）去麻黄，加附子一枚（炮）。若小便不利，小腹满者，去麻黄加茯苓四两。若喘者，去麻黄，加杏仁半升，去皮尖。

又后世所定小青龙汤分量：麻黄二钱，桂枝尖二钱，清半夏二钱，生杭芍三钱，甘草钱半，五味子钱半，干姜一钱，细辛一钱。此后世方书所载小青龙汤分量，而愚略为加减也。喘者原去麻黄加杏仁，愚于喘证之证脉皆实者，又恒加杏仁三钱，而仍用麻黄一钱，则其效更捷。若证虽实，而脉象虚弱者，麻黄即不宜用，或止用五分，再加生山药三钱以辅之亦可。惟方中若加生石膏者，麻黄可仍用一钱，为石膏能监制麻黄也。

《伤寒论》小青龙汤，无加石膏之例，而《金匮》有小青龙汤加石膏汤，治肺胀咳而上气，烦躁而喘，脉浮者，心下有水，是以愚治外感痰喘之挟热者，必遵《金匮》之例，酌加生石膏数钱，其热甚者，又恒用至两余。

《伤寒论》用小青龙汤治喘，去麻黄加杏仁者，因喘者多兼元气不能收摄，故不取麻黄之温散，而代以杏仁之苦降，至《金匮》小青龙加石膏汤，有石膏之寒凉镇重，自能监制麻黄，不使过于温散。故虽治喘而肺胀，兼烦躁者，不妨仍用麻黄，为不去麻黄，所以不必加杏仁也，特是此汤与越婢加半夏汤，皆主肺胀作喘，而此汤所主之证，又兼烦躁，似更热于越婢加半夏汤所主之证，乃越婢加半夏汤中，石膏半斤，小青龙汤所加之石膏，止二两，且又有姜辛桂枝诸热药，为越婢加半夏汤中所无，平均其药性，即加石膏二两，仍当以热论，又何以治肺胀，烦躁作喘乎。由是知其所加石膏之分量，必有差误，是以愚用此方时，必使石膏之分量，远过于诸药之分量，而后能胜热定喘。医界用此方者，尚其深思愚言哉。

外感之证，多忌用五味，而兼痰饮喘嗽者犹忌之，以其酸敛之力甚大，能将外感之邪，锢闭肺中，而终身成劳嗽也，惟与干姜并用，济之以至辛之味，则分毫无碍。按五行之理，辛能胜酸，《内经》原有明文。若不宜用干姜之热者，亦可代以生姜，观《金匮》射干麻黄汤，生姜与五味并用，可知也。

喻嘉言曰：桂枝麻黄汤无大小，而青龙汤有大小者，以桂枝麻黄汤之变法多，大青龙汤之变法，不过于麻桂二方内，旋其化裁，或增或去，或饶或减，其中神化，莫可端倪，又立小青龙汤一法，散邪之功，兼乎涤饮，取义山泽小龙，养成头角，乘雷雨而翻江搅海，直奔龙门之义，用以代大青龙，而擅江河行水之力，立法诚大备也。因叔和之编次，漫无统纪，昌于分篇之际，特以大青龙为纲，于中麻桂诸法，悉统于青龙项下，拟为龙背龙腰龙腹，而以小青龙尾之，或飞或潜，可弭可伏，用大用小，曲赐无遗。居然仲景通天手眼，驭龙心法矣。昔有善画龙者，举笔凝思，而而青天忽生风雨，吾不知仲景制方之时，其为龙乎，其为仲景乎，必有倏焉雷雨满盈（大青龙汤），倏焉密云不雨（桂枝二越婢一汤)，倏焉波浪奔腾（小青龙汤)，倏焉天日开朗(真武汤)，以应其生心之化裁者，神哉青龙等方，即拟为九天龙经可方也。

又曰：娄东胡卣臣先生，昌所为贤士大夫，夙昔痰饮为恙，夏日地气上升，痰即内动，设有外感，膈间痰即不行，两三日瘥后，当胸尚结小痤，无医不询，无方不考，乃至梦寐恳求大士治疗，因而闻疾思苦，深入三摩地位，荐分治病手眼，今且仁智兼成矣。昌昔谓膀胱之气流行，地气不升，则天气常朗，其偶受外感，则仲景小青龙汤一方，与大士水月光中，大圆镜智，无以异也。盖无形之感，挟有形之痰，互为胶漆，其常胸窟宅，适在太阳经位，惟于麻桂方中，倍加五味、半夏，以涤饮而收阴，加干姜、细辛，以散结而分邪，合而用之，令药力在痰饮绾结之处，攻击片时，则无形之感，从肌肤出，有形之痰，从水道出，顷刻分解无余，而膺胸空旷，不复丛生小痤矣。若泥麻桂甘温，减去不用，则不成为龙矣，将恃何物为翻鼓浪之具乎。观喻氏二节之论，实能将小青龙汤之妙用，尽行傅出，其言词之妙，直胜于生公说法矣。

小青龙汤为治外感痰喘之神方，其人或素有他证，与小青龙汤不宜，而至于必须用小青龙汤时，宜将其方，善为变通，于素有之证无妨，始能稳妥奏功。徐灵胎曰：松江王孝贤夫人，素有血证，时发时止，发则微嗽，又因感冒，变成痰喘，不能着枕，日夜俯几而坐，竟不能支持矣，斯时有常州名医法丹书，调治不效，延余至，余曰此小龙汤证也。法曰：我固知之，但体弱而素有血证，麻桂诸药，可用乎？余曰：急则治标，若更喘数日，殆矣！且治其新病愈后，再治其本病可也。法曰：诚然，病家焉能知之，如用麻桂而本病复发则不咎病本不治，而恨用麻桂误之矣。我乃行道人，不能任其咎，君不以医名，我不与闻，君独任之可也。余曰然，服之有害，我自当之，但求先生不阻之耳。遂与服，饮毕而气平，终夕安然，后用消痰润肺，养阴开胃之力调之，体乃复旧。

按血证虽并忌麻桂，然所最忌者桂枝，而不甚忌麻黄，且有风热者，误用桂枝则吐衄，徐氏则谆谆言之，其对于素有血证者，投以小青龙汤，必然有所加减。特其洄溪医案，凡于用药之处，皆浑括言之，略举大意，用古方纵有加减，而亦略而不言也。至愚若遇此证，用小青龙汤时，则必去桂枝，留麻黄，加龙骨、牡蛎（皆不煅）各数钱，其有热者加知母，热盛者加生石膏。则证之陈新兼顾，投之必效，而非孤注之一掷矣。

小青龙汤虽善治外感作喘，而愚治外感作喘，亦非尽用小青龙汤也，今即愚所经验者，缕析条分，胪列于下，以备治外感作喘者之采用。

（一）气逆迫促，喘且呻，或兼肩息者（《内经》以喘而耸肩者为肩息）宜小青龙汤，减麻黄之半，加杏仁，热者加生石膏。

（二）喘状如前，而脉象无力者，宜小青龙汤，去麻黄加杏仁，再加人参、石膏，若其脉虚而兼数者，宜再加知母。

（三）喘不至呻，亦不肩息，惟吸难呼易，苦上气，其脉虚而无力，或兼数者，宜拙拟清燥汤（在《衷中参西录》第五卷）。

（四）喘不甚剧，呼吸无声，其脉实，而至数不数者，宜小青龙汤原方，加生石膏，若脉数者，宜减麻黄之半，加生石膏、知母。

（五）喘不甚剧，脉洪滑而浮，舌苔白厚，胸中烦热者，宜拙拟寒解汤（在《衷中参西录》第五卷）。服后自然汗出，其喘自愈。

（六）喘不甚剧，脉象滑实，舌苔白厚，或微兼黄者，宜白虎汤，少加薄荷叶。

（七）喘而发热，脉象洪滑而实，舌苔白而兼黄者，宜白虎加瓜蒌仁。

（八）喘而发热，脉象确有实热，至数兼数，重按无力者，宜白虎加人参汤，再加川贝、苏子。若虚甚者，可以生山药代粳米。

（九）喘而结胸者，宜酌其轻重，用《伤寒论》中诸陷胸汤丸，或拙拟荡胸汤（在《衷中参西录》第六卷），以开其结，其喘自愈。

（十）喘而烦躁，胸中满闷，不至结胸者，宜越婢加半夏汤，再加莱菔子。若在暑热之时，宜以薄荷代麻黄。

（十一）似喘非喘但觉胸中滞塞，有碍呼吸，脉象浮滑者，宜麻黄杏甘石汤，加莱菔子、葶苈子（布包）。

平均小青龙汤之药性，常以热论，而外感痰喘之证，又有热者十之八九，是以备用小青龙汤三十余年，未尝一次不加生石膏，即所遇之证，分毫不觉热，亦必加生石膏五六钱，使药性之凉热，归于平均。若遇证之觉热，或脉象有热者，则必加生石膏两许，或至一两强。若因其脉虚加人参与汤中者，即其脉分毫无热，亦必加生石膏两许，以调节人参之热，始能受参补益之力，至其证之或兼烦躁，或表里壮热者，又宜加生石膏两半，或至二两，方能有效。曾有问治外感痰喘于愚者，语以当用小青龙汤及从龙汤，且详告以二方加减之法，切嘱其用小青龙汤时，必须多加生石膏，然后有效。后其人因外感发喘，自治不愈，势极危殆，仓皇迎愚，既至，知其自服小青龙汤二剂，每剂止加生石膏三钱，服后其喘不止，转加烦躁，惴惴惟恐不愈，乃仍为开小青龙汤方，去麻加杏仁，又加生石膏一两，一剂（此方系后定之从龙汤），为其仍有烦躁之意，又加生石膏一两，服后霍然痊愈。此证因不敢重用石膏，几至病危不起，彼但知小青龙汤以治外感痰喘，而不知重用生石膏以清热者，尚其以兹为鉴哉。

（见《三三医报》1926）

85. 论李东垣补中益气汤所治之喘证

仆初阅方书时，至东垣补中益气汤，谓可治喘证，心甚疑。夫喘者气上逆也，《本经》谓之吐吸，以其吸入之气不能下行，甫吸入而即上逆吐出也。气既苦于上逆，犹可以升麻、柴胡提之乎。乃以此疑义，遍质所识宿医，大抵皆言此方可治气分虚者作喘，然其所以治气虚作喘之理，终浑含莫解。迨临证既久，知胸中有积贮之气，为肺脏阖辟之原动力，即《灵枢·五味篇》，所谓搏而不行，积于胸中者之大气也，亦即客邪篇，所谓积于胸中，出于喉咙，以贯心脉，而行呼吸之宗气也。此气一虚，肺脏阖辟之原动力缺乏，即觉呼吸不利，苦更虚而下陷，阖辟之原动力将欲停止，其人必努力呼吸以自救，为其呼吸努力，其迫促之形状，有似乎喘，而实与气逆之喘有天渊之分。若审证不确，而误投以纳气定喘之药，则凶危立见矣。故治此等喘证者，当升补其胸中大气，至降气纳气之药，分毫不可误投。若投补中益气汤，虽不能十分吻合，其喘必然见轻。审是则补中益气汤气主之喘，确乎为此等喘证无疑也。盖东垣但知有中气下陷，不知有大气下陷，故于大气下陷证，亦以补中益气汤治之。幸方中之药，多半可治大气下陷，是以投之亦可奏效，所可异者，东垣纵不知补中益气汤气治之喘，为大气下陷，亦必知与气逆作喘者异，而竟不一为分疏，独不虑贻误后人，遇气逆不除之真喘，亦投以补中益气汤乎。仆有鉴于此，所以拙著《衷中参西录》，特立大气下陷一门，而立升陷汤一方（载《衷中参西录》第四卷，系生黄芪六钱，知母三钱，柴胡、桔梗各钱半，升麻一钱，气分虚甚者，酌加人参数钱，气分虚而汗脱出者，酌加萸肉数钱）以升补下陷之大气，使仍还胸中。凡因大气下陷所出种种之险证，经仆治愈者数十则，附载于后，其中因大气下陷而喘者，曾有数案。今录一案于下，略为标榜，以资考征。

一人年二十余，因力田劳苦过度，致胸中大气下陷，四肢懒动，饮食减少，自言胸中满闷，其实非满闷乃短气也，粗人不善述病性往往如此。医者不能自审病因，投以开胸理气之剂，服后增重，又改用半补半破之剂，两剂后病又见重。又延他医，投以桔梗、当归、木香各数钱，病大见愈，盖全赖桔梗升提气分之力也。医者不知病愈之由，再服时，竟将桔梗易为苏梗，升降异性，病骤反复，自此不敢服药，迟延二十余日。病势垂危，喘不能卧，昼夜倚壁而坐，假寐片时，气息即停，心下突然胀起，急呼醒之，连连喘息数口，始觉气息稍续，倦极偶卧片时，觉腹中重千斤，不能转侧，且不敢仰卧。延愚诊视，其脉乍有乍无，寸关尺三部，或一部独见，或两部同见，又皆一再动而止，此病之危，已至极点，因确知其为大气下陷，遂放胆投以生箭芪一两，柴胡、升麻、萸肉各二钱，煎服片时，腹中大响一阵，有似昏愦，苏息片时，悄然醒悟，自此呼吸复常，可以安卧，转侧轻松，其六脉皆见，仍有雀啄之象。自言百病皆除，惟觉胸中烦热，遂将方中升麻、柴胡改用钱半，又加知母、玄参各六钱，服后脉遂复常，惟左关叁伍不调，和其气分之根柢，犹未实也。遂改用野台参一两，玄参、天冬、麦冬（带心）各三钱，两剂痊愈。

或问喘者皆系气上逆，而不能下达，此证既系胸中大气下陷，何亦作喘？答曰：人之胸中大气，实司肺脏之呼吸，此证因大气下陷过甚，呼吸之机关将停，遂勉强鼓舞肺气，努力呼吸以自救，其迫促之形，有似乎喘，而实与气逆之喘有天渊之分。观此证假寐之时，不自知努力呼吸，气息即无，其病情可想也。设以治气逆作喘者，治此证，以治证之喘者治气逆作喘，皆凶危立见。欲辨此二证形状，不难分别。盖气逆作顺者，呼气难，故喘时恒耸其肩（即《内经》所谓肩息），而缩其项，气陷作喘者，吸气难，故喘时恒引其项而下垂其肩，且气逆作喘者之脉多数，或有浮滑之象，或尺弱寸强，气陷作喘之脉，皆与此反对，又其明征也。若临证者犹恐不易辨别，当作呼气难与吸气难之状，以默自体验，诊断时自无差谬。细审《衷中参西录》所载之案，及案后附载之问答，当知气逆与气陷之喘，迥然不同。即治法各异，设有误治，即危不旋踵。用补中益气汤以治喘者尚其慎哉。至用降气纳气之药以治喘者，又必确知其为气逆之喘，然后可用，若属气陷，又宜治以补中益气汤，或拙拟升陷汤也。

（见《中医杂志》1923）

86. 治肠结兼呕吐验案

天津东泥沽镇李连荣，年二十六岁，在津从商。二十余日大便不通，腹中切疼，经医多方治疗，无论何药服后，移时必吐出，浸至饮水亦复吐出，其饮食不进者已近旬日，瘦弱支离，有危在旦夕之虞。其妇翁见拙著《衷中参西录》，遂求为诊治，病虽垂危，诊其脉犹有根柢，知犹可救。问其病因，言因恼怒之后，遂即饮食，致成此证。其疼剧之处，在脐右边，此肠结也。俾用芒硝六两，鲜莱菔六斤，将莱菔切片，用其三分之一和芒硝加水四大碗，煮至莱菔烂熟捞出，视水多少，再酌加生莱菔片煮之，如此换煮，至剩汤，大茶盅，若尝之甚咸，可添水少许，少加生莱菔片，再煮一次。若不甚咸，即不用再煮（此方载《衷中参西录》三期，名硝菔通结汤），用其汤送服生赭石细末八钱，遂受药不吐。再用大葱白四五斤，切作丝，和醋炒至八分熟，布包罨其疼处，初罨时可垫布数层，迨不甚热，可将布撤去，至葱凉时，可和醋少许，入锅中炒热再罨，约过七点钟，大便通下，其燥结若胡桃大者二十余枚，后继以溏粪，病若失。

（见《幸福报》1930）

87. 重用赭石治胃气不降验案

大城王家口王祐三夫人，年四旬，大便恒多日不行，若过旬日不行时，其上焦必然烦热，恶心呕吐，或耳鸣目胀，用药下其大便，而下次仍如旧。五六年间，服药近千剂，皆不能拔除病根。其夫在津经商，因来津求为诊治，其脉左右皆弦，而右部尤弦长有力，此乃冲气上冲，更兼胃气不降也。为疏方用生赭石细末两半，生怀山药一两，甘枸杞、玄参、天冬、生杭芍、柏子仁、怀牛膝各六钱，煎服一剂，大便即通下。继原方略为加减，连服三剂。大便日行一次，心中甚觉舒畅，俾按原方再服数剂，大便日行两次，遂停药不服，数年难治之证，从此除根矣。按赭石为铁养化和（养七铁三）善能降胃镇冲，又善镇熄肝气肝火，故能止呕吐，通大便，止吐血衄血，宜生用不宜煅用（凡药之含养气者，皆不宜煅，徐灵胎谓煅用则伤肺），然其质甚硬，必轧为极细末，暴火煎之，其药始能煎出。

（见《幸福报》1930）

88. 治吐血单用赭石验案

天津南门西沈家台张姓，年三十余，偶得吐血证，医者谓系肝气不舒，方中用柴胡升提之，遂大吐不止，顷刻盈一痰盂。有危在目前之势，仓猝迎为调治，为其病势急迫，临行时自带生赭石细末二两备用，既至见其困顿已甚，又复连连倾吐，遂急将赭石细末，俾用开水送服一半，其吐立止。诊其脉象弦长，按之似有力，其搏五至强，俾再用生怀山药、玄参各一两，与所余赭石同煎汤，送服广三七细末二钱，连服两剂痊愈。用三七者，以其既善止血，又善化瘀血。因其初次服赭石时，其血遽止，恐经络之中，留有瘀血为恙也。

89. 一个内伤外感相并成结胸险证

内伤痰饮结胸，与外感寒温结胸，皆习见之证也。至于内外伤感相并而成结胸者，诚为证中所罕见。在奉天时，曾治警务处科长郝景山，年四十余，心下痞闷杜塞，饮食不能下行，延医治不效，继入东人医院。治一星期，仍然无效，浸至不能起床，吐痰腥臭，精神昏愦，再延医诊视，以为肺病已成，又兼胃病，不能治疗。其家人惶恐无措，适其友人斐云峰视之，因从前曾患肠结证，亦饮食不能下行，经愚治愈，遂代为介绍，迎愚诊治。其脉左右皆弦，右部则弦而有力，其舌苔白厚微黄，抚其肌肤发热，问其心中亦觉热，思食凉物，大便不行者已四五日，自言心中满闷异常，食物已数日不进，吐痰不惟腥臭，且又觉凉。愚筹思再四，知系温病结胸，然其脉不为洪而有力，而为弦而有力，且所吐之痰，臭而且凉，何也？盖因其人素有寒饮，其平素之脉必弦，其平素吐痰亦必凉（平素忽不自觉，今因病温咽喉发热，遂觉痰凉耳）。因有温病之热，与之混合。又以脉虽弦而仍然有力，其痰虽凉而为温病之热熏蒸，遂至腥臭也。

为疏方用蒌仁、生赭石细末各一两，玄参、知母各八钱，苏子、半夏、党参、生姜各四钱，煎汤冲服。西药留苦，四钱一剂。胸次豁然可进饮食。

上脉较前柔和，舌苔变白，心中犹觉发热，吐痰不臭，仍然觉凉，遂将原方前四味皆减半，加当归三钱，服后大便通下，心中益觉通豁，惟有时觉有凉痰，自下发动，逆行上冲，周身即出汗，遂改用用赭石、党参、干姜各四钱，半夏、白芍各三钱，川朴、五味、甘草各二钱，细辛一钱，连服数剂，寒痰亦消矣。

按此证原寒饮结胸，与温病结胸相并而成，而初次方中但注重温病、结胸，惟生姜一味，为治寒饮、结胸之药，因此二病之因，一凉一热，原难并治。若方中之生姜改为干姜，则温病之热必不退，至若生姜之性虽热，而与凉药并用，实又能散热，迨至温病热退，然后重用干姜，以开其寒饮，此权其病势之缓急，先后分治，而仍用意周匝，不至顾此失彼，是以能循序奏效也。足见治病贵乎经验，盖见识多，然后能生死人而肉白骨也。

（见《幸福报》1928）

90. 瘰疬验方（中西各一）

中方用鲜泽漆八钱（花苗皆用）煮四五沸，去渣，生鸡子三个，打去皮，仍囫囵煮于泽漆汤中（俗名荷包鸡子，因熟时形扁若荷包也），饮汤兼食鸡子。每日一次，旬日可消。按泽漆俗名猫儿眼睛草，又名打碗科，南方名崩大碗，其科高尺许，叶大如钱，其梗在叶中心，一梗恒贯数叶，开花时自叶中心出数茎，茎端有花如碗形，较叶稍小，其色黄而兼绿，光华灼灼，故有猫眼之名。花边微有缺口，故有打碗之名。未有鲜者，干者亦可用，分量须减半，用四钱。此药各处皆有，医士罕有用者，药房纵有备此药，亦皆陈腐若干年，用之无效。故用此药者，宜自适野采之。西药用沃度加留谟十瓦，臭剂二十瓦，龙胆草细末一百五十瓦，水和作小丸，日平分三十次服。每日服三次，一月可消。

（见《如皋医学报》1930）

91. 腹痛治验出疹喘泻治验

奉天城南浪子街，郑杏园，年二十余，脐下一寸旁二寸处，肌肉微起凸，按之中有疙瘩如巨枣，且觉疼，旬日之间，渐大如橘，惧生内痈，来院求治。其脉数至六至且细弱，询其心中恒觉怔忡发热，视其患处，此色不变，按之似热于他处，且疼而不任重按。遂谓之曰，子之疮虽在腹中，实在肠外油膜之间，原不难治。然即脉数与心热怔忡论之，知阴分太亏，宜先用药滋阴清热，俾心中不复怔忡发热，而后可用药治其疮也。遂先后投以元参八钱，生山药、枸杞、生龙骨、生牡蛎各六钱以清热滋阴，乳香、没药、赤芍各二钱，以兼顾其疮，三剂脉象复常，心热怔忡痊愈。遂改用天花粉六钱，金银花、丹参、连翘、没药、皂刺各四钱，炒山甲三钱。为其素本虚损，恐不禁诸开通，又用生怀山药一两与诸药同煎服，连进五剂，其疮消无芥蒂。后其兄来院言，邻家豪富只有一子，年与其弟相若，所生之疮亦相若，同时与弟来奉入西医院，竟为西医剖解而死，闻其弟治愈而归悔恨无及。

奉天铁路稽察李占鳌之幼子，年三龄，周身微似出疹，因滑泻无度，元气亏损，已四五日。其疹仍不显露，且下焦烦躁喘促甚剧，病势危剧，医者皆辞不治，因来院求为医治。诊其脉象有根（孺子之脉以意会之，仍有凭据较，但看虎口三关者为妥），知犹可治，遂投以《医学衷中参西录》滋阴宣解汤（原方载第五卷，系怀山药、滑石各一两，生杭芍四钱，连翘、甘草各三钱，蝉蜕二钱），为其发喘，又加薄叶一钱，羚羊角一钱（此药另煎数次，当水饮之）。俾煎两茶盅，分三次温服，一剂喘定泻止。其疹亦出，上焦犹有烦躁之意，即原方加元参四钱，服后痊愈。

（见《如皋医学报》1930）

92. 小便秘治验

奉天省公署护兵石玉和，忽然小便不通，入西医院治之。西医治用引溺管，小便通出，有顷小便复存蓄若干，西医又纳以橡皮管，使久在其中，有溺即通出。乃初虽稍利，继则水便仍不能出，西医辞不治。遂来予院（立达医院）求为诊治，其脉弦迟细弱，自言上焦疼甚，且凉甚。知其小便因凉而凝滞也。为疏方用人参、椒目、怀牛膝各五钱，附子、肉桂、当归各三钱，干姜、小茴香、没药、甘草各二钱，连服三剂，腹痛小便皆愈，遂停汤药。俾日用生硫黄钱许，分二次服下，以善其后。方中之义：人参、灵仙并用，可治气虚小便不通。椒目与桂、附、干姜并用，可治因寒小便不通。又佐以当归、牛膝、茴香、没药、甘草诸药，或润而滑之，或引而下之，或辛香以透窍，或温通以开瘀，或和中以止疼，众药相济为功，所以奏效甚速也。

（见《如皋医学报》1930）

93. 怪病奇治（一）

余外祖族家表妹刘蕙姑，适同邑王姓，因夫妻反目，怒吞鸦片，经医救愈，继得奇疾，喘息迫促异常，须臾喘息顿停，并呼吸亦随之而停，张口呼气外出，而气不上达，约半分钟许，病人异常躁急，手足忙乱，气息忽通，甫呼吸两三口，喘逆又作，迫促如前。若是循环不已，延医数人，皆不知为何病，用药亦分毫无效。时当中秋节后，愚乡试甫还，急来迎为诊治，时病已三日，寝食俱废，罢备已甚，细诊其脉，左关弦硬，右寸无力，当其呼吸停时，弦硬稍愈，而无力者益甚，精思良久，恍然悟曰：此必怒激肝胆之火，上冲胃气上逆（胃气以息下行为顺），冲脉上阳明胃腑，原有连带关系，因胃气上逆，冲气亦随之上逆，于是冲胃之气相并挟肝胆之火以上迫肺气，致肺气有升无降，此喘息迫促，所由来也。《内经》谓宗气（即胸中大气）积于胸中，以贯心脉，而行呼吸，是肺之所以能呼吸，实赖宗气为之主宰，迨其逆气上干之极，填塞满胸，排挤宗气下陷，则肺脏失其主宰，其阖辟之极必顿停（西人谓呼吸关于延髓，然延髓实在宗气包举斡旋中）。此又呼吸不通之所由来也。迨宗气蓄极而通，仍上达胸中，鼓动肺脏，使能呼吸，逆气遂仍得施其冲激，此又病势之所以循环也。《神农本经》载桂枝主上气咳逆喉痹吐吸（吸入即速吐出，为喘之代名词），是桂枝善降逆气可知，其性温而条达，后世诸家本草多谓其能助气化上升，是桂枝降逆气，又善升宗气可知，遂单用桂枝尖三钱，俾煎汤服之，至将药煎好将服，病人谓从前服药，必先吸鸦片少许，不然服后必将药吐出。愚曰：药果对证，下咽即愈，必不吐出，无需鸦片也。果服后须臾，气息调和如常。夫桂枝能升，业医者无不知之，至桂枝又善降，未细读《本经》者，多有不知，即知之亦不多信，然仲师苓桂术甘汤治短气有微饮，非用桂枝以升宗气乎，桂枝加桂汤治奔豚

上奔，非用桂枝以降逆气乎，惟仲师用药皆遵《本经》，故能制方尽善也。（未完）

94. 怪病奇治（二）

怪病奇治三则（续）

友人毛仙阁第三子荫棠年三十余，素有痰饮于季冬，得伤寒证，服药调治而愈。后因饮食过度而复，三四日间，延为诊治，其脉洪长有力，而舌苔淡白，亦不燥渴，食梨一口，即觉凉甚；食石榴子一粒，心亦觉凉。愚舍证从脉，投以大剂白虎汤，为其素有痰饮，加半夏数钱。其表兄高夷消在座，其人素知医，因问曰：此证心中不渴不热，舌苔淡白，且心中如此畏食寒凉，以余视之，虽清解药亦不宜用，果何所据而投以大剂白虎汤耶？答曰：此脉之洪长而实，原是白虎汤证，其不觉渴与热，且舌苔淡白者，因其素有痰饮，湿胜故也。其畏食寒凉者，缘外感之热与痰饮互相胶漆，致胃腑转从其化，与凉为敌也。仙阁素晓医理，且平素笃信愚，力主服之。两日夜间，进药四剂，每剂作三次服下，共用生石膏斤许，脉始平和，愚遂旋里，隔两日复来迎愚，言病人反复甚剧，形状异常，有危在顷刻之虞。因思此证，治愈甚的，何至如此反复？及自见其痰涎壅盛，连连咳吐不竭，精神恍惚，言语错乱，身体颤动，诊其脉甚平和，微嫌右关稍弱，此时殓衣已备、举家环泣，急晓之曰，此是饿出来的病，盖前因饮食过度而复，此又因饮食过度而复也，饱食即可愈矣。其家人果谓有鉴前失，数日惟俾饮粳米稀汤，有饭粒尚且澄出，然病已至此，其犹能进食乎？愚曰：病果由饿而得，与以食必然能食，时已届晚八点钟，至黎明饮食三次，仍樽节与之，晨炊时再诊视之，而病若失矣。

（以上二篇见《幸福报》1929）

95. 论室女月闭血枯治法

室女月闭血枯，服药愈者甚少，非其病难治，实因治之不得其法也。《内经》谓二阳之病发心脾，有不得隐曲，在女子为不月。夫二阳者阳明胃腑也，胃腑有病，不能消化饮食，推其病之所发，在于心脾，又推其心脾病之所发，在于有不得隐曲（凡拂逆之境，不能自如者，皆为不得隐曲）。盖心主神，脾主思，人有不得隐曲，其神思郁结，胃腑必减少酸汁（酸汁如稀盐酸，胃所赖以化食者，欢喜则酸汁生者多，忧思则酸汁生者少），不能消化饮食，以生血脉，所以在女子为不月也。夫女子不月，既由于胃腑有病不能消化饮食，治之者自当调其脾胃，使之多进饮食以为生血之根本。愚曾制有资生通脉汤，用其方因证加减，治愈室女不月之病甚多，爰录其方于下，并其加减之法，备医界之采用。

白术三钱炒，生怀山药一两，生鸡内金黄色的二钱，龙眼肉五钱，甘枸杞果五钱，玄参三钱，净萸肉三钱，生杭芍三钱，甘草二钱，桃仁二钱，红花钱半。凡方中生用者炒之煅之则无力，此方用白术以健胃之阳，使之瞤动有力（饮食之消，亦仗胃有瞤动)。山药、龙眼肉以滋胃之阴，俾其酸汁多生，鸡内金原含有酸汁，且能运化诸补药之力，使之补而不滞，血虚者必多灼热，故用玄参、芍药以退热，又血虚者其肝肾必虚，故用萸肉、枸杞，以补其肝肾，甘草为补脾胃之正药，与方中萸肉并用，更有酸甘化阴之妙，桃仁、红花为破血之要品，方中少用之，非取其破血，欲藉之以活血脉通经络也。

资生通脉汤因证加减法

灼热不退者，加生地黄六钱，或至一两；咳嗽者，加川贝三钱，远志二钱；泄者去玄参，加熟地黄一两，云苓片二钱；或更酌将白术加重，服后泄泻仍不止者，可于服药之外，用生怀山药细末煮粥，掺入捻碎熟鸡子黄数枚，用作点心，日服两次，泻止后停服。大便干燥者，加当归、阿胶各三钱；小便不利者加生车前子三钱（袋装）；肝气郁者，加生麦芽三钱，川芎、莪术各一钱；汗多者，将方中萸肉改用六钱，再加生龙骨、牡蛎各六钱。

医　案

沧洲城东曹庄子曹姓女，年十六岁，天癸犹未至，饮食减少，身体羸瘦，渐觉灼热，其脉五至，细而无力，治以资生通脉汤，服至五剂，灼热已退，饮食加多，遂将方中玄参、芍药各减一钱，又加当归、怀牛膝各三钱，服至十剂，身体较前胖壮，脉象亦有大起色，又于方中加樗鸡十枚（俗名红娘子）服至七八剂，经血遂至，遂减去樗鸡，再服数剂，以善其后。

奉天大南联马氏女，自十四岁，月事已通，至十五岁秋际，因食瓜果过多，泄泻旬余方愈，从此月事遂闭。延医诊治，至十六岁秋季夏，病浸增剧，其父原籍辽阳，时充奉天兵工厂科长，见愚所著《医学衷中参西录》，因求为诊治。其身形瘦弱异常，气息微喘，干嗽无痰，过午潮热，夜间尤甚，饮食减少，大便泄泻，其脉数近六至，微弱无力。俾先用生怀山药细末八钱，水调煮一沸作粥，又将熟鸡子黄四枚，捻碎掺粥中，再煮两三沸，空心时服。服后须臾，又服西药百布圣二瓦（一瓦合中量二分六厘四毫）以助其消化，每日如此两次，用作点心，服至四日，其泻已止。又服数日，诸病亦稍见轻，遂投以资生通脉汤，去玄参，加生地黄五钱，川贝三钱，连服十余剂，灼热减十分之八，饮食加多，喘嗽亦渐愈，遂将生地黄，换作熟地，又加牛膝五钱，服至十剂，自觉身体爽健，诸病皆无，惟月事犹未见，又于方中加䗪虫（即土鳖虫，背多横纹者方真，背光滑者非是）五枚，樗鸡十枚，服至四剂，月事已通，遂去䗪虫、樗鸡。俾再服数剂，以善其后。

甘肃马姓，寓天津英租界居安里，有女十一岁，自十六岁秋际，因患眼右目生内障，服药不愈，忧思过度，以致月闭。自腊月服药，直至次年孟秋月底不愈，其兄向为陆军团长，时赋闲家居，喜涉阅医书，见愚新出版五期《衷中参西录》，极为佩服，遂来社问询，求为诊治，其人体质瘦弱，五心烦热，过午两观色红，灼热益甚，心中满闷，饮食少许，即停滞不下，夜不能寐，脉搏五至，弦细无力，为其饮食停滞，夜不能寐，投以次生通脉汤，加生赭石、熟枣仁各三钱，服至四剂，饮食加多，夜已能寐，灼热稍退。又为加生地黄五钱，丹皮三钱，服约十剂，灼热大减，遂去丹皮、枣仁，将龙眼肉改用八钱，又加怀牛膝五钱，连服十余剂，身体浸壮健，因其月经犹未通下。又加䗪虫五枚，樗鸡十枚，服至五剂，月经已通，然下者不多，遂去䗪虫、樗鸡、生地黄，加当归五钱，俾服数剂，以善其后。

（见《医界春秋》1928）

96. 答人问胞中子宫气海儿枕

胞中即子宫也，在膀胱之后，大肠之前，有脂膜两片，相合其中，即为胞中。其系连于命门，命门者，在脊椎自下数第七节上，胞系连于其处，即由命门上通于督脉。督脉者何？即脊髓袋也（凡物之有脊梁者皆有此袋）。此胞中之脂膜，在腹中又上连任脉，任脉者何？即心肝肾相连之总系也。此胞男女皆有，男子督脉之髓注于此而化精，女子任脉之血注于此而化月信，究之男女生育之真，种之，皆赖督任之气化同至胞中。惟男以督为主，女以任为主耳，特是命门处之脂膜，不但与胞相连也，包肾之脂膜，亦与之相连。气海之形状，如倒鸡冠花，故俗名之为鸡冠油。此乃人生起点之处，当男女媾精始，在女子胞中先结成一点水珠，此珠久之，渐有动气，即气海也。由气海而生督任二脉，一行于前，一行于后，以生全身。此胞之脂膜，原督任二脉相合而生，故与督任二脉相贯通，遂为男以化精，女以系胎之要脏矣（《金匮》所言之脏燥，指此故可谓之脏）。或有疑《内经》之所谓气海者在膻中，膻中者，膈上也。以气海又居脐下，不知气海原有先后天之分，膈上之气海也，后天之气海，所藏者大气，《内经》之曰宗气。下之气海，天之气海也，中所藏者元气，《丹经》又名之祖气。为由先天而生后天，所以一为祖，一为宗也。且先天之呼吸在脐，是以气海居下。后天之呼吸在肺，是以气海居上也。至儿枕作疼之说，原属荒谬之谈，不守产后瘀血作痛，故化瘀血药皆能治之。若果有儿枕，何以儿枕时不疼、儿不枕时转疼乎。明乎此，则其说不攻自破矣。

（见《三三医报》1925）

97. 答唐秋成君问白翳治法

拙著《衷中参西录》第八卷，有眼科一门，治内外目翳，各有专方之用必效。若系外翳，如镜面蒙，可治以其中磨翳药水。若系内翳，如镜里面水银有物遮着，宜用其中附案之方，确审其翳之内外，而按方治之，无不愈者。此书各处皆有，可照治之。惟磨翳药水，须自经手配制，若委之药房，恐方中生炉甘难于研细，而易以煅者，即用之无效矣。

（见《三三医报》1924）

98. 阅刘华封君烂喉痧证治辨异书后

丙寅中秋节后，接到刘华封君自济南寄赠《烂喉痧证治辨异》一书。细阅一过，其辨证之精，用药之妙，立论之通，于喉证一门，实能令人起观止之叹。咽喉为人身紧要之处，而论喉证之书向无善本，自耐修子托之鸾语著《白喉忌表抉微》一书，盛行于一时。初时用其方效者甚多，继则用其方有效有不效，更有用其方不惟不效，而病转增剧者，于斯议论纷起。有谓白喉不忌表敷衍，但宜用辛凉表之，而不可以温热表之者。又有谓白喉原宜表散，虽麻黄、羌活亦可用，但不可与升提药并用者（其人或有严寒外束不得汗，咽喉疼而不肿者，原可用麻黄汤解其表，然麻黄可用，桂枝不可用。若用麻黄汤时宜去桂枝加连翘，至升提之药，惟忌用升麻。若桔梗亦升提之药，而《伤寒论》有桔梗汤，治少阴病咽痛，因其能开提肺气，散咽喉之郁热也。若与凉药并用，尤能引凉药之力，至咽喉散热，惟咽喉痛而兼肿者，不宜用）。又有于《白喉忌表抉微》一书，痛加诋毁，谓毫无足取者，而刘君则谓：白喉证原分两种，耐修子所谓白喉忌表者，内伤之白喉也，其病因确系煤毒洋烟，过服煎炒辛热之物，或贪色过度，以致阴液亏损，虚火上炎所致。用药养阴清肺，原为正治，其由外感传染者，为烂喉痧，乃系天行时气，入于阳明，上蒸于肺，致咽喉溃烂或兼有疹子，正是温热欲出不得所致，正宜疏通发表，使毒热外出。二证之辨，白喉则咽中干，喉痧则咽中多痰涎，白喉止五心烦热，喉痧则浑身大热云云。诚能将此二证，一内因，一外因，辨别极精，及至后所载治喉痧诸方，详分病之轻重浅深，而措施咸宜，洵为喉证之金科玉律也。惟其言今日之好人参难得，若用白虎加人参汤及小柴胡汤，方中人参可以沙参代之似非确论。盖小柴胡汤中之人参，或犹可以沙参代之（若当下后，大柴胡汤证仍在者，用小柴胡汤时，亦不可沙参代人参）。至白虎加人参汤，若其热实脉虚者，以沙参代人参，其热必不退，此愚由经验而知，非想当然尔之谈也。且古方中人参，即系今之党参，原非难得之物。若恐人工种植者，不堪用，凡台党、潞党之横纹者（若胡莱菔之纹），皆野生之参也。至其后论喉证，原有因下焦虚寒，迫其真阳上浮，致成喉证者，宜治以引火归原之法，实为见道之言。

（见《三三医报》1927）

99. 论痢证治法

唐容川曰：《内经》云，诸呕吐酸，暴注下迫，皆属于热。下迫与吐酸同言，则知其属于肝热也。仲景于下利后重便脓血者，亦详于厥阴篇中，皆以痢属肝经也。盖痢多发于秋，乃肺金不清。肝木遏郁，肝主疏泄，其疏泄之力太过，则暴注里急，有不能待之势。然或大肠开通，则直泻下矣。乃大肠为肺金之腑，金性收涩，秋日当令，而不使泻出，则滞塞不得快利，遂为后重。是以治痢者，开其肺气，清其肝火，则下痢自愈。

按此论甚超妙，其推详痢之原因，及治痢之法，皆确当。愚今特引申其说，复为详悉言之。盖木虽旺于春，而其发荣滋长，实在于夏，故季夏六月为未月，未木本生叶也。言木至此旺之极也，而肝脏属木，故于六月亦极旺，肝木过旺，而侮克脾土，是以季夏多暴注下泻之证，而痢证甚少，因肺金犹未当令，其收涩之力其微也。即其时偶有患痢者，亦多系湿热酿成，但利湿清热病即可愈，是以六一散为治暑痢之定方，而非所论于秋日之痢也。迨至已交秋令，金气渐伸，木气渐敛。人之脏腑，原可安于时序之常，不必发生痢证也。惟其人先有蕴热，则肝木乘热恣肆，当敛而不敛，又于饮食起居之间，感受寒凉，肺金乘藉寒凉之气，愈施其肃降收涩之权，则金木相犯，交迫于肠中，而痢作矣。是知痢之成也，固由于金木相犯，而金木之相犯，实又因寒火交争之力，以激动之也。若唐氏所谓开肺清肝，原为正治之法，然止可施于病之初起，非所论于痢病之已深也。且统观古今治痢之方，大抵皆用之初期则效，用之于末期则不效。今特将痢证分为数期，详陈其病之情状，及治法于下。

痢之初得也，时时下利脓血，后重腹疼，而所下之脓则甚稠，血则甚鲜，腹疼亦不甚剧。其脉之滑实者，可用小承气汤，加生杭芍四钱，甘草二钱下之。盖方中之朴、实，原可开肺，大黄、芍药又善清肝，且厚朴温而黄芍凉，更可交平其寒热，以成涤肠荡滞之功，加甘草者，取其能调胃，兼能缓肝，即以缓承气下降之力也。

其脉按之不实者，可治以拙拟化滞汤（方载《衷中参西录·痢疾门》。系生杭芍一两，当归、山楂各六钱，莱菔子五钱，甘草、生姜各二钱）。方中之意，用芍药以泻肝之热，甘草以缓肝之急，莱菔以开气分之滞，当归、山楂以化血分之滞，生姜与芍药并用，又善调寒热之互相凝滞，且当归之汁液最滑，痢患滞下，而以当归滑之，其滞下愈，而痢自愈也。若当此期不治，或治以前方，而仍不愈，或迁延数旬，或至累月，其腹疼浸剧，所下者虽未甚改色，而间杂以脂膜，其脉或略数，或微虚，宜治以拙拟燮理汤（方载《衷中参西录·痢疾门》。系生怀山药八钱，生杭芍六钱，金银花五钱，牛蒡子、甘草各二钱，黄连、肉桂（后入）各钱半）。方中之意，黄连、肉桂等分并用，能交阴阳于顷刻，以化其互争，实为燮理阴阳之主药，即为解寒火凝滞之要品。况肉桂原善平肝，黄连原善厚肠，二药相助为理，则平肝不失于热，厚肠不失于凉，又佐以芍药、甘草，善愈腹疼，亦即善解寒火凝滞也。用山药者，下痢久则阴分必亏，山药之多液，可滋脏腑之真阴，且下痢久则气化不固，山药之益气，更能固下焦之气化也，用金银花、牛蒡者，因所下者，杂以脂膜，二药善解疮疡热毒，即可预防肠中腐烂也。其脉象若有实热或更兼懒进饮食者，宜用此药汤，送服去皮鸦胆子三十粒。

痢证虽因先有积热，后为凉迫而得，迨其日久，又恒至有热无凉，犹伤于寒者之转病热也。所以此方，虽黄连、肉桂等分并用，而肉桂之热，究不敌黄连之凉，况重用白芍以为黄连之佐使，见其脉象有热者，又以之送服鸦胆子仁，是此汤为燮理阴阳剂，而实则清火之剂也。愚生平用此方，治愈之人甚多，无论新痢久痢，皆可用。铁岭医士田聘卿用此方治愈痢证多人，曾登绍兴医报声明。乙丑春，在沧州，遇沧州城南白宜卿君，原非业医，而好阅医书，言其族弟三十余，患痢将近一年，百药不效，卧床不起，为开此方授之，服三剂痊愈。

用上方虽新痢久痢，皆可奏效，而其肠中，大抵未至腐烂也。乃有腹中时时切疼后重，所下者多如烂炙，杂以脂膜，是其肠中已腐烂矣。当治以拙拟通变白头翁汤（方载

《衷中参西录·痢疾门》。系生怀山药一两，白头翁、生杭芍各四钱，秦皮、生地榆、三七各三钱，鸦胆子去皮六十粒，甘草二钱，先用白糖水，送服三七、鸦胆子仁各一半，再将余药煎服，至将药煎渣时，仍先用白糖水，送服三七鸦胆子余一半）。方中之意，用白头、秦皮、芍药、生地榆以清热，三七、鸦胆子以化瘀生新治肠中腐烂，而又重用生山药，以滋其久耗之津液，固其已虚之气化，所以奏效甚捷也。愚在奉时，有陆军团长王剑秋君，下痢甚剧，住东人南满医院中，两旬无效，曾以此方治愈，其详案载于《衷中参西录》此方之后，可考也。至素有鸦片嗜好者，无论其痢之初得及日久，皆可治以此方。至地榆，方书多沙炭用之，而此方生用者，因生则性凉，善保人之肌肤，使不因热溃烂，是以被汤火伤肌肤者用生地榆为末，香油调敷立愈。痢之热毒，侵人肠中肌肤，久腐烂，亦犹汤火伤人肌肤，至溃烂也，此地榆之所以生用也。至白头翁汤原方，原白头翁、秦皮，与黄连、黄柏并用方中药品，若斯纯用苦寒者，诚以其方，本治厥阴热痢，原挾有伤寒实热。今用以治痢久，肠中腐烂，故不得不为变通也。

上之痢证，又可治以拙拟生化丹（方载《衷中参西录·痢疾门》。系金银花一两，生杭芍六钱，粉甘草三钱，三七三钱，鸦胆子去皮六十粒，先用白糖水送服三七、鸦胆子各一半，再将前三味煎汤服，至煎渣服时，仍先用白糖水，送服三七、鸦胆子余一半）。于所煎之汤药中，加生怀山药一两，盖痢证到此，西人谓之肠溃疡，不可但以痢治，宜半从疮治。是以用金银花、粉甘草，以解疮家之热毒，三七、鸦胆子，以化瘀生新，而鸦胆子味至苦，且有消除之力

（捣膏能点痣），又可除痢证传染之毒菌。用芍药泻肝火，以治痢之本病。又恐其痢久伤阴，及下焦气化不固，是以又重用生山药以滋真阴，固气化，此所以投之必效也（《衷中参西录》本方后载有医案可参观）。当愚初拟此方时，犹未见西人肠溃疡之说，及后见西书，其所载治法，但注重肠溃疡，而不知兼用医清痢之本源，是以不如此方之效也。

又有下痢日久，虚热上蒸，饮食减少，所下者形如烂炙，杂以脂膜，又兼腐败之色，腥臭异常，腹中时时切疼益甚者，此肠中生机将断，其为病尤重矣。宜治以前方，加潞党参、天门冬各三钱，此用参以助其生机，即用天冬以调剂参之热也。

又有因素伤烟色，肾经虚惫，复下痢日久，肠欲腐烂，其下焦之气化，愈虚脱而不能固摄者，宜治以拙拟三宝粥（方载《衷中参西录·痢疾门》。系生怀山药细末一两，煮作粥，送服去皮鸦胆子五十粒，三七细末二钱）。方中之意，用三七、鸦胆子，以治肠中之腐烂。用山药粥，以补下焦之虚脱也。戊午中秋，愚初至奉天，有铁岭少年李济臣者，素有嗜好，又多内宠，患痢四十余日，屡次延医服药，而病势浸增，亦以为无药可医矣。忽闻街卖卜者甚灵，其姊代为往卜，卜者细为推算，言此病之危已至极点，然幸有天马星入命，仍可于险中遇救。问何为天马星，言当应远来之医也。时愚自皋，四千余里至奉，数日即应彼家延请。诊其脉细弱而数，两尺重按即无，所下者脓血相杂，或似烂炙，亦间有见好粪之时，治以三宝粥方。服后两点钟，腹疼一阵，下脓血若干，其家人疑药不对证，愚曰非也，肠中瘀滞，下尽则愈矣。俾再用白糖水，送服鸦胆子仁五十粒，时已届晚九点钟，一夜安睡，至明晨大便，不见脓血矣。后俾用山药粥，送服鸦胆子仁二十粒，连服数次，将鸦胆子仁递减至六七粒，不惟病愈，身体渐强壮矣。后闻济臣愈后，其举家欣喜之余，又忽痛哭。因济臣之尊翁（本溪湖煤矿总办），于前一岁因痢病故，今因济臣得救而愈，转悲从前之未遇良医而枉死也。由斯知药果对证，诚有夺命之权也。

（见《三三医报》1927）

100. 治痢之方

方书论治痢者多矣，即俗传治痢之方，亦较他方甚夥，而究于痢之易治者，用之恒效。若遇难治之痢，用之罔有效者，痢之原因，大抵因腹有积热，又有外寒乘之，其寒热激薄之气，遂留滞于肠中而为痢（痢之究竟，虽有偏寒偏热，而其初期，大抵寒热交并），其初红白黏滞，乃寒热交并之所凝结也。继则所下者，夹杂脂膜，时时微疼，是肠中之脂膜，已腐败矣。继则所下者腥臭异常，状如烂炙，且时时切疼，是肠中之血肉更灌烂矣。此时虚热上浮，饮食懒进，肠中之生机，必然减少，而又时时溃烂其肌肉，其人何以能堪乎？痢证至此，已至极点，投以寻常治痢之药，实百中无一效者。历观古方，惟仲景白头翁汤，较诸治痢之方独优，而当此极危险之时，用之亦未尽吻合。拙著《医学衷中参西录》治痢其有七方，皆系自拟，其中有三方，治此危险之痢，均能随手奏效，每方后皆载有治愈之案可征（参观本期张君痢症治验笔记）。

一为解毒生花丹，治下痢日久，郁热生毒，肠中腐烂，时时切疼后重，所下者，多似烂炙，且有腐败之色臭者。

方用金银花一两，生杭芍六钱，粉甘草三钱，旱三七细末三钱，鸦胆子俗名鸭蛋子去皮拣成实者六十粒，上药五味，先将三七、鸦胆子，用白糖水送服一半（鸦胆子须囫囵服），继将余药煎服，过四五点钟，再将所余之三七、鸦胆子如前煎送服，即将汤药煎渣再服。

一为通变白头翁汤，治热痢重腹疼甚剧，及患痢之人，从前有阿片之嗜好者，方用怀山药一两，白头翁、生杭芍各四钱，秦皮、生地、旱三七细末各三钱，甘草二钱，鸦胆子去皮拣成实者七十粒。

上药八味，三七、鸦胆子分两次送服，余药煎服如前方。

一为三宝粥，治痢久下血腥臭，肠中腐烂，兼下焦虚备，气化滑脱者。

方用怀山药轧细一两，旱三七轧细二钱，鸦胆子去皮拣成实者四十粒。

上药三味，先用凉水四盅，调和山药末煮作粥，煮时不时以箸搅之，一两沸即熟，随便调以百糠（取其适口），即用其粥服三七、鸦胆子，病剧者，一日宜服两次。

（见《上海医报》1929）

101. 痢疾治验笔记

盐山县署差役高瑞亭，年五十二，因大怒之后，中有郁热，又寝冷屋之中，内热为外寒所束，愈郁而不散，遂致大便下血。延医调治，医者为其得于寒凉室中，谓系脾寒下陷，投以参芪温补之药，又加升麻提之，服药两剂，病益增重，腹中切疼，常常后重，所便之物，多如烂炙。更延他医，又以为下焦虚寒，而投以八味地黄丸，作汤服之，病益加重，后仆为诊视，其脉数而有力，两尺愈甚，确知其毒热郁于肠中，以致肠腐烂也，投以解毒生化丹，两剂痊愈。

邻庄南马村王媪，年过五旬，素吸鸦片，又当恼怒之余，初患赤痢，滞下无度，因治疗失宜，渐至血液腐败，间如烂炙，恶心懒食，少腹切疼，其脉洪数，纯是热象，治解毒生化丹，加知母、白头翁各四钱，连服数剂痊愈。

奉天白塔寺旁姓某，年三十余，少腹时时切疼，大便逢下数次，状若烂炙，不便时，亦当下坠，心中烦躁，不能饮食，每日延医服药，病转增剧，其脉弦而微数，重按有力，知其肠中蕴有实热，其切疼而下如烂炙者，肠中已腐烂也，投以解毒生化丹一剂，腹疼即止，脉亦和缓，所便亦见粪色，次数亦减，继投以通变白头翁，两剂痊愈。

陆军团长王剑秋，奉天铁岭人，年四十余，己未孟秋，自郑州病归，先泻后痢，腹疼重坠，赤白稠黏，一日夜十余次，先入奉天东人所设医院，东人甚畏此证，处以隔离所，医治旬余无效，遂出院归寓，求为诊治。其脉弦而有力，知其下久阴虚，肝胆及肠中，又蕴有实热也，投以通变白头翁汤一剂痢愈，仍变为泻，日四五次，自言腹中凉甚，急欲服温补之。仆因其证原先泻后痢，此时痢愈又泻，且恒以热水囊自熨其腹，疑其下焦或有伏寒，遂少投以温补之药，才服一剂，又变为痢，下坠腹疼如故，知其病原无寒，不受温补，仍必用通变白头翁汤，一剂痢又愈。继用调补脾胃，兼消食利水之品，数剂，其泻亦愈。

奉天储蓄会总理范重三，年五十余，身形羸弱，时烟禁甚严，强遏嗜好，遂致泄泻，继下赤痢，日久不愈，血液淋漓，腐败腥臭，且腹疼异常，脉虽弦细，仍然有力，投以通变白头翁汤，一剂，病愈强半，又加龙眼肉五钱，连服三剂，痊愈。

铁岭李济臣，年二十八岁，下痢四十余日，脓血杂以脂膜，色臭腐败，下坠腹痛，屡次服药，病反增剧，羸弱已害，恐即不起，遣人问卜，卜者谓此证之危险，已致极点，然犹可救。俟天医星至，即可转危为安。数日，仆自汉口远来奉天，其家人闻之，求为诊治。其脉细弱而数，两尺之弱尤甚，治以三宝粥。服后两点钟，腹疼一阵，下脓血若干。病家言从前腹痛，不若是之剧，所下者，亦不若是之多，似疑药不对症。仆曰，腹中瘀滞，下尽即愈矣。俾再用白糖水服鸦胆子五十粒，此时已届晚九点钟，一夜安睡。至明晨大便，不见脓血矣。后间日大便又少带紫血，俾用生山药末煮粥送鸦胆子二十粒，数次痊愈。

上所论之痢轻重不同，约皆偏于热也，然其证有纯寒者，有先热后寒者，又不可不知，今略登数案于下，以备参考。

奉天陆军连长何阁臣，年三十许，因初夏在郑州驻防，多受潮湿，患痢数月不愈，至季秋回奉，病益加剧，下多紫血，杂以脂膜，腹疼下坠，或援以龙眼肉包鸦胆子方，服之下痢与腹疼益剧，来院求为诊治。其脉微弱而沉，左部几不见，俾用硫黄研细，掺熟面少许作丸，又重用生山药，熟地黄，龙眼肉，煎浓汤送服，连服十余剂，共用生硫黄二两许，其痢始愈。由是观之，即纯系赤痢，亦有寒者，然不过百中之一二耳。

又戊午中秋节后，仆自汉口赴奉，路遇都门，小住数日，有刘发起者，年三十余，下痢两月不愈，持友人名片，造寓求为诊治。其脉近和平，按之无力，日便五六次，血液腐败，便时微觉坠疼，治以三宝粥方，一剂病愈强半，翌日将行，嘱以再按原方，服两剂当愈。后至奉接其来函，言服第二剂，效验不如从前，至第三剂，转似增重，恍悟此证下痢两月，其脉毫无数象，按之且无力，其下焦当伏有寒凉，俾用生山药粥，送服炒熟小茴香末三钱，连服数剂，痊愈。

又奉天二十七师炮兵第一营营长刘铁山，于初秋得痢证甚剧，赤白参半，脉象弦细，重按仍然有力，治以通变白头翁汤，两剂痊愈，隔半月，痢又反复，自用原方治之，病转增剧，复来院求诊。其脉细弱兼迟，不任循按，知其已变为寒，所以不受原方也。俾用生山药粥，送服小茴香细末一钱，生硫黄细末五分，数次痊愈也。

又景州桑园镇吴媪，年五十六岁，于季夏下痢赤白，迁延至仲冬不愈，延医十余人，服药百剂，皆无效验，亦以为无药可医。其母家德州卢氏，雅雨先生裔，与仆系通家，其弟月潭，强仆往为诊治。其脉象微弱，至数略数，饮食减少，头目有时眩晕，心中微觉烦热，便时下坠作疼，然不甚剧，询其平素，下焦畏冷，是以从前服药，略加温补，上即烦热，略为清理，下又腹疼泄泻，故难治也。投以三宝粥方，两剂即愈，后旬余因登楼受凉，旧证陡然反复，日下十余次，腹疼较剧，其脉象微弱如前，至数不数，用生山药粥，送服生硫黄末四分，一日连服两次，翌晨又服一次，心觉微热，继又改用三宝粥，两剂痊愈。

以上诸痢证之外，又有至危险之痢症，方书所谓身热不休者，死也。然此证究有治法，盖因其夹杂外感，虽无寒温之大热，而其热随痢下陷，永无出路，即痢为邪热熏灼，而永无愈期，医者不能细心研究，误认其热生于痢，而但以治痢之药治之，何以能愈，惟治以拙拟通变白虎加人参汤，皆可随手奏效，其方亦载于《衷中参西录·痢疾门》，今并详录之，以质诸同道诸大雅。

通变白虎加人参汤，治下痢或赤或白，或赤白参半，下重腹疼，周身发热，服凉药而热不休者。

方用生石膏细末二两，生杭芍八钱，生怀山药六钱，野党参五钱，甘草二钱。

上药五味，用水四盅，煎取清汤两盅，分二次温服下。此方即伤寒论白虎加人参汤，以芍药代知母，山药代粳米也，方中之义，用人参以助石膏，能使深露之热邪，徐徐上升外散，消解无余，加以芍药，甘草，以理下焦腹疼，生山药以治久热耗阴，且能和肠胃，固气化，连服数剂，无不热退而痢愈者。方后复载有治愈之案数则，中有纯下白痢者，大热神昏，亦重用生石膏辅以人参治愈，兹不俱录者也。

东人志贺洁，著《赤痢新论》，言热带有阿米巴赤痢，其证稍及于北方，为一种动物之毒菌（察以显微镜，宛然见其活动之状)，侵肠黏膜下组织，而崩溃其组织，次乃侵蚀黏膜，而形成囊状之溃疡，其证为慢性之经过，由轻渐重，恒有经年不愈者，其治法用硫黄，甘汞为内服药，规尼涅、沃度仿谟为注肠药。

按赤痢新论之论痢，可为精矣，而仆上所列治愈之医案，若何阁臣，若吴媪，医案中皆用生硫黄，彼时犹未见赤痢新论，而用药竟与赤痢新论符合，病亦遂愈，岂所治者亦系阿米巴赤痢乎（其论中原言温带寒亦间有之)。然其书中载有示治愈之案二则，皆系痢证夹杂外感之热，若投以通变白虎加人参汤，皆可救愈，乃不知出此，卒致偾事，是又其长中之短也。

（见《上海医报》1929）

102. 痢疾症治详论（一）

又有下痢或赤或白，或赤白参半，后重腹痛，表里俱觉发热，服凉药而热不退，痢亦不愈，其脉确有实热者。此等痢证，原兼有外感之热，其热又实在阳明之腑，非少阴篇之桃花汤所能愈，亦非厥阴篇之白头翁汤所能愈也。改治以拙拟通变白虎加人参汤，则随手奏效（方载《衷中参西录·痢疾门》。系生石膏二两，生杭芍八钱，生怀山药六钱，野台参五钱，甘草二钱，煎汤两盅，分三次温饮下)。夫痢证身热不休者，方书多诿为不治，然治果对证，其热焉有不休之理。此诚因外感之热邪，随痢深陷，永无出路，以致痢为热邪所助，日甚一日，而永无愈期。治以此汤，以人参助石膏，能使深韶之热邪，徐徐上升外散，消解无余，加以芍药、甘草以理后重腹痛，生芍药以滋阴固下，连服数剂，热退而痢亦遂愈。方中之药，原以芍药代知母，生山药代粳米，与白虎加人参汤原方，犹相仿佛，故曰通变白虎加人参汤也。愚生平用此方，治愈此等痢证甚多，《衷中参西录》本方后，载者数案，可参观也。

按此外感之热，与痢相并，最为险证。尝见东人志贺洁著有《赤痢新论》，大为丁仲枯君所推许，然其中载有未治愈之案二则，一体温至三十八度七分，脉搏至百一十至，神识蒙昏，言语不清，舌肿大干燥，舌苔剥离，显然夹杂外感之实热可知。乃东人不知以清其外感实热为要务，而惟日注射以治痢之血清，竟至不救。其二发剧热，夜发躁狂之举动，后则时发谵語，体温达四十度二分，此又显然有外感之大热也。案中未载治法，想其治法，亦与前同，是以亦至不救。设此二证，若治以拙拟之通变白虎加人参汤，虑有病重药轻，可将两剂并作一剂，煎汤四五茶杯，分多次徐徐温饮下，病愈不必尽剂，其热焉有不退之理。火热既退，痢自随愈，而东人见不及此者，因东人尽弃根本之中学，而专尚西学也。盖中西医药，原可相助为理，而不宜偏废，吾国果欲医学之振兴，固非沟通中西不可也。

上所论之痢证，乃外感之热，已入阳明之腑者也。然痢证初得，恒有因外感束缚，而激动而内伤者，临证者宜细心体察，果其有外感束缚也，宜先用药解其外感，而后治痢，加或解表之药，于治痢药中。或用治痢药煎汤，送服西药阿斯匹林瓦许，亦可解表。设若互不加察，则外感之邪，随痢内陷，即成通变白虎加人参汤主之证矣。晚治之则而险难，何如早治则稳而易者之为愈也。

痢证虽为寒热凝滞而成，而论者多谓白痢偏寒，赤痢偏热，然此为痢证之常，而又不可概论也。今试举治愈之两案以明之。

同庄张申甫表史之夫人，年近六旬，素多疾病，于季夏晨起，偶下白痢，至暮十余次，秉烛后，忽然周身大热，昏不知人，循衣摸床，呼之不应，其脉洪而无力，肌肤之热烙手，知其痢因伤暑而成，且多病之身，不禁暑热之熏蒸，所以若是昏沉也，急用生石膏三两，野台参四钱，煎汤一大碗，俾徐徐温饮下，至夜半尽剂而措，诘朝煎渣再服，热退痢亦遂愈，此纯系白痢，而竟若是之热也。

103. 痢疾症治详论（二）

奉天陆军连长何阁臣，年三十许，因初夏在郑州驻防，多受潮湿，患痢数月不愈，至季冬还奉，病益加剧，下多紫血，杂以脂膜，间似烂炙，腹中时时切疼。或授以龙眼肉、鸦胆子仁，方服之益增重。来院求为诊治，其脉微弱而沉，左部几不见，俾用生硫黄细末，掺熟麦曲少许，为丸桐子大，又重用生山药、熟地黄、龙眼肉，煎浓汤送服，日两次，每次服硫黄，约有七八分，服至旬余始愈，此纯系赤痢，而竟若是之寒也。

又有前后连两次病痢，其前后寒热不同者，为细诊其脉，知其前后迥异，始能用药各得其宜，无所差误。今复举两案以征明之。

岁丁巳在德州，有芦雅雨公会孙女，适桑园镇吴姓年五十六岁，于季夏下痢赤白，延至仲冬不愈，延医十余人，服药百剂，皆无效验。其弟月潭，素通医学，偶与愚觌面谈及，问还有治否？答曰：此病既可久延岁月，并非难治之证，但视用药何如耳。月潭因求往视，其脉象微弱，至数略数，饮食减少，头目时或眩晕，心中微觉烦热，便时下坠作疼。惟不甚剧，所下者赤白参半，间有脂膜相杂，询其生平，下焦畏凉，是以从前服药，略加温补，上即烦热，略为清解，下即泄泻也，乃为初次拟得三宝粥方治之。药虽偏于凉，而有山药粥以补其下焦，服后必不至泄泻，上午服一剂，病觉轻，至晚间又服一剂，其病遂愈。后旬日因登楼受凉，其痢陡然反复，日下十余次，腹疼剧于从前，其脉象微弱如前，而至数不数，俾仍用山药，送服生硫黄细末三分，亦一剂服二次，病大见愈，脉象亦较前有力，翌晨又服一次，心微觉热。又改用三宝粥方，一剂而愈。

又愚在奉天时，有二十七师炮第一营营长刘铁山，于初秋得痢证甚剧，其痢脓血稠黏，脉象弦细，重诊，仍然有力。治以通变白头翁汤，两剂痊愈。隔旬余痢又反复，自用原方治之，病转增剧，复来院求诊。其脉弦细兼迟，不任循按，知其已成寒痢，所以不受原方也。俾用生怀山药细末煮粥，送服小茴香细末一钱，生硫黄细末四分，数次痊愈。

上所录二案，皆前病痢则热，后病痢则寒者也。而治之者随病机之转移，而互治以凉热之药，自能随手奏效。至于第一案初次用凉药治愈，后用热药治之将愈，而又以凉药收功，此又在临诊时，细心研究，息息与病机相符也。

又有痢症上热下凉，所用之药，宜上下分途，以凉治上，以热治下者。曾治天津法租界张姓媪，年五旬，于孟秋患痢，二十余日不愈，所下者赤痢杂以血水，热重腹疼，继则痢少泻多，亦兼血水。上焦烦热噤口不食，闻食味即恶心欲呕，头目眩晕，不能起床，其脉关前浮弦，重诊不实，两尺则微弱无根，一息五至，自觉心中怔忡，精神恍惚，似难支持，此乃虚极将脱之候也。遂急用净萸肉、生山药各一两，大熟地、龙眼肉、生龙骨各五钱，生杭芍、云苓片、炙甘草各二钱，俾汤两茶盅，分两次温饮下。将初次服下，未及覆杯，病人自言，吾有命矣。询之，言从前怔忡之极，即觉神魂飘荡，今则怔忡愈，而神魂安矣。迟两点钟，又将二次服下。移时少进饮食，泻痢亦少止。惟上焦仍觉烦热，下焦又似畏凉，遂于原方中加生地五钱，炙甘草改用三钱，煎汤两盅，分两次温服下。每服一次，送服生硫黄细末二分半，日服一剂，数日痊愈。

（以上五篇见《卫生报》1928）

104. 治痢最要药（一）

治痢最要药品，其痢之偏热者，当以鸦胆子为最要之药。其痢之偏寒者，当以硫黄为最要之药，以此二药，皆有消除痢中毒菌之力也。此二种药，上所录之方，案中已屡言之，今再详细论之。

鸦胆子，一名鸭蛋子。为其形椭圆，若鸭卵也，大如梧桐子，外有黑硬皮，其味极苦，实为台参所结之子。药行中亦有名为苦参子者，服时须去硬皮，若去皮时，其中仁破者，即不宜服。因破者服后易消，其苦味骤出，恒令人呕吐，是以治痢成方，有用龙眼肉包鸦胆子仁，囫囵吞服者。药房中秘方，有用益元散为衣，名之为菩提丹者。是皆防其入胃即化出其苦味也。若以西药房中胶囊盛之吞服，虽破者亦可用，其性善凉血止血，兼能化瘀生新。凡痢之偏于热者，用之皆有捷效，而以治下鲜血之痢，泻血水之痢，则尤效。岁在壬寅，有沧州友人滕玉可，设教于邻村，其年过五旬，当中秋时，下赤痢甚剧，且多鲜血，服药二十余日无效。适愚他出新归，过访之，求为诊治。其脉象洪滑，如其纯系热痢，彼时愚虽深知鸦胆子之功效，而犹以为苦参子，系能行共知之名。因谓之曰：此易治，买苦参子百余粒，去皮拣其仁之成实者，每服六十粒，白糖水送下，两次即愈矣。翌日愚复他出，二十余日始归，又访之，言偶询药房，皆无苦参子，后痢益剧，遣人至沧州购来，果如法服之，两次而愈，真仙方也。愚曰前因粗心，言之未详，苦参子即鸦胆子，药房中又名为鸭蛋子，各药房中皆有，特其见闻甚陋，不知其为苦参子耳。后玉可旋里，其族人有自奉天病重归来者，大便下血年余，一身悉肿，百药不效，玉可授以此方，如法服之，三次痊愈。鸦胆子又善清胃腑之热，凡胃脘有实热充塞，噤口不食者，服之即可进食。邻村武生李佐廷，素有嗜好，身体羸弱，当霍乱盛行之时，忽然腹中觉疼，恶心呕吐，下利脓血俱甚，以为必是霍乱证。诊其脉毫无闭塞之象，惟弦数无力，左关稍实，遂晓之曰：此非霍乱，乃下焦寒火交迫，故腹中作疼，下脓血，上焦虚热壅滞，故恶心呕吐，实系痢证之剧者。遂投以生杭芍六钱，竹茹、清半夏各三钱，甘草、生姜各二钱一剂，呕吐即愈，腹疼亦轻，而痢犹不愈，不思饮食。俾但用鸦胆子仁十五粒，一日服两次，白糖水送下，病若失。审斯知鸦胆子不但善解下焦热毒以治痢，即上焦郁热，用之亦极有效，诚可为治噤口痢证无上之妙品矣。

105. 治痢最要药（二）

硫黄禀火之精气，挟有杂质者，有时有毒。若其色纯黄，即纯系硫质，分毫无毒，为补相火暖下焦之主药。痢证上焦凉者，其上焦恒有虚热，硫黄质重，其热力直达下焦，而不至助上焦之虚热。且痢之寒者，虽宜治以热药，而仍忌温补收濇之品。至硫黄，诸家本草谓其能使大便润、小便长，西人谓系轻泻之品，是其性热而通，故以治寒痢最宜也。愚屡次品验此药，人之因寒作泻者，服之大抵止泻之时多，更有五更泻证，服他药不效，而放胆服硫黄即愈者。又间有本系因寒作泻，服硫黄而泻转甚者，惟与干姜、白术、五味诸药同用，则确能治因寒作泻而无更泻之弊。古方书硫黄，皆系制用，然制之则热力减，必须多服。有时因多服转生燥热，实不如少服生者为愈也。且择其纯系硫质者用之，原分毫无毒，亦无须多方制之也。且择其纯硫质者用之，至其用量，若以治寒痢，一次可服三分，其极量至五分，而以治他证，则不在此例。曾治邻村泊北庄张氏妇，年二十余，胃寒作吐，所吐之食，分毫不能消化（凡食后半日吐出、不消化者，皆系胃寒）。医治半年无效，虽投以极热之药，亦分毫不觉热，脉甚细弱，且又沉迟，知其胃寒过甚，但用草木之品，恐难疗治，俾用生硫黄细末一两，分作十包，先服一包，过两点钟不觉热，再服一包又为开汤剂，生炙甘草各一两，乌附子、广油桂、补骨脂、于术各五钱，厚朴二钱，日煎服一剂。其硫黄当日服八包，犹不觉热，然自此即不吐食矣。后数日，似又反复，遂于汤药中加生赭石细末五钱，硫黄仍每日服八包，其吐又止，连服数日，觉微热，俾将硫黄减半，汤剂亦减半，惟赭石改用二钱，又服二十余日，其吐永不反复。愚生平用硫黄治病，以此证所用之量为最大。至于西药中硫黄分三种，其初次制者，名升华硫黄，止外用于疮疡，不可内服。用升华硫黄再制之，为精制硫黄，用精制硫黄再制之，为沉降硫黄，此二种硫黄可以内服，然欲其热力充足，服之可以补助温暖下焦，究不若择纯质生硫黄服之为愈也（《衷中参西录》载有服生硫黄法，附有医案若干可参观）。

（此二篇见《卫生报》1928）

106. 西法治痢之方

西法治痢之方，谓初期用下剂，若甘汞、蓖麻子油、大黄留苦等是也。而最佳者惟甘汞及蓖麻子油，方用甘汞半瓦，一次服下。再用蓖麻子油十五瓦，一次服下。当觉轻快，或先服蓖麻子油一次，后每间三时服甘汞半瓦，服三次，后再蓖麻子油一次，为赤痢初起之疗法。最美者于服下剂之后，而仍未痊愈者，宜用次硝酸苍铅二瓦，重曹一瓦五，安知必林一瓦五，白糖一瓦五，和匀，为一日之量，均分三次服下。服此方若仍未愈者，宜再用次硝酸苍铅三瓦，单那尔二瓦，重曹一瓦五，和匀，为一次之量，匀分三次服下。或用次硝酸苍铅三瓦，瓦鲁貎拉儿并二瓦，和匀，一日之量，均分三次服下。

按：次硝酸苍铅对于肠壁肌肤最有被覆保护之功用，又能减少肠之运动，又有防腐之力，故为止泻西药。重曹外用为含漱品，于呼吸器之加答儿为吸入药，内用于种种之消化不良为制酸药，其他用于尿酸痛风偻麻质斯膀胱加答儿等，安知必林为确实普通之解热药，凡肺劳之发热、肠窒扶斯热、间歇热、再归热及一切热病，皆用之。又为急性关节偻麻质斯特效药，又为镇痛药，凡麻偻质斯性骨节痛、头痛、偏头痛、神经痛、痛风、月经痛等均用之。又有镇痉之作用，故能治喘息病与盐酸歇鲁因并用，尤有特效。外用为防腐药及止血药，单那尔并不甚溶解于胃中，下至肠中始分解为蛋及单宁酸，呈单宁酸之收敛作用，故不害胃之消化机能，为肠之收敛药。本品为无味之药物，最适于小儿之治疗，专用于大小肠加答儿、肠滤囊之溃疡机转，肺劳患者之下痢、慢性赤痢、肠窒扶斯、夏期小儿之下痢等。瓦鲁貎拉儿并系臭化没食子酸与蛋白质之新化生物，为黑褐色粉末，有芳香之气，入人肠内之后，始见其收敛作用，其收敛之性略似单宁酸，而为次硝酸苍铅之伍药。观上所录三方中之药，知其第一为解热化滞防腐收敛之剂，其第二方则但为防腐收敛之效。其制方之妙，当以第一方为最善。盖痢证多热，安知必林善解肠中炎热，且有防腐之效。痢证因气化凝滞，恒后重腹痛，重曹力善化滞，可除后重腹痛。硝酸苍铅虽有收敛之性，似与痢症之滞下者不相宜，而为痢证防腐之主药，故亦为治痢要药，况所伍之药又皆能相助为理乎。至于第二三方虽亦能防腐，而其收敛之力较重，似有留邪之弊，纵能将痢治愈，必多需时日。是以西医治痢，寻常痢说亦恒以危险之证视之。今用西药治痢者，于服通下药后，恒遽服乙必格散（即阿片吐根散）止之，尤无足取。夫痢证原名滞下，其下本患滞，更滞以收敛过剧之品，滞者不愈滞乎？惟治痢将愈时，或因下焦气化不固而兼泄泻者，始不妨用泻止之药。然所谓止泻之药，亦不必收敛之品也，或壮健其脾胃，或补益其气血，或调节其饮食，其泄泻愈而痢亦随愈矣。至西医治痢用防腐除菌药以浣肠，且痢门血清药以注射，皆佳方可采取也。

（见《卫生报》1928）

107. 论霍乱之病因及治法

急救回阳汤。治霍乱吐泻已极、精神昏昏、气息奄奄、至危之候。

潞党参一两，生山药一两，山萸肉去净核八钱，炙甘草三钱，朱砂研细五分，生赭石研细三钱。先用童便半盅，炖热送下朱砂，继服汤药。

（己未秋奉天霍乱盛行，时愚在奉天医院，拟得急救回生丹，用之甚效。适值警务处长莲波王君，任防疫总办，问愚有何良方，救此危险之证。因语以急救回生丹，王君言，若药坊间配制，恐不如法，即烦院中为制三十剂，分于四路防疫所，若果效时，后再多制，愚遂亲自监视制三十剂付之，翌日来信，言药甚有效验。又俾制五十剂，又翌日来信，言此药效验异常。又俾制一百二十剂，愚方喜此药可以广传救人疾苦，孰意翌日，自京都购得周氏回生丹到，此药即停止矣。固思自古治霍乱，无必效之方，此方既如此效验，若不自我传编寰区，恐难告无罪于同胞。遂将霍乱之病由与治法，及用法之意，详书一纸，登诸报章，又将登报之文，寄于直隶，故城县知事友人袁霖普，而袁君果能用方救人若干，推行编于直隶山东诸州县。）

附录直隶故城知事袁霖普来函论急回生之效果。

寿甫仁兄雅鉴：前次寄来急救回生丹方，不知何以斟酌尽善，初故城闹疫，按方施药六十剂，皆随手辄效，后故城外镇郑家口闹疫，又施药二百剂，又莫不全活，继遂将其方刷印数百张，直隶百余县山东数十县每县署寄去一张，日下呈明省长，登北洋公报矣。锡类推仁，我兄之功德真无量哉。

急救回生丹，效则效矣。然但为霍乱救急之方，仍非思患预防之方也。且香窜之品，但为散药，易于走味，不如制作丸药，又不如使所制之丸药，既能防患于预，又能防变于猝，乃为尽善，思维再四，继又变通其方，而制卫生防疫宝丹，爰将其方列下。

卫生防疫宝丹

粉甘草细末十两，细辛细末两半，香白芷细末一两，薄荷冰细末四钱，冰片细末二钱，朱砂细末三钱。

先将前五味和匀，用水为丸如桐子大，晾干不宜日晒，再用朱砂为衣，勿令余剩，装以布袋杂以琉珠，来往撞荡，务令丸滑坚实，如此日久可不走气味。若治霍乱症，宜服八十丸，开水送服。余症宜服四五十丸，服后均宜温覆取微汗。若平素含化以防疫疠，自一丸至四五丸皆可。此药又善治头痛、牙痛含化，心下、胁下及周身关节经络作痛，气郁、痰郁、食郁、痢疾、呃逆、呕哕，醒脑养神，在上能清，在下能温，种种利益，不能悉数。

附录：奉天抚顺县瓢尔屯煤矿经理尚席珍来函，论卫生防疫宝丹之效果。

寿甫仁兄伟鉴，向在院中带卫生防疫宝丹二百包，原备矿上工人之用，后值霍乱发生，有工人病者，按原数服药四十丸，病愈强半。又急续服四十丸，遂脱然痊愈，后有病者数人，皆服药八十丸，中有至剧者一人，一次服药一百二十丸，均完全治愈，近处有此症者争来购求此药，亦服之皆愈。一方呼为神丹，二百包倏忽告尽，乞于邮便再为寄数百包来，以救生命是所切盼。

附录：直隶故城县知事袁霖普来函论卫生防疫宝丹之效果。

寿甫仁兄道鉴，前接卫生防疫宝丹之方，弟照方配制，不料时疫盛行，各县染此病者，伤人甚多，弟除传布各县各乡之外，前后已配药六十料，救活人已及千矣。刻又陈情省长、警务处长，登之北洋公报，使各县得知之，人之欲善，谁不如我，倘各县均肯按方舍药，则救人无算矣。弟虽费钱不少，然私心窃慰，愈征我兄为救世之人，非偶然也。翘首北望，不胜欣颂，兼为群黎致谢焉。

按此二方，后方较前方多温药二味，前方性微凉，后方则凉热平均矣。用者斟酌于病因凉热之间，分途施治可也。

后方若临症急用，不暇为丸，可制为散，服一钱，效更速。

附：霍乱解毒汤 周氏集验方。

治霍乱脉数苔腻，口渴溺短，甚者肢冷，脉伏瘪缧。

川连六分，淡吴萸一分，二味另煎，冲制半夏钱半，生枳实钱半，黄芩钱半，白芍钱半，症重倍连萸，上焦病甚半枳，下焦病甚倍芩芍。

（见《医学杂志》1922）

108. 论治疯犬伤方

疯犬伤证，甚为危险。古方用斑蝥，虽能治愈，然百日之内，忌见水，忌闻锣声，忌食诸豆，忌行苘麻之地及手摩苘麻。又须切忌房事百日，犯以上所忌，其证仍反复。如此保养，甚不易也。歙县友人胡天宗，深悯患此症者不易挽救，曾登《绍兴医报》征求良方，继有江东束子嘉氏登报相告，谓曾用金匮下瘀血汤治愈二人。又继有江西黄国材氏登报相告，谓系异人传授一方，用大蜈蚣一条，大黄一两，甘草一两煎汤服，甚验。如服后病者稍安静，未几又发，再依此方续服，病必愈，乃可止。后附有治验之案二则：皆疯已发动，服此药治愈者，按此方诚为至善良方，天宗谓俗传冬令蛇藏土洞，口衔或泥或草，迨至春日出蛰，口吐所衔之物，犬嗅之，即成疯犬，此理可信。盖犬性善嗅，有殊异之气味，辄喜嗅之，是以独中其毒，而疯后嗅人，是蛇毒递传于人也。方中用蜈蚣一条，则蛇毒可解矣。又此证束氏谓曾用金匮下瘀血汤治愈两人，由斯知此症必有瘀血，下之则可愈。方中用大黄一两，其瘀血当可尽下。又加甘草一两，既善解毒，又能缓大黄之峻攻，此所以为良方也。然此方善矣，而未知愈后亦多禁忌否。若仍然有禁忌，是善犹未尽善也。而愚在奉天时，得其地相传之方。凡用其方者，服后即脱然无累，百无禁忌，真良方也。其方用片灰（即枪药之轧成片者，系硫磺、火硝、木炭制成）三钱，鲜枸杞根三钱，煎汤送下，必有小便下恶浊之物若干而愈。愈后惟禁房事旬日，然药不可早服，必被伤后五六日或七八日，觉内风萌动，骚扰不安后服之方效，此乃屡试屡效之方，万无闪失也。枸杞根，即药中之地骨皮，然地骨但用根上之皮，兹则边皮中之木用之。

吴县友人陆晋笙，于丁卯中秋，相遇于津门，论及此证。晋笙言，凡疯狗脊骨中，皆有毒虫，若将其脊骨中脂膜刮下，炮作炭服之，可自二便中下恶浊之物，即愈。有族孙患此症，治以此方即愈，然所虑者，吃人之疯犬，未必能获之也。

又无锡友人周小农，曾登《山西医学杂志》，论治疯犬咬伤之方，谓己丑象邑多疯犬，遭其害者，治多无愈，适有耕牛，亦遭此患而毙，剖其腹，有血块大如斗，色黧紫，搅之蠕蠕然动。一方惊传异事，有张君者晓医理，闻之悟曰：仲景云，瘀热在里，其人发狂。又云，其人如狂者，血证谛也。下血，狂乃愈。今犯此症者，大抵如狂如癫，得非瘀血为之乎。不然，牛腹中何以有此怪物耶？吾今得其要矣，于是用仲景下瘀血汤治之。不论证之轻重，毒之发与未发，叵不应手而愈。转以告人，百不失一。其所用之方，将古时分量，折为今时分量，而略有变通，方用大黄三钱，桃仁七粒，地鳖虫去足炒七个，共为细末，加蜂蜜三钱，用酒一茶碗，煎至七分，连渣服之。如不能饮酒者，水酒各半煎服亦可。服后，二便当下恶浊之物，日进一剂，迨二便如常。又宜再服两剂，总要大小便无纤毫恶浊为度，服此药者，但忌房事数日，其余则一概不忌。若治小儿，药剂减半，妊妇亦可放胆服之，切莫忌较。按服此方果如上所云云，诚为佳方。而张君竟于牛腹中血块悟出，其功德固无量也。惜传此事者，但详其姓未详其名耳。去疾按：此条所言各节，家庭常识亦有载之，而所言较详，当另录于后，以资比较，惟家庭常识未著投稿人姓名，而此云系周小农君之说，未知确否。东人有预防狂犬伤病注射药，装以玻璃小管，重一瓦，名狂犬注射液。遇有狂犬伤者，于伤处皮下注射一管，可无他患。须忌房事旬余，他无所忌，亦佳方也。

（香荪附记）同邑友人张俊轩，据周筱峰君云，其戚某得一治疯犬咬伤秘法，其方系用白雄鸡一只，取其嘴及腿之下截，连爪及其胆肫皮、翅尖翎、尾上翎，加银朱三钱，鳔须三寸，用绵纸三四张裹之，缟麻扎紧，用香油四两浸透，以火燃之，余油亦浇其上，烧为炭，研末，黄酒送服。通身得汗即愈，愈后除房事旬日外，余无所忌，屡试屡验，真仙方也。

（去疾按）张先生此文，曾登各报。此从《衷中参西录》增广第五期录出，乃最近所印行者，张先生曾嘱选登报中。故首录之，以志盛意。

（见《神州国医学报》1933）

109. 评论猩红热治法

自入夏以来，各处发生猩红热，互相传染，天气炎热，而病益加多加剧，治不如法，恒至不救。夫猩红热非他，即痧疹而兼温病也。尝实验痧疹之证，如不兼温病，其将出未出之先，不过微有寒热，或头微疼，或眼胞微肿，或肢体微酸懒，或食欲不振，其疹既出之后，其表里虽俱觉发热，而实无炽盛之剧烈，治之者始终投以清表（痧疹始终宜用表药，然宜表以辛凉，不宜表以温热）解毒之剂，无不愈者，即或始终不服药，听其自出自靥，在一星期间，亦可自愈。此以其但有疹毒之热，而无温病之热，相助为虐，故其病易愈耳。

至于疹而兼温者，则与斯迥异。其初病之时，疹犹未出，即表里壮热，因疹毒之热，尚未萌芽，而温病之热，已炽盛也。治之者宜将薄荷、连翘、蝉蜕诸托表之药，与玄参、沙参、天花粉诸清里之药并用，其连翘可用三钱，薄荷叶、蝉蜕可各用钱半，玄参、沙参、花粉可各用五钱，再少加金银花、甘草解毒。若虑其痧疹不能透达，可用鲜茅根两半（如无可代以鲜芦根）水煮数沸，取清汤数钟，以之代水煎药，煎汤一大盅，温服，其疹必完全透出矣。若其痧疹虽皆透发于外，而火犹炽盛，且深入阳明之腑，其舌苔从前白者，至此则渐黄，心中烦热异常，或气粗微喘，鼻翅扇动，或神昏谵语，脑膜生炎，其大便干燥，小便赤涩，此乃阳明胃腑大实之候，而欲治阳明胃腑之实热。伤寒论白虎汤，原为千古不祧之良方，为其兼有痧毒，可于方中加连翘三钱，羚羊角一钱（另煎兑服，或磋细末送服，无力者可不用）。再用鲜茅根或鲜芦根煮汤，以之代水煎药。方中若有石膏二两，可煎汤两大盅，分两次温服。若有石膏三两，可煎汤三大盅，分三次温服，一剂热未清者，可服至数剂，以服后热退，大便仍不滑泻为度。

若其阳明胃腑，虽有大热，因小便不利，而大便滑泻者，白虎汤又不可遽服，宜先用滑石、生怀山药各一两，生杭芍八钱，连翘、甘草各三钱（此方若加蝉蜕，即拙拟滋阴宣解汤。在三期五卷），煎汤一大盅服之，其滑泻当即止，泻止之后，其热仍不退者，可于初次方中加滑石六钱，煎服之以退其热，至于大热已退，疹已见靥，其余热犹盛者，宜再治以滋阴清热解毒之剂，而仍少加托表之药佐之。方用玄参八钱，沙参、花粉各五钱，连翘、金银花、鲜芦根各三钱，甘草二钱，可连服数剂。其热递减，药剂亦宜随之递减，迨服之其热全消停服。以上诸方，若遇兼喉痧者，宜于方中加射干、蒲黄各三钱（惟止泻方中不宜加）。或外用硼砂、生寒水石各二钱，梅花、冰片、薄荷冰各一分，共研细吹患处亦佳。

按猩红热本非危险之证，而所以多危险者，皆以其证现白虎汤证时，医者不敢放胆用白虎治之也。至愚治此等证时，不但胃腑大实之候可放胆投以大剂白虎汤，即当其疹初见点，其人表里壮热，脉象浮洪，但问其大便实者，恒用生石膏一两，或两半煎汤，送服西药阿斯匹林一瓦，周身得汗，其疹全发出，而热亦退矣。曾治一六七岁幼女，病温半月不愈，其脉象数而有力，肌肤热而干涩，其心甚烦躁，辗转床上，不能安卧，疑其病久阴亏，不堪外感之灼热，或其痧疹之毒，伏藏未能透出，是以其病之现状若斯，问其大便，三日未行，投以大剂白虎加人参汤，以生山药代粳米，又加连翘三钱，蝉蜕一钱，煎汤两盅，分数次饮下，连服三剂。大便通下，大热已退，心中仍骚扰不安，再诊其脉，已还浮分，拟其余热作汗解，遂用阿斯匹林一瓦，和白糖冲水服之，周身得微汗，透出白痧若干，病遂愈。由斯知阿斯匹林，原可为透发痧疹之无上妙药。而石膏质重气轻，原亦具透表之性，又伍以最善发表之阿斯匹林，其凉散之力，尽达于外，化作汗液，而不复留中（石膏煮水，毫无汁浆，是以不复留中），是以胃腑之热未实，而亦可用也。愚临症五十年，治此症者不知凡几，其始终皆经愚一人治者，约皆能为之治愈也。

愚初来津时，原在陆军充中校医官，未尝挂牌行医，时有第一中学教员宋志良君，其两儿一女，皆患猩红热，延医治疗无效。因其素阅拙著《衷中参西录》，遂造寓恳求，为之诊治，即按以上诸法，为之次第治愈。其女年方九岁，受病极重，其周身肌肤皆红，细审之，为所出之疹密布，不分个数，医者见之，谓凡出疹若斯者，皆在不治之例。志良亦深恐其不治。愚曰，此勿忧，放胆听吾用药，必能挽回。此不过于所用之白虎汤中，分量加重耳，方中所用之生石膏，自三两渐加至六两（皆一剂分作数次服），始完全将病治愈（凡如此连次重用生石膏者，皆其大便甚实也。若大便不实者，不能如此重用）。志良喜甚，遂广刷广告数千张，言明其事以遍布于津沽，且从于授课之余，勤苦习医，今已医理精通，救人甚夥矣。

按白虎汤方中，原以石膏为主药，其原质系硫氧轻钙化合而成，宜生用，最忌煅用。生用之其硫氧轻之性，凉而能散，以治外感有实热者，直胜金丹。若煅之，则其含之硫氧轻皆飞去，所余之钙经煅即成洋灰（洋灰原料，石膏居多），能在水中结合（水煮之则凝结如石）点豆腐者，用之煮汤，以代卤水。若误服之，能将人之血脉凝结，痰火痼闭，故煅石膏用至七八钱，即足误人性命，迨偾事之后，犹不知其误在煅，不在石膏，转以为石膏煅用之，其猛烈犹足以伤人，而不煅者更可知矣。于斯一倡百和，皆视用石膏为畏途，是以伤寒论白虎汤，原可为治猩红热，独一无二之良方，而医者至当用之时，竟不敢放胆一用，即或有用者，纵不至误用煅石膏，而终以石膏之本性为太寒，重用不过三四钱，不知石膏性微寒，《本经》原有明文，且其质又甚重，三四钱不过一小撮耳，以微寒之药，欲止用一小撮，以救炽盛之毒热，杯水车薪，用之果何益乎。是以愚十余年来，对于南方各省医学志报，莫不尽力提倡于外感实热之症，宜放胆用生石膏，甚勿误用煅石膏，而北方无医学志报，原难口为呼吁，今论猩红热治法，因论及石膏，实不觉心长词费也。

或问诸家本草，皆谓石膏煅用之则不寒胃，今谓误用煅石膏七八钱，即足伤人，是诸家本草这样，皆不可信欤。答曰：本草当以《本经》为主，其石膏条下，未言煅用，至《名医别录》，原附本经而行者，其石膏，亦未言煅用，至刘宋时，雷氏本草炮制书出，对于各药之炮制，论之最详，于石膏亦未言煅用，迨至有明李氏《纲目》出，始载近人因其性寒，火煅过用之，不伤脾胃。夫曰近人，不过流俗之传说耳。从此以后之撰本草者，皆载其语。而并将近人二字节去，似谓石膏之制法，亘古如斯，不复研究其可否，此诚所谓人云亦云，以讹传讹者也。且既用古人成方，原宜恪遵古人规矩，伤寒论白虎汤，石膏下，止注打碎绵裹，未尝言煅，其用生者可知。且煅者煮汤，可代卤水点豆腐，是其性与卤水同也。友人桑素村（唐山人）曾言其姊，曾饮卤水一两，殉夫尽节，是卤水不可服明矣。岂性同卤水之煅石膏，独可服乎？

或问硫氧之性原热，石膏中既含有硫氧，何以其性转凉乎？答曰：硫氧之性虽热，而参之以轻，与氧化合，即为水素。水之性原凉也，且硫氧化合，即为西药硫酸，原与盐酸、硝酸，同列于解药中，既能解热，其性不当以凉率乎！不但此也，又如西药阿斯匹林，最能解热者也，其原料为杨柳皮液，与硫酸制成，西药规尼涅，亦解热药也，其原料为鸡纳霜，与硫酸制成（多硫酸规尼涅）或与硝酸制成（名硝酸规尼涅），又如犀角性凉，为中西所共认，而化学家实验此物之原实质，为石灰质，少含有硫质，即含有硫质，又何以凉乎？而强为之解者，有谓硫氧之性，少用则凉，多用则热者。有谓象原质相合，可以化热为凉者，究之天之生物，凡具有特异之性者，其功效恒出于原质之外也。此乃物之良能，关于气化精微，而不可徒即形迹之粗，以推测也。

（见《医界春秋》1931）

110. 论鼠疫之原因及治法

自鼠疫之症，流毒甚烈，医者对于此证，未之前闻，即治疗此证，未有专方。致国家一遇此证之发生，即设局防疫，委之西医，而西医又毫无确实疗法，惟置之隔离所中，听其自死，致患此证者，百难愈一，良可慨也。不知此证发生之初，原是少阴伤寒中之热证类，迨至极点，始酝酿成毒，而互相传染，今欲知此证之原因及治法，须先明少阴伤寒中之热证。

尝读《伤寒论·少阴篇》所载之证，有寒有热，论者多谓寒水之气，直中于少阴则为寒证，自三阳传来，则为热证。执斯说也，何以少阴病两三日，即有宜用黄连阿胶汤及大承气汤者。盖寒气侵人之重者，若时窜入少阴，即为少阴伤寒之寒证，其寒气侵入轻者，伏于三焦脂膜之中，不能使人即病，而阻塞气化之流通，暗生内热，后因肾脏虚损，则伏气所化之热，即可乘虚而入肾，或肾中因虚生热，与伏气所化之热相招引，则伏热为同气之求，亦易入肾。于斯虚热实热，相助为虐，互伤肾阴，致肾气不能上潮于心，多生烦躁（此少阴病有心中烦之理）。夫心主脉而属火，必得肾水之上济，然后阴阳互根，跳动常旺，今既肾阴不上潮，则阴阳之气，不相接续，失其互根之妙用，其脉之跳动多无力（此少阴病无论寒热，其脉皆微细之理）。人身之精神，与人身之气化，原相凭依，今因阴阳之气不接续，则精神失其凭依，遂不能振作，而昏昏欲睡（此少阴病但欲寐之理）。且肾阴之气，既不能上潮，以濡润上焦，则上焦必干而发热。口舌无津，肺脏因干热而咳嗽，咽喉因干热而作痛（三证皆少阴病兼证，皆见于《伤寒论·少阴篇》）。《内经》谓冬伤于寒，春必温病，此言伏气化热为病也。然其病未必入少阴也。《内经》又谓冬不藏精，春必温病。此则多系伏气化热，乘虚而入少阴之病。因此病较伏气入他脏而为病者，难于辨认，且不易治疗。故于冬伤于寒，春必温病之外，特为明辨，而重申之也。盖同是伏气发动，窜入少阴为病，然有未届春令，而先发于冬令者，则为少阴伤寒，即为少阴伤寒之热证。初得之，即宜用凉药者也。其感春阳之萌动而后发，及发于夏，发于秋者，皆可为少阴温病，即温病之中有郁热，其脉象转微细无力者也。其名虽异，而治法则同也，既明乎此，试再进而论鼠疫。

鼠疫之证初起，其心莫不烦躁也。其脉不但微细，恒至数兼迟（间有初得脉洪数者，乃鼠疫之最轻者），其精神颓败异常，闭目昏昏，不但欲睡，且甚厌人呼唤。其口舌不但发干，视其舌上，毫无舌苔，而舌皮干亮如镜，其人不但咳嗽咽痛，其肺燥之极，可至腐烂，呕吐血水（奉天人言辛亥年，此证垂危时，多呕吐血水）。由斯而论，鼠疫固少阴热证之至重者也，虽其成鼠疫之后，酿为毒菌，互相传染，变证歧出，有为结核性者，有为败血性者，而当其起点之初，大抵不外上之所述也（上所述者，鼠疫书名为肺鼠疫，以其肺燥也），然此非愚之凭空疑议也。

民国十年春，黑龙江哈尔滨一带，鼠疫盛行，奉天防范甚严，未能传染入境。时愚在奉，曾治数人，确系鼠疫，其病之情状，大抵不外上之所述，约皆为少阴热证变成，为鼠疫之起点，而犹未有传染之毒者也。今将治愈之方，详录于下，以备治斯证者之采取。

（坎离互根汤）生石膏三两轧细，玄参八钱，知母八钱，野台参五钱，生怀山药五钱，甘草三钱，生鸡子黄三枚。

将前六味煎汤三茶杯，分三次温服下。每服一次，调入生鸡子黄一枚。

上方乃取伤寒论少阴篇黄连阿胶汤，与太阳篇白虎加人参汤之义，而合为一方也。黄连阿胶汤，原黄连阿胶鸡子黄并用，为此时无真阿胶，故以玄参代之，为方中有石膏、知母，可以省去黄连。西人谓鸡子黄中含有副肾髓质之分泌素，故能大滋肾中真阴，实为黄连阿胶汤中主药，而不以名汤者，以其宜生调入，而不可煎汤也，是以单用此一味，而黄连阿胶汤之功用仍在。至于白虎加人参汤中去粳米，而以生山药代之，为山药之性，既能和胃，原方用粳米原取其和胃，又能助玄参、鸡子黄滋肾也。用白虎汤以解伏气之热，而更加人参者，取人参与石膏并用，最善生津止渴，以解寒温之燥热，而其补益之力又能入于下焦，以助肾气之上达。俾其阴阳之气相接续，其脉之微细者，可变为洪大，而邪可外透矣。继又服之，脉之洪大者渐臻于和平，而病即痊愈矣。

病初起者，加鲜茅根四钱（如无鲜茅根，可用药房中干者一两，煎两三沸，取其汤以煎药）；咳嗽者，加川贝母三钱；咽喉疼者，加射干三钱；呕吐血水者（此证未见过），加犀角羚羊角（另煎兑服）、三七（送服）各二钱。病剧者一日当服二剂。其大便不实者，宜斟酌缓服。若大便滑泻，非下焦有寒，实因小便不利，宜先服拙拟滋阴清燥汤（方载《衷中参西录》第五卷，系生怀山药、滑石各一两，生杭芍五钱，甘草三钱）。滑泻止后，再服前方。又宜将方中石膏减作二两，生山药倍作一两，缓缓与服。其脉象间有不微细迟缓，而近于洪数者，此乃鼠疫之最轻者，治以此方，一服即当速愈。总之此证燥热愈甚，则脉愈迟弱，身转不热。若服药后脉起身热，则病机已向愈矣。愚初治此证时，曾但用白虎加人参汤，以生山药代粳米治愈，后拟得此方，奏效尤捷。

或疑寒温之证，皆不传染，鼠疫既为少阴寒温证之剧者所成，何以独易传染？不知其传染之毒菌，皆生于病终不愈，甚至脏腑溃败，或因阴阳之气久不接续，血脉之流通可至闭塞，因闭塞而成腐败，此皆足以酿毒，以相传染也。少阴寒温之未变鼠疫者，其剧不至此所以不传染也。至证之因传染而成者，其毒愈酝酿而愈甚，即病不甚剧，而亦可转传他人，所以此病偶有见端，即宜严为防范。

按此证之传变，又分数种。后见哈尔滨斯年报告之病状，实甚复杂，今录其原文于下，以备参考。

民国十二年春，哈尔滨防疫官赵含章君报告原文：斯年鼠疫之病状，染后三日至七日为潜伏期。先有头痛眩晕，食欲不振，倦怠呕吐等前驱证，或有不发前驱证者，继则恶寒战栗，忽发大热，达三十九至四十度以上，或稽留，或渐次降下。淋巴管发生肿胀，在发热前，或发热后之一二日内，概发肿块一个，有时一侧同发两个。如下股腺与左腋窝腺，而并发是也。该肿块或化脓，或消散，殊不一定。大部沉嗜眠睡（此即少阴证之但欲寐也），夜间每发谵语。初期多泄泻二三次，尿含蛋白（此伤少阴之征）。病后一二日，肝脾常见肥大，轻证三四日，体温下降可愈。重证二日至八日，多心脏麻痹难愈。心脏麻痹其脉象细微，同于少阴病脉可知。此证可分腺肿性，败血性，肺百斯笃（西人名鼠疫为百斯笃）。三种腺肿百斯笃，最占多数。一处或各处之淋巴管，并其周围组织，俱发炎证。其鼠蹊腺，及大腿上三角部之淋巴腺，尤易罹之。腋窝腺及头部腺次之，又间侵后头腺、肘前后腺、耳前后腺、膝腘腺等，其败血性百斯笃，发大如小豆之斑，疼痛颇甚，且即变为脓疱，或更进而变疽性溃疡。又有诱起淋巴腺炎者，肺百斯笃之证，剧烈殊甚，一如加答儿性肺炎，或格鲁布性肺炎，咯出之痰中含有百斯笃菌，乃最猛恶者。

按上段述鼠疫之情状可为详悉尽致，而竟未言及治法，想西医对于此证无确切之治法也，且其谓轻证三四日，体温下降可愈。至其重证，体温不下降，岂不可用药使之下降，至言重证垂危，恒至心脏麻痹，其脉因心脏麻痹，必沉细欲无可知。推其麻痹之由，即愚所谓肾气不上达于心，其阴阳之气不相接续，心脏遂跳动无力，致脉象沉迟细弱也。此证若当其大热之初，急投以拙拟坎离互根汤，既能退热，又能升达肾气，其心脏得肾气之助，不至麻痹，即不难转危为安也。又其谓大部沉嗜眠睡，与愚所经历者之状似昏睡，皆有少阴病但欲寐之现象，亦足征愚谓此证，系伏气化热，入肾变成者，原非无稽之谈也，特是愚前用之方，因在奉天，未见传染之毒，所以治法不备，后阅山西医志，载有厦门回春医院院长吴锡璜君，鼠疫消弭及疗法一篇，其用药注重解毒，实能匡愚所不逮，爰详录之于下，以备治斯证者之采取。

吴锡璜君登志原文：疫菌既染，危险万状，大略分为腺鼠疫、肺鼠疫二种。其为证也，先犯心脏，使心力衰弱。凡脉搏如丝，即为疫毒侵犯心脏惟一之确据。其次体温速升，头痛眩晕或作呕吐，渐渐意识朦胧，陷于昏睡谵语状态、痴呆，步行蹒跚，眼结膜强度充血，舌带白色，如石灰撒上或污紫如熟李，颈腺、腋窝大腿上近阴处起肿胀，疼痛剧烈者，一二日即死。其神气清者，可多迁延数日。寻常用方有效有不效，兹将历试有效者详细录出，以公诸医界。初起用王孟英治结核方，合神犀丹，多服累效。金银花二两，皂刺钱半，蒲公英二两，粉甘草一钱。呕者去甘草，加鲜乱竹茹一两（若无鲜竹茹，可用青黛三钱代之）；大便秘热重者，加大黄三钱，水煎和神犀丹服。如呕仍不止，用藏红花二钱煎汤，送服真熊胆二分即止。此方用蒲公英、金银花、皂刺，合神犀丹，不但解毒，兼能解血热，散血滞，实为治鼠疫结核之圣药也。若白泡疔，本方去皂刺，加白菊花一两，兼黑痘用神犀丹、紫金锭间服，均效。神犀丹见《温热经纬》。

核毒初起，以宣透秽毒，为第一妙法。梁君达樵，以其法治愈者不下十万人。达樵云，病者发头痛，四肢倦怠，骨节禁锢，或起红点，或发丹疹或呕或泻，舌干喉痛，间有猝然神昏痰涌窍闭者，此系秽毒内闭，毒气攻心，宜用芳香辟秽。解毒护心之品，辟秽驱毒饮主之。

西牛黄八分研冲人中黄三钱，九节菖蒲五分，靛叶钱半，忍冬蕊五钱（鲜者蒸露亦可），野郁金一钱，水煎服。如见结核或发斑，或生疔，加藏红花八分，单桃仁三钱，熊胆四分送服。大渴引饮汗多，加犀角金汁，神昏谵语，宜用至宝丹或安宫牛黄丸，开水和服，先开内窍。此证初起，不可即下，审其口燥神昏热炽。有下证者，先辟秽解毒，然后议下，每每获效。下法用大黄泡紫雪丹五分良，忌早用大苦大寒，以致水闭。若脉道阻滞，形容惨淡，神气模糊，恶核痛甚者，宜用解毒活血汤：连翘三钱，柴胡二钱，葛根二钱，生地五钱，赤芍三钱，红花五钱，桃仁八钱，川朴一钱后下，当归钱半，甘草二钱，苏木二两。轻证初起，每三点钟服一剂。危证初起，两点服一剂，或合数熬膏，连连服之。或热，或渴，或出汗或吐血：加生石膏一两，芦根汁一杯，和膏服。并多服羚羊角及犀角所磨之汁。孕妇加桑寄生一两，黄芩一两，略减桃仁、红花。

热甚口燥无津，脉象洪数，唇焦大渴者，用清瘟败毒饮。项肿者，俗名虾蟆瘟。用普济消毒饮（二方俱见《温热经纬》），多服必效。吐红涎者，鲜芦根取汁和服。便秘，热加大黄三钱。

按上所论者，开端虽分肺鼠疫、腺鼠疫，至后则浑论鼠疫，实未明言何者为肺鼠疫？何者为腺鼠疫？至西人之说则谓肺百斯笃，由鼻腔肺胃肠中而吸收其毒于血中，其证状因种类而殊多，有陡然恶寒，继以发热，一二日间或头疼，或有剧烈之脑证，发狂而死者，有状似昏睡，而起呕吐腹痛雷鸣或大便泄泻，或便秘，或便血者。腺百斯笃，病毒首侵股腺、鼠蹊腺，而发肿痛。或先犯腋下腺，而后及其他该肿腺临近之皮肤，潮红灼热，终则呈败血证状而死。无论何地，苟发生此种病，当尽力防其传染。观此论言肺鼠疫毒侵脏腑，由口鼻传入，而腺鼠疫止言其毒侵人身之腺而未言其侵入之路。以愚断之，亦由口鼻随呼吸之气传入。盖人身之腺为卫气通行之路，卫气固与肺气相贯通者也，其人若先有伏气之邪在内，则同气相招，疫毒即深入脏腑，其人若无伏气之邪，疫毒由口鼻入，即随卫气流转，侵入腺中，发生毒核。其果发生毒核也，固宜用吴君所言消核逐秽解毒诸方。其非结核而内陷也，如西人所谓状似昏睡，及赵君所谓心脏麻痹，吴君所谓热甚口渴无津者，皆与愚所论少阴证变鼠疫之状况相似，又当参用拙拟之方。若其人腺鼠疫肺鼠疫并见者，则愚与吴君之方，又当并用，或相其所缓急，而或先或后接续用之亦可也。

由少阴寒温，以变鼠疫，是实愚之创论。而近阅中古方书，似早寓有此说。《千金方》曰：恶核病者，肉中忽有核累，大如梅李核，小如豆粒，皮肉疹痛壮热，瘵索恶寒是也，与诸疮根瘰疬结筋相似，其疮根瘰疬因疮而生，似缓无毒，恶核病猝然而起有毒，若不治入腹，烦闷杀人。皆由冬受温风，至春夏有暴寒相搏，气结成此毒也。观此论所谓恶核，似即系鼠疫之恶核，观其所谓冬受温风，至春夏又感寒而发，又似愚所谓伏气化热，下陷少阴，由寒温而变为鼠疫也。盖伏气化热之后，恒有因薄受外感，而激发者，由斯知鼠疫之证，自唐时已有，特无鼠疫之名耳。

又鼠疫之名，非起自西人也。德州李保初，《药言随笔》曰：滇黔两粤，向有时疫痒子证，患之者十中难愈二三，甚至举家传染。俗名耗子病，以其鼠先感受，如见有毙鼠，人触其臭气则病。室中或不见鼠时，证必流行，所感病象，无论男女壮弱，一经发热，即生痒子或在腋下，或现两胯、两腮，或痛而不见其形，迟则三五日，速则一昼夜即毙，辛丑夏邑，适有患此证者。诊之，其脉轻则细数，重则伏涩，遂悟时证之由，其所以鼠先感受者，非有奇异之毒实感天地之气偏耳。以鼠穴居之性，昼伏夜动，藉地气以生存，如地气不达，阴气失职，鼠失其养，即不能居。是以他徙，不徙则毙。人居阴阳气交之中，必二气均调，脏腑始顺适无病，设或二气有偏，其偏之极，更至于孤独，人处其间，即大为所累。是以天地之气通则为泰，塞则为否，泰则万物生，否则万物枯，此自然之理也。今即物性以证人病，则知二气何者偏胜，补偏救弊，必能奏效。

观《药言随笔》之所云云，知滇黔两粤，早有鼠疫之病，亦早知其病起点于鼠，而有鼠疫之名也。且其谓地气不达，阴气失职，则鼠病。又谓二气偏之极，则人即不堪。又谓天地之气通则为泰，而万物生，塞则为否，而万物枯，诸多名论，皆可与愚所谓少阴寒温病，因阴阳之气不相接续，致变鼠疫之理，相发明也。

又尝验鼠疫之毒菌为杆形，两端实而中空。凡铁之含有电气者，必一端为阴电，一端为阳电。今观鼠毒菌之状，其两端实也一端为阳，一端为阴可知，其中空也。阴阳之气不相接续可知，由斯知阴阳之气相合，即为生旺之气，阴阳之气相离，即为腐败之气，为其身有腐败之气，故内则气化否塞，而心脏麻痹，肺脏溃烂，外则血脉凝滞，或为结核，或为败血性也。是以治此证者，仍当以变和其阴阳为保身立命之基。使身中气化生旺，自能逐毒气外出，而又佐以清火消毒逐秽之品，鼠疫虽至险，应亦可随手奏效也。

愚初作此鼠疫论时，犹未见此《药言随笔》也，故此论成之后，犹游移未遽以示人，后见此书，继又见时贤冉雪峰君，鼠疫问题解决，谓水不济火为阳燥，火不蒸水则又为阴燥，火衰不交水，固为阴燥，水凝自不与火交，亦为阴燥，鼠疫之病，阴凝成燥，燥甚化毒之为病也。又谓他证以脉洪数为热进，微弱为热退，此证则以微弱为热进，洪数为热退，皆与愚所论少阴证可变鼠疫，其病情脉状，莫不吻合，因知拙论诚不背谬，乃敢登于志报，以公诸医界。至冉君所著之书，详悉精微，无理不彻，无法不备。洵可为治鼠疫者之金科玉律，宜与拙论参观，至拙论中未采用其方者，实欲人读全书也。

又时贤刘蔚楚君，治鼠疫结核之剧者，曾重用麝香六分，作十余次，用解毒活血之药，煎汤连连送下而愈，至冉君治鼠疫方中，亦有用药汤送服麝香，以通络透毒者，又可补吴君方中所未备也。

（见《绍兴医学报》1924）

111. 论卫生静坐法

今之讲卫生者，多尚静坐之功。夫静坐之功，即释道趺坐之功，诚为卫生之要着。然此中妙谛，原非仓猝所能领料也。有谓静坐时宜变其呼吸者，夫呼吸宜纯任自然，岂可常矫强之乎。有谓静坐时宜守玄关者，本《内经》玄关为日之语，而凝神于两目之间，夫人之生机其根蒂原在下焦，岂可求之两目中间乎。有静坐之时，本丹经凝神入气穴之语，其精神下注丹田者，若是以言静坐，可谓得静坐之真法门矣。然所谓神下注者，实有元神识神之殊，元神者藏于脑内，《内经》谓头者精明之府，正谓其为元神所藏也。

无思无虑，自然虚灵也。识神者发于心，《内经》谓心者君主之官，神明出焉，正谓其为识神所发也。

有思有虑，灵而不虚也，静坐者当用返虚之功，故宜用自然虚灵之元神，而不宜用灵而不虚之识神，此乃静坐者之不二法门也。

特是初用此功时，辨别于元精识神之际，甚是不易，而丹家曾引孟子勿忘勿助之言，以为秘诀，盖孟子所谓勿忘勿助者，养浩然之正气也。丹家所谓勿忘勿助者，养先天之元气也。法当于静坐之时，闭目存神，目光下注丹田，仍在有意无意之间（若有意即心中之识神矣），脑中无念之正觉（即元神），自然随目光下照丹田，即先天之性光，下照丹田也。夫丹田之气，原为先天之气，非药饵所能补助，惟常照之以先天之性光，则元气自然充足。然此功夫不宜间断，即非闭目静坐之时，脑中自然之知觉，亦宜息息与丹田相关照。所谓勿忘也，既时时相关照矣，而仍在若有意若无意之间。所谓无助也，盖丹家最重火候，忘之则一曝十寒，火候冷淡，助之则着于迹象（即是心中识神），火候燥热，惟勿忘勿助，功夫绵绵，火候适宜，始能久而无弊，迨至日积月累，元气充盛。恒于睡眠之际，气动阳生，通于督脉，外象勃然应之，当此时须知用采阳生功夫。

夫采阳生功夫，即心肾相交之功夫也。凡人当呼气外出之时，心气下降，肾气上升，心肾之气，即一相交（呼气时心口下塌，即心下降少，腹上提，即肾上升，心肾之气，遂于此时一交，此中消息，可于呼气时细心体验得之）。此自然之天机也。欲藉之以采阳生，须稍助以人力，法当气至阳生，外象勃兴之时，宜急被衣起坐，闭目内视，精神随目光下注丹田，长呼气五口，每一口时间约为寻常呼气之三倍，略停一停，又复细细徐呼气三口，每一口时间约为寻常呼气之五倍（然必先吸气满，而后呼气能长也）。如此则心肾之交，分外融洽，且当呼气徐徐外出之时，必自觉心气息息下注丹田，则外现之元阳，自然收回。如此功夫，永不间断，不过百日，自能转弱为强，百病皆除。此乃修炼家入门功夫，为仙佛之初基，藉以为卫生静坐之功，自与泛言静坐者不同也。迨其工夫积累既深，督脉豁然贯通，又当引之以通任脉，即药产后小周天工夫也。其中秘诀，丹经不肯明言，拙著《衷中参西录》第八卷，治梦遗运气法后，曾详言之，兹不赘。

（见《中医杂志》1923）

112. 论医士当兼用静坐之功以悟哲学

今时学校中学生，多有静坐之功者，诚以静坐之功，原为哲学之起点，不但可以卫生，实能瀹我性灵，益我神智也，医者生命所托，必其人具有非常聪明，而后能洞一身之精微，察天地之气化，辨药物之繁赜，临登疏方，适合病机，救人生命。若是乎研究医学者，顾可不留心哲学，藉以瀹我性灵，益我神智乎哉。仆生平访道，幸遇良师益友，指示法门，而平生得力之处，不敢自秘。特将哲学家静坐之真功夫，详细言之，以供诸医界同人。

夫静坐之功，当凝神入气穴，人之所共知也。然所谓神者，实有元神识神之别。元神者藏于脑，无思无虑，自然虚灵也。识神发于心，有思有虑，灵而不虚也。静坐者当其凝神入气穴时，宜用脑中之元神，不宜用心中之识神。盖用识神，则功夫落于后天，不能返虚入浑，时有着相之弊（释家景禅师云：学道之人不识真，只为从前认识神。又南泉禅师云：心不是佛，智不是道，此皆言不可用中识神也）。用元神则功夫纯属先天，有光明下济，无心成化之妙（元神者脑中无念之正觉也。《阴符经》云：机在目盖目连于脑，目与脑中之正觉融和，即为先天之性光，用此性光下照气穴，是以先天之元神，助先天之元气，则元气自能生长，是以佛经有北斗里看明星之语。又《心经》曰：观自在菩萨。菩萨二字，佛经恒借以喻气海元阳之气，故柳华阳注云，观乃我正觉中之灵光耳，而菩萨即是慧命。如来大发慈悲，教大众时时刻刻，观照此菩萨，菩萨得受此灵光之慧力，久则自然如梦觉，融融然如熏蒸，活活然如盆珠。观柳华阳注《心经》之文，益知静坐时用元生之妙矣）。迨至静坐功深，元阳充足，征兆呈露，气机外动，此时又宜用采阳生功夫。然阳之生也，多在睡眠之际，偶然知觉，宜急披衣起坐，先急呼气口，继徐呼气数口，又继则徐而且长细细呼气数口，且当其呼气外出之时，宜将心中识神，注意下降，与肾气相团结（呼气外出之时，肾气随吸气上升，自与下降之心神相遇，此道家所谓吸升呼降之功，亦即所谓巽风倒吹之功，拙著《衷中参西录》第二卷敦复汤后，论之甚详，宜参观），以收回元阳。盖静坐之时，用脑中之元神，所谓文火也，采阳生之时，用心中之识神，所谓武火也。由斯而论，静坐之时用文火，当名为凝神照气穴，至采阳生时用武火，方可谓凝神入气穴。盖照惟照之神光，不着迹相，故为脑中元神，入则念念注于其处，已着迹相，故为心中识神。如此区别言之，将顾名思义，阅者自易领悟也。至于用识神以采阳生，而不嫌其暂时着迹相者，诚以内练之功，以先天为主，以后天为辅，识神虽属后天，实能先天元神所不逮，故可用之，以收一时之功也（张紫阳"悟真篇"所谓文武火在右分者，乃双修者文武火之用法，与此论中所言之文武火迥异）。

从此文火武火互用不熄，气海之元阳，充实旁溢，督脉必有骤开之一日，此时周身如醉，神精如痴，统体舒畅愉快，莫可言喻，道家所谓药产者是也。从此功夫纯粹，药产屡见。又可由督脉以通任脉，盖通督脉可愈身后之病，通任脉可愈身前之病，督任皆通。元气流行，法轮常转，精神健旺，至此可以长生矣。特是督脉之通，火候到时，可纯任天机之自然。至由督脉以通任脉，火候到时，又宜稍助以人力。至于火候如何为到，人力如何运用，此中原有师传口诀，至为郑重，不可轻泄。仆幸得其传，不肯自秘，拙著《衷中参西录》第八卷之末，论治梦遗运气法，于意通督任法后，更论及实通督任之功，言之甚详，阅者细观，自能领会，兹不复赘。静坐功夫至此，骨骼变化，联盟顿开，哲学会悟，若或启诱，如欲藉医学救世，以求德圆满，自能妙悟非凡，临证审机，触处洞然，用药调方，随手奏效，既能寿身又能寿世。我医界同人，何弗于静之功加之意乎。

（见《医学杂志》1925）

113. 志诚堂医案（一）

发热产后

（病者）住天津日租界门生李书刚之夫人，年二十七岁，于中秋产后得温病。

（病因）产后六日，更衣入厕受风。

（证候）自厕返后觉周身发冷，更数小时，冷已又复发热，自用红糖生姜煎汤乘热饮之，周身得汗稍愈，至汗解而其热如故，迁延两日，热益盛，心中烦躁作渴，急延愚为诊视。见其满面火色，且微喘，其脉象洪实，右部尤甚，一分钟九十三至，舌苔满布，白而欲黄，大便自病后未行。

（诊断）此乃产后阴虚生内热，略为外感拘束，而即成温病也。其心中烦躁而渴者，因产后肾阴虚损，不能上达舌本，是以作渴，不能与心火相济，是以烦躁也。其微喘者，因肾虚不纳气也。其舌苔白而欲黄者，热入阳明之腑也，其脉洪实兼数者，此阳明腑热已实，又有阴虚之象也，宜治以白虎加人参汤，更少为变通之，方于产后无碍。

（处方）生石膏三两轧细，野台参六钱，玄参一两，生怀山药一两，甘草三钱。

共煎汤三盅，分三次温饮下。

（按）此方即白虎加人参汤，以玄参代知母，生山药代粳米也。伤寒书中，用白虎汤之定例，汗吐下后加人参。以其虚渴者加人参，以其津液不上潮也。至产后则虚之尤虚，且又作渴，其宜加人参明矣。至以玄参代知母者，因玄参，《本经》原谓其治产乳余疾也。以生山药代粳米者，因山药生用，其稠浓之汁，既可代粳米和胃，而其所含多量之蛋白质，又能补产后之肾虚也。如此变通其方，虽在产后，用之可毫无妨碍，况石膏《本经》原谓微寒，且明载其主产乳乎。

（复诊）服药一剂，热退强半，渴喘皆愈，脉象已进和平，大便犹未通下，宜大滋真阴，以退余热。仍少加补气之药佐之，诚以气旺则血易生，即真阴易复也。

（处方）玄参二两，潞党参五钱，共煎汤两盅，分两次温饮下。

（效果）将药煎服两剂，大便通下，病遂痊愈。

温病吐泻

（病者）宁津友人迟俊三之儿媳，年二十二岁，于季秋得温病。

（病因）其素日血分不调，恒作灼热，心中亦恒发热，因热喜启窗牖为风所袭，遂成温病。

（证候）初受外感时，医者以热药发其汗，汗出之后，表里陡然大热，呕吐难进饮食，饮水亦恒吐出，气息不调，恒作呻吟，小便不利，大便滑泻，日数次，其舌苔薄而黄，脉象有力而不实，一分钟百一十至，摇摇有动象。

（诊断）其胃中为热药发表所伤，是以呕吐。其素日阴亏，肝肾有热，又兼外感之热，致小便不利，水归大肠，是以作泻。其舌苔薄而黄者，外感原不甚剧（舌苔薄亦主胃气虚），而其热则已入阳明之腑也。其脉有力为实，而摇摇且数者，阴虚兼有外感实热之脉，恒如此，且其气息不调，或亦脉象摇摇所致也。宜治以滋阴清热，上止呕吐，下调二便之剂。

（处方）生怀山药一两，滑石一两，生杭芍八钱，生怀地黄六钱，清半夏五钱，水洗三次。碎竹茹三钱，净青黛二钱，生麦芽三钱，鲜茅根三钱，连翘二钱，甘草三钱，生姜三片。

其煎汤一大盅，防其呕吐，可分三次温饮下，若无茅根，不可代以干者，宜将生麦芽多加一钱。

方中之义：山药与滑石并用，一滋阴以退热，而能固大便。一清火以退热，而善利小便。芍药与甘草并用，为甘草芍药汤，仲师用之以复真阴，而芍药亦善利小便，甘草亦善补大便，汇集四味成方，即拙拟之滋阴清燥汤也，以治上有燥热、下焦滑泻之证，莫不随手奏效。半夏善止呕吐，然必须洗净矾味（药房中清半夏亦有矾），屡洗之则药力减，是以多用至五钱，竹茹亦善止呕吐，其碎者为竹之外皮，津沽药房名为竹竹粉，其止呕吐之力较整者为优。至于青黛、生姜，亦止呕吐之辅佐品也。用生麦芽、鲜茅者，以二药皆善利小便，而又善达肝水之郁，以调气分也。用生地黄者，以其为滋补真阴之主药，即可为脉数动摇者之要药也。

（复诊）将药煎服一剂，呕吐与滑泻皆愈。小便亦利，脉象不复摇摇，仍数而有力，其表里之热稍退，气息仍似不调，舌苔仍黄，欲重用石膏以清其热，犹恐大便不实，拟再投以清解之剂。

（处方）生怀地黄一两，玄参八钱，生杭芍六钱，天花粉六钱，生麦芽三钱，鲜茅根三钱，滑石三钱，甘草二钱。

共煎汤一大盅，温服。

（三诊）将药煎服后病又见轻，其家人以为病愈，无须服药矣。至翌日晚十点钟后，见其面红，精神昏愦，时作呻吟，始知其病犹未愈。及愚诊视，夜已及半，其脉左右皆弦硬有力，数近七至，两目直视，其呻吟之声，似有阻隔不顺，舌苔变黑。问其心中何如，自言心中热甚，且觉气息不接续。此其气分虚，而且郁阳明胃腑之热，又炽盛也。其脉近七至者，固为阴虚有热之象，而正气虚损，不能抗外感之邪热者，其脉亦恒现数象也，拟用白虎加人参汤，再加滋阴理气之品。盖此时大便已实，故敢放胆治之。

（处方）生石膏五两轧细，野台参六钱，知母六钱，天花粉六钱，玄参六钱，生杭芍五钱，生莱菔子四钱捣碎，生麦芽三钱，鲜茅根三钱，甘草三钱。

共煎汤一大碗，分四次温饮下，病愈不必尽剂。

（效果）将药分四次服完，热退强半，精神已清，气息已顺，脉象已较前缓和。而大便犹未通下，因即原方，将莱菔子改用二钱，如前煎服，服至三次后，大便通下，其热全退，遂停后服。

愚用白虎加人参汤，或以玄参代知母（产后寒温证用之），或以芍药代知母（寒温兼下痢者用之），或以生地黄代知母（寒温兼阴虚者用之，寒温热实下焦气化不固者用之），或于原方中加生地黄、玄参、花粉诸药，以滋阴生津，加鲜茅根、鲜芦根、麦芽诸药以宣通气化，初未有加莱菔子者，惟此证之气分虚而且郁，白虎汤中加人参，可补其气分之虚，再加莱菔子，更可理其气分之郁也。至于莱菔子必生用者，取其有升发之力也。又须知此证不治以白虎汤，而必治以白虎加人参汤者，不但为其气分虚也。凡人外感之热炽盛，真阴又复亏损，此乃极危险之证，此时若但用生地黄、玄参、沙参诸滋阴之药，不能奏效，即将此等药加于白虎汤中，亦不能奏效。惟石膏与人参并用，独能于邪热炽盛之时，立复真阴。此仲师制方之妙，直有挽回造化之权也。观拙著《医学衷中参西录》三期六卷，所载治愈寒温诸案及五期五卷，论白虎汤及白虎加人参汤之用法，则于此理益晓然矣。

（见《医界春秋》1931）

114. 志诚堂医案（二）

胁下作疼兼胃口疼

齐斐章县尹，吉林人。寓天津河东义租界，年五旬，得胁下作疼，兼胃口疼病。

（病因）素有肝气不顺病，继因所设银行赔累，激动肝气，遂致胁下作疼，久之胃口亦疼。

（证候）其初次觉疼，恒在申酉时，且不至每日疼，后寝至每日觉疼，又浸至无时不疼，屡次延医服药，过用开破之品，伤及脾胃，饮食不能消化，至疼剧时，恒连胃中亦疼。其脉左部沉弦微硬，右部则弦而无力，至数较常稍数。

（诊断）其左脉弦硬而沉者，肝经血虚火盛，而肝气又郁结也。其右脉弦而无力者，土为木伤，脾胃失其蠕动建运也。其胁疼之起点在申酉时者，因肝属木，申酉属金，木遇金时，其气化益遏抑不舒也。《内经》谓厥阴不治，求之阳明，夫厥阴为肝，阳明为胃，遵《内经》之微旨，以治此证果能健补脾胃，俾中焦之气化，运行无滞，再少佐以理肝之品，则胁疼可愈，而胃中之疼亦即可随之愈矣。

（处方）生怀山药一两，大甘枸杞六钱，玄参五钱，寸麦冬四钱去心，白术三钱炒，生杭芍三钱，生麦芽三钱，桂枝尖二钱，龙胆草二钱，生鸡内金二钱黄色忤捣，厚朴钱半，甘草钱半。共煎汤一大盅，温服。

（复诊）将药连服四剂，胃中已不作疼，胁下之疼，亦大轻减，且不至每日作疼。即有疼时，亦须臾自愈，脉象已见和缓，遂即原方略有加减，俾再服之。

（处方）生怀山药一两，大甘枸杞六钱，玄参四钱，寸麦冬四钱带心，白术三钱炒，生杭芍三钱，当归三钱，桂枝尖二钱，龙胆草二钱，生鸡内金二钱黄色的捣，醋香附钱半，甘草钱半，共煎汤一大盅，温服。

（效果）将药连服五剂，胁下之疼，霍然痊愈。脉亦和平如常矣，遂停服汤药。俾日用生怀山药细末两许，水调煮作茶汤，调以蔗糖，令其适口，以之送服生鸡内金细末二分许，以善其后。

或问人之手足，皆有阳明经与厥阴经。《内经》浑言厥阴、阳明，而未显指其为足经、手经，何以知其为足厥阴肝，足阳明胃乎？答曰：此有定例，熟读《内经》者，自能知之。盖人之足经长，手经短，足经原可以统手经，是以《内经》之论六经，凡不言足经、手经者，皆指足经而言。若所论者为手经，则必明言为手某经矣。此不但《内经》为然也，即如《伤寒论》以六经分篇，亦未尝指明为手经、足经，而所载诸，大抵皆为足经立法也。或问理肝之药，莫如柴胡，以其善舒肝气之郁结也。今治胁疼两方中，皆用桂枝，而不用柴胡，将毋另有取义乎？答曰：桂枝与柴胡，虽皆善理肝，而其性实有不同之处。如此证之疼，肇于胁下，是肝气胁结而不舒畅也。继因胁疼，累及胃中亦疼，是又肝木之横恣，而侮其所能胜也。柴胡能疏肝气之郁，而不能平肝木之横。至桂枝其气温升（温升为木气），能疏肝气之郁结，则胁疼可愈。其味辛辣（辛辣为金味）更能平肝木之横恣，则胃疼亦可愈也。惟桂枝性偏于温，与肝血虚损有热者不宜，故特加龙胆草以调剂之，性自归于和平矣。不但此也，拙拟两方中之要旨，不外升肝降胃，而桂枝之妙用，不但为升肝要药，实又为降胃要药。“金匮”桂枝为主药，是其能降胃之明征也。再上溯《神农本草经》，谓主咳逆上气吐息（喘也），是桂枝原善降肺气，然必胃气息息下行，肺气始能下达无碍，细绎经旨，则桂枝降胃之功用，更可藉善治咳逆上气吐息，而益显也。盖肝升胃降，原人身气化升降之常，顺人身自然之气化，而调养之，则有病者自然无病，此两方之中，所以不用柴胡，而用桂枝也。

115. 志诚堂医案（三）

温病

天津公安局科长康国屏君之幼女晓卿，年九岁，于孟秋得温病。

（病因）因得罪其母，母欲挞之，惧藏楼下屋中，屋窗四敞，卧床上睡着，因被风袭，遂成温病。

（证候）初得病时，医用温药发之，遂神昏不语，后经中西医多位治十二余日，病益加剧。医者见病危至极点，皆不出方。继延愚为诊视，其两目上窜，几不见黑睛，精神昏愦，毫无知觉，身体颤动不安，时作嗳声。其肌肤甚热，启其齿，其舌缩而干，苔落微黄，偶灌以温水或米汤，犹知下咽，其气息不匀，间有喘时，其脉数逾六至，左部弦细而浮，不任重按。右部弦细微浮，重诊似有力，大便旬日未行。

（诊断）此外感之热久不愈，灼耗真阴，以致肝脏虚损，木燥生风，而欲上脱也。用药清其实热，滋其真阴，而更辅以酸收敛肝之品，庶可救此极危之证。

（处方）生石膏二两轧细，生怀地黄一两，生怀山药六钱，野台参四钱，净萸肉一两，甘草二钱。煎汤两盅，分两次温服下。此方若不加萸肉，即白虎加人参汤，以生地黄代知母，生山药代粳米，以治当用白虎湯，而体弱阴亏者，为愚常用之方。而兹则又加山萸肉一两者，藉之以收敛肝气之将脱也。

（复诊）将药煎服后，目睛已不上窜，身体安稳，嗳声已止，气息已匀，身体不复颤动，而仍不能言。大便亦未通下，肌肤犹热，脉象数较愈，而仍似有热，遂即原方，略为加减，俾再服之。

（处方）生石膏两半轧细，生怀地黄一两，野台参四钱，净萸肉六钱，天冬六钱，甘草二钱。煎汤两盅，分两次温服下。

（三诊）日服药一剂，连服两日，热已全退。精神较前明了，而仍不能言，大便犹未通，间有努力欲便之象，遂灌肠以通其便，再诊其脉。六部皆微弱无力，知其所以不能言者，胸中大气虚陷，不能上达于舌本也，宜于大剂滋补药中，再加升补气分之品。

（处方）生怀山药一两，大枸杞子一两，沙参一两，天冬六钱，麦冬六钱，生箭芪三钱，野台参三钱，升麻一钱，桔梗一钱，煎汤一盅半，分两次温服下。

（效果）将药煎服两剂，遂能言语，因即原方中去升麻，减沙参之半，再加净萸肉、生麦芽各三，俾再服数剂，以善其后。

116. 志诚堂医案（四）

近族曾孙女莹姐自幼失乳，身形羸弱，自六七岁时恒发咳嗽，后至十一二岁，嗽浸增剧，概服治嗽药不效。愚俾用生怀山药细末熬粥，调以白糖，令适口，送服生鸡内金细末二三分，或西药百布圣二丸，当点心服之。年余未间断，劳嗽虽见愈，而终不能除根。诊其脉，肺胃似皆有热，遂俾用北沙参轧为细末，每服二钱，日两次。服至旬余，咳嗽痊愈。然恐其（北）沙参久服，或失于凉。改用（空）沙参三两，甘草二两，共轧细，亦每服二钱，以善其后。按沙参出于吉林者良，其色白质坚，称为北沙参。究之沙参为肺家药，其质宜空，吾邑海滨产有空沙参，实较北沙参尤良。惜岁出无多，不能远及耳。

（以上三篇见《神州医药学报》1933）

117. 喉症治验

……侍其病人愈，服之，又令备细木棍数条，及斧锯之属，其家人皆窃笑以为斯人其疯癫乎。医者略不瞻顾，惟用锯与斧，将木棍截短一端，削作鸭嘴形，且摧将所煮之粥盛来，视凉热可食否，遂自尝之曰犹热，可少待，乃徐用所制鸭嘴之最细薄者，撬病人齿，齿少启，将鸭嘴填入，须臾，又填以略粗略厚之鸭嘴，即将初次所填者抽出，如此填抽至五次，其口可进食矣。而骤以制鸭嘴所锯之木屑投病人喉中，其家人见之大惊，欲加恶声。病人遂大咳连连，须臾吐脓血碗余，遂能言呼饥，进以所备粥，凉热适口，连进数碗，举家欢喜感谢。因问病至如此，先生何以知犹可救？答曰：病者六脉有根而洪紧，洪者为热，紧者为毒，且其勃项肿热，因喉生痈毒，为日已多，又确知其痈已溃脓，然咽喉肿满，药不能入，以针透脓，不知自吐，亦所出有限，不能救眼前之急。故深思而得此法，尝见咳之剧者，能将肺咳破吐血，况喉中已熟之疮疡乎，此所谓医者意也。惟仁人君子始可以学医，为其能费尽苦心以救人也，病家乃大叹服。按此案用法甚奇，又若甚险，若预先言明病家，未必也用，然诊断确实，用之自险而能稳也。

（见《幸福报》1928）

其他论文

118. 敬致医界诸同人书

仆之去奉，多劳医界同人关注，今得详悉为我同人言之，奉天于去岁立市政厅，奉医归其管理，沈阳医会百余人，皆素有警厅给予执照，市政厅出示凡有警厅执照者，须换市政厅执照，不用重考。会中换出执照者约四十人，继则沈阳医学会正式开会，邀请各界来宾。有西医来宾发词，言宜免去中西之见，且宜沟通中西。仆答词，言中西之见，固所当去，即沟通中西，亦非难事。盖因中医理中，原多包括西医之理也。遂历举中医之理，包括西医之处，以征实之。西医闻之，已觉夺气，而报界来宾张子奇者，复力加称赞。谓张君之言，诚为名论，吾望诸君多加勉励，患不推倒西医。自此一言出口，遂会中种无限祸根。自此以后，中未换执照诸人，不许换照。出示必重行考试，即考试合格者，又必须当面问答，而会中六七十人，未有敢应试者。数日又出示中医药铺，须有药剂士，药剂士亦必须考，不然纵医者有考取执照，亦不准开方卖药。而中医药铺若干家，亦无有敢考药剂士者。此时会中人心惶惶，朝不谋夕，解散之势，即在目前。且仆在此时已有去奉之志。仆若去奉，吾料其杂志亦必停止。此时裘君所寄之《三三医书》五分，适至，且又商定第二卷《三三医报》。仆欲确辞其寄书定报，不觉言之过当，而有医会已解散之说也。而奉人转念医会果然解散，愈不能抗苛待命令，犹幸有换出执照者四十人，旦夕尚可支持，又欲出第四期医报，商于仆，而仆确辞之，然犹有三期医报仆之稿未完者数则，存于会中，于是会中人添补编辑之，而欲以为四期志稿。乃疾我者，见会犹未散，志又将出，疑仆犹在会中主持一切，遂注重于仆，而谋陷害矣。时有宪兵司令部关科长，患胃脘结证甚剧，仆用中药煎汤，送西药镁硫强矾（俗名泻利盐）开之，其人病愈后，因素有疝气，又至奉天公立医院治其疝气，彼院中医者，开其腹后，谓其大小肠互相扭结，系仆混用西药所致（时距仆用药时已半月），竟据此以禀报机关。遣警察传仆询问，夫大小肠岂有互结之理乎。况其人安然数日痊愈，仆果有何罪乎？此时奉天医会同人，虽出而竭力弥缝，然仆于机关处苛待医会时，已早思去奉，经此横逆，则去奉之心已决，况又有契友暗暗给仆送信，谓子系真人，且曾在直隶军队充差，此中原有嫌疑，奉地不宜久居也。仆闻此信，遂料理数日而支奉。临行时又致裘君一信，略言仆本身之经过。孰意《三三医报》二卷一期，但登初次之信，未登二次之信，致令医界同人阅之怀颖也。然奉天医会斤斤自明其未尝解散而其势不得不终归解散者何也？盖其机关处本有尽去中医之心，而实难于措词，故其苛持中医之例，日以加厉。其于季夏中旬所出之示，谓中医分毫不许用西药，中医卖药不许利过二分，中医有人着他治病，无论昼夜叫着即去，不得稍有迟衍支吾，是直视中医奴隶之不如也。而数条如违者，皆定有綦重罚金。近为医者有警厅执照，未有市政厅执照，中药铺中无药剂士，受重罚者数处矣。惧罚而停止职业者又不胜计矣。奉天医会若复强为支持，其机关处苛待之命令，将更有甚于此者也。究之东三省逼处强邻，久为日本眈视，一切之政权原隐摄于日本，吾侪纵有热心，亦安能挽救之乎。然经此一方之警创，吾侪当悬为殷鉴，而早作未雨之绸缪。然君子贵求诸已，试果返躬自问，果于中医之理尽明通乎。即尽明通矣，而施之于病，果尽能得心应手乎。斯在共相奋勉，智识互换，无论何证，皆能确有把握，以待机会之乘。焉知从前之轻视中医者，不翻然改悟，而重视中医乎！此所谓争百年不争一息也，我医界尚共勉哉。

（见《三三医报》）

119. 答萧介青先生书

介青仁兄伟鉴，示函词意甚谦，弟不敢任受，至于悬相致敬，弟尤不敢任受。忆当日田君之病，实系瘀血，积成臌胀，较水臌、气臌，尤为难治，且病久身弱，又不敢用剧烈之药开破，而勉用赭石、当归、丹参三药为方，证（当日似用赭细末、全当归各一两，丹参六钱）竟服之病愈。此中原有天幸，非尽关药力也。后又变通此方，去丹参，加山楂片、生怀山药各一两，治邻村少年瘀血证，亦服后降下瘀血若干，用山药者，以其脉甚虚也。

至于注射止血之法，无论吐血衄血，二便下血，皆可用流动麦角膏一瓦，和汽水两三瓦，注射于尺泽穴两旁之静脉管。无论左右，随便注射皆可，血止后，宜服三七细末，每次钱半，开水送服，日两次，服两日或三日，以后必无瘀血之患。所谓汽水者，非街市所卖之汽水，乃锅炉所蒸之汽水。西药房中有卖者，一名馏水。注射霍乱法，用稀盐酸（盐酸一分，兑汽水二分，为稀盐酸）一瓦，兑汽水百瓦，注射于尺泽两旁静脉管中，又法用食盐一瓦，融以汽水百瓦，注射如前，食盐而为所食之盐，然必须购诸西药房者，方可用。不然则用烧火硝时所出之盐，炼成精盐，亦可用。盖西药房中所卖之食盐，皆用火硝中所出之盐，炼成者也。

西人对于传染病皆有血清之法，而所用之血清，随证各异，然东人《赤痢新论》，载一女子病赤痢，谓其体格营养皆佳，本属可治之证，而日注射以治痢血清，竟至不起（其证夹杂温病，东人不知），是其清血之方，原不可恃之也。至其六零六为梅毒清血之血清，虽用之奏效甚捷，而其原质出于砒石，若注射时手术不精，药水溢于静脉管外，其人即肿疼不堪，即注射术精，因药中含有火毒，所以用之间有危险。且梅毒之深入骨髓者，实不能拔除病根，西药中原有善解梅毒之品，制为药水徐徐服之一月之内，皆可治愈也。爰将其方录于下：

沃剥十六瓦，硫苦五十八瓦，苦味丁几十瓦，馏水四百瓦，共贮瓶中炖热水中融化，分作四十次服，日服三次。忌一切发物。丁几者酒也，用龙胆草一两，紫豆蔻二钱，浸以酒精二两，浸透去渣即苦味丁几。

西人治痢，无注射良法，而拙著《衷中参西录》痢疾门共有七方，于治痢之法，可谓粗备。且有与前人之法迥不同处，以治末期极险之证，再参以方后所附诸药案，一切加减通变用法，治痢自无束手之处，近又新验出品治痢之方二则，一治痢疾初得方，即《衷中参西录》第三卷，硝菔通结汤，服其药剂三分之一或弱半，即愈，无论痢之赤白皆可用。若凉者，“痢疾热者十之八九间有凉者”，可用此药汤送服生硫黄末二三分许。硫黄原善治阿米巴痢，阿米巴痢者，南方慢性赤痢也，详解在拙著痢疾门。或将药煎成，酌兑以生姜自然汁亦可。一治受暑热痢疾方，即《衷中参西录》第七卷，卫生防疫宝丹去细辛，加椒红二两，薄荷脑改用五钱，若为丸，可每服二十粒，日服三次，若作散服，每次服三分，日服四次。此方又善治噤口痢，上所陈者，未必与从前登于铎声医报者相符，兄自斟酌用之可也，此复，即颂道安。

（见《医界春秋》1926）

120. 慈溪张生甫先生《医学达变》序

尝观古圣之作易也，由奇偶对待，以成两仪四象八卦，复错综其数，而为周天卦数，万有一千五百二十策，以包括万事万物之理。如地载天覆，无所遗佚。此无他，惟善于通变化裁而已。推之于医学，亦何莫不然。夫医者意也，以其意泛应百病，而每一病证，又有因地、因时、因人及其内外、标本、虚实、新旧之不同，斯非善通权达变，化裁尽致，固不能精研极深之病机也。生甫张君，慈溪名士，素抱济世才猷，而仕途坎坎，经纶莫展，遂解组还里，肆志医学。医学固其所素习也，于斯藉医学救世，以酬其得物济人之素志，全活一方，以亿万计。复出其心得，著为成书。向者曾著《虚劳要旨》，以风行海内，家置一编。近又《医学达变》，约五万余言，大旨分两种，一著一述，洞彻病机之万变而疏方施治，曲尽其妙，名之曰达变，洵可为名实相符矣。中庸，曰动时变，变则化，张君之心，盖纯乎化机流行，其以应病机之万变而不穷也。由斯知医界之读其书者，亦必能瀹其灵明，增其智慧，通变化裁，活活泼泼的，其有益于医界者，何其弘哉。

中华民国十有三年季冬旬寿甫张锡纯敬序于沧州立达医院

（见《三三医报》1925）

121.《金匮广义》序

粤稽《伤寒》、《金匮》，乃汉张仲圣救世之书，后世医家奉为金科玉律，于是有注释者，有疏解者，代不乏人。但注疏《伤寒》者多，注疏《金匮》者则较少，诚以《伤寒》专治一证，苟能挈提六经之纲领，参透六经之传变，注疏《伤寒》，原非难事。至《金匮》则杂证皆备，头绪繁多，非举诸证一一洞悉于胸中，不能详为注疏也。况不仅循文释句，而更能引申触类，以推广《金匮》之奥旨精义者乎。仆才不敏，欲从事于斯而不逮，而此念未尝不日贮胸中，冀当今之世，有此杰出之著作，以绍往开来，救吾同胞疾苦，乃期之殷者，竟能如愿以偿，而于严痴孙先生之《金匮广义》见之也。先生为慈溪积学之士，于古籍之留贻，莫不研究，而尤注重于医学。尝慨《金匮》一书，虽经历代名医注疏，究未臻尽善尽美之境界，于斯竭数载精神，与作者之心源相印证。凡诸家注疏有可采者采之，有宜订正者正之，而且通变化裁，举一反三，既于古人言中之意，阐发透彻，更能于古人意中之言，推广尽致，名为《金匮广义》，诚名实相符矣。将见斯书之行，医者各置一编，用药不致误投，即同胞均庆寿考，功德曷其弘哉。

中华民国十三年季夏中旬愚弟张锡纯叙于沧州立达医院

（见《三三医报》1924）

122. 周禹锡《伤寒金匮三字经》序

尝思，活人之功，莫过于医，是以自古医圣留遗之书，皆活人之书也，而当此别派横恣，中学式微之时，能将古圣活人书，通变化裁，以尽表章之力，使难晓者人人易晓，难读者人人易读，从前累年累月莫竟其功，今则浃辰之间，已能握其要，而探其奥，此其裨益医界，启迪后学之功甚巨，即其活人之功，与古圣活人之书，并垂于无穷也。今何幸得于西蜀学者，周禹锡所撰之《伤寒金匮三字经》见之。禹锡泾阳名士，原精西学医术，而又关心国粹，远隶愚门，锐志研究中学，十数年之间，已能精通群书，融会中西医学，出而救世，卓然为岷蜀一方名医。其所著《拯瘼轩医案》，皆极危极险之证，他医束手无策，而禹锡独毅然尽心援救，卒能化险为夷，转危为安。较之喻嘉言、叶香岩、徐灵胎，诸家医案，几有积薪后来之欢，乃其孜孜活人之心，日进无已。近自邮寄来《伤寒金匮三字经》二册，披阅一过，见其分篇明晰，属词典雅，发挥经意，简括贯通，兼采注疏，审慎精当，洵为医学教科书之善本也。诚使医校学生，先熟此编，异日再读《伤寒》、《金匮》，则提纲撷纪领料甚易，深文奥旨了如指掌矣。此洵所谓能将古圣活人之书，而通变化之裁，以尽其表章之力者也。韩子云，莫为之先，虽美弗彰，莫为之后，虽盛弗傅。《伤寒》、《金匮》，得此《三字经》表章之力，则其傅甚易，即其傅益广，于以知《伤寒》、《金匮》活人之功，可传至万世，而禹锡与古为新之功，亦可及于万世也。遂不禁欣欣而为之序。

乙丑中秋上旬，盐山张锡纯寿甫氏，叙于古渤海郡西城

（见《三三医报》1925）

123. 张山雷先生《中风斠诠》序文

尝观《内经》，风论、厥论并列。风论篇历言风病在腠理，在肌肉，在经脉，在各脏腑诸形状。初未有与汉唐以下方书，所载中风形状同者，及观厥论篇，则有令人暴不知人，及发为眴仆、僵仆、挛痉，诸病状与后

世所谓之中风病状相符，至《内经·调经篇》谓血之与气并走于上，则为大厥，厥则暴死，气复反则生，不反则死云云。尤与后世所论中风之剧者，形状相符。由斯观之后世之所言中风，实《内经》之所谓厥也。夫厥证因气血相并上走，故秦越人治虢太子尸厥，谓系上有绝阳之络，下有破阴之纽。原当引上窜之阳，仍下藏于阴，而后其厥能愈，斯深得《内经》治厥之旨者也。何汉唐以降诸家，莫不以厥为中风，岂气血上并之厥证，犹可以风药发之乎。迨近代刘河间出，论中风主于火。朱丹溪出，论中风主于痰。仿佛已悟《内经·厥论》之旨。至近贤张伯龙先生，则独悟《内经》血之与气，并走于上之旨，谓此实系中风之本源，且谓血气之所以上并者，多系肾水不能滋木，致肝木燥热生风，挟血气妄行，上冲脑。此又与秦越人所谓上有绝阳之络，下有破阴之纽者相符矣。且谓此证即系西人所谓脑充血证。则以西人之实验，还证血之与气，并走于上之经文又若合符节矣。惟其立论虽善，制方未能尽善。且又不敢直斥汉唐以下诸家，杂用风药之非。仍不能使中风一证，别白独定一是，为治中风者永立不二法门。友人张山雷君，深见及此，乃祖述《内经》，兼衷近代刘朱二家，及近贤张伯龙之说，著成《中风斠诠》一书，综汇亘古中风之论，及治中风之方，是者是之，非者非之，至其方虽可用，而其中药性仍有未尽合者，则详批而点窜之，俾中风一证，数千年埋没于阴雾中者，昭然如日丽中天，有目共见，令人皆知中风为内生之风，当作厥治，不可作风治。则千古难治之证，皆可用药挽回，随手奏效，活人之功德，何其弘哉。

乙丑孟春盐山张锡纯寿甫氏序于古渤海临河楼上

（见《三三医报》1925）

124. 杨如侯先生《灵素生理新论》序

医药者，群生所托命也。在国家政治中，原当视为紧要之图，是以神明。如黄帝当其首出庶物，作君即以作师，他务未遑，亟亟与在朝臣工讲明医药，著《内经》一书，合《灵枢》、《素问》，约三十余万言，远穷造化之奥，近洞脏腑之微，为医学之肇基，实即为医学之渊海。是以历代名医，若秦越人、淳于意、张仲景、孙思邈诸人，著书立说，济世活人，无非探讨《内经》之奥旨，而通变化裁也。汉唐而后，医学浸衰，然犹知尊《内经》，无敢拟议。乃降至近今，他族逼处，日炫其医术之奇异，以焜耀医学界耳目，而厌故喜新者流遂目《内经》为陈腐而未有精微；目《内经》为荒杳而未有实据，直以覆瓿视之而毫无顾惜。仆目击心伤，自顾庸庸诚难挽回既倒之狂澜。然寤寐之间，无时不馨香默祝，冀有英豪特出，以表章之也。乃天爱下民，人才应运，其非常之著作，竟能于医界中放异样光明，则杨如侯先生之《灵素生理新论》是也。先生为江左名儒，弘通经史，兼精于医，生平得力多本《灵》、《素》。迨欧学东渐，又恒涉猎其书，过目辄能洞悉于生理医学诸书，尤深研究，乃知其书中生新奇僻之处，皆在《内经》包括中也。

于是费数年精神，竭一掬心血，著《灵素生理新论》一书。本经旨以阐发生理，即本经旨以汇通中西，又以耳闻不如目睹，复作图一百三十四，以形容尽致，一时同人推许。其书有八大特色：（一）本书纯粹阐发《内经》旨趣，阅是书者，于《内经》疑难之处，可以涣然冰释。（二）本书备参考之医籍共数百种，凡精理名言，莫不采入，内容极为丰富。（三）本书以保存国粹，融会中西为宗旨，兼容并包，绝无门户之见存乎其中。（四）本书分门别类，系仿教科书体裁，可为医学校教授讲义。（五）本书不仅供中医之参考，且可为西医欲通中医者观摩之助。（六）本书论列调摄导引修养诸法，备极详明，且可为内炼养生家之不二法门。（七）本书零锦瓣香，已散见于山西医学杂志，持论精确，非空谈玄理者可比。（八）本书诠解明晰，尽人易晓，家置一编洵为学医之正路，济世之慈航，猗欤休哉。如此无尚著作，可为吾四万万同胞造无量幸福，此天诱其衷乎，抑神相其室乎。何杨君之鸿博，精通竟至此乎，仆之十余年馨香而默祝者，至此可以告慰。遂盥手焚香，欣欣书此以志喜。

（见《三三医报》1923）

125. 黄纂医学要诀四种序

尝思莫为之先，虽美弗彰，莫为之后，虽盛弗传。此言人之德行经术学问，能昭著之千秋者，必赖有豪杰之士，为之扬厉表章，以继往开来，而后能显于世也。由此而推之，医学亦何莫不然。汕头雨岩黄君，少负奇才，于书无所不读，过目辄得其精奥，而尤酷嗜医学诸书。上自农轩，下迄近代，搜罗研究，已无剩美，临证疏方，随手奏效，一方称名医焉。使其本生平之阅历，而复取鎔经义，自著鸿编，原不难以医学名世，乃其焰然不满之心，不敢率尔操觚，其殷然救世之心，又不忍袖手漠视。于是精选近时著作，其书已行于世，犹未普遍于世者，凡四种，而拙著《医学衷中参西录》与焉。其三者，为俞氏《通俗伤寒论》，雷氏《时病论》，丁译《汉法医典》。节繁撮要，以便披览，又复撰为韵语，以便记诵。并能将作者之精义，融会于韵语之中，毋庸另加註解，事虽近述，其功实倍于作矣。如黄群者，诚可为乐取于人以为善者也。将见斯编之出，不胫而行，医者得此一书，而众美兼备，利益岂有穷哉。愚与黄君，鱼雁往来，万里神交，故覩是编而乐为之序也。

中华民国十三年中秋上旬寿甫张锡纯敬序于沧州立达医院临河楼上

（见《三三医报》1924）

126. 致周小农君书（一）

小农仁兄惠鉴，弟见兄致张相臣兄书，对于弟之境遇，颇劳关注。夫弟遭际之坎坷，仓猝不暇详述。然君子不怨不尤，弟非君子，生平固愿以君子为法也。弟近在沧州，仍筹设立达医院，经营十余日，已粗就绪。虽区宇非繁盛之所，而东邻铁路，西邻卫河，亦属交通便利，且沧盐境地次毗连，是弟在沧，无异在本乡也。其处原有医学研究会，弟开院之后，仍思于沧州振兴医学，且此志百折不回。更思与我中华医界同人振兴医学也，至拙著之四期《衷中参西录》，此时正在订辑之际。旧历六月中旬，一准出版，书价一元，邮费五分，一次购十部者，外赠两部。仍在奉天立达医院，派有专人发售，大约至八月节后，或可尽售，若至彼时未尽售者，再归沧州立达医院发售。从前三期书，已所余无多，亦是如此。因此事关兄廑念，且医界同人，多有函问四期版者，故并及之。沧州所设立达医院地址，在小南门外，西河沿临河楼房。此敬达。顺颂暑安。

127. 致周小农君书（二）

小农仁兄雅鉴，蒙殷殷下询，奉省学会之事，及北在奉之经过，沈阳正式开会之日，弟对来宾演说，中医之理，原可包括西医，因历举数条以征实之。彼西医闻之，大为夺气，后又连有数病，皆西医院中不能治者，皆经弟治愈。因此愈起嫉妒之心，暗思倾陷医社，从前医社联合约百名，皆警厅考与执照，因改属市政厅，出有章程。凡从前有执照者，拿半费，即换市厅新执照，乃未开会之前，换一少半，毫无阻碍。既开会之后，再换者皆停止。且出示必严加考试，既考以文，仍须当面问答，合格者才许换执照。而社中未换执照者六十人，未有敢投考。且数日又出示，中医铺管包药者，亦须考试，而中药铺亦无一人敢投考者。及托人访其由来，皆由机关处之西医暗中陷害。此时人心惶惶，将有瓦解之势，此时弟即有去奉之心，而裘君商订第二卷《三三医报》之信适至，弟遂约略言之，谓中医已将停止营业，医会亦即解散，皆为西医陷害，盖不觉言之过当，亦所辞其《三三医报》，勿再多寄也。后会中之人，觉从此解散，实甚短气，犹幸从前换出执照者，有四十余人，尚不停止营业，仍勉强支持，至今此医会答信，会犹成立之说也。乃西医因未立时推倒此会，又变计暗思陷弟。因宪兵司令部，有关姓科长，曾患结证甚属危险，经弟治愈，后其人过十余日，至西医院中割治疝气，西医开其腹，言其大小肠互相扭结，系服弟药之故，竟禀报机关，致警察传弟询问，迫令停止营业。弟当愤愤欲审判厅申诉，且病人已愈，彼显系谗言可知。而宵小又将施其毒计，谓弟原系直人，且又在直军充当军医多年，捏造黑白，无所不至。幸有朋友暗透消息，弟闻之遂急还里。约略此中经过，后致裘君一函，想下次《三三医报》必然登出。弟平素为热肠所迫，恒妄自期许，欲以医学救世，而经此坎坷，平生之热心固未已也，自今而后，弟当与兄共相愤勉，彼等欲推倒中医，吾等定欲兴起中医，一息尚存，此志固不容少懈也。此字阅后，乞转寄裘君，登诸《三三医报》，以遍告同人，此敬达顺颂著安。

（以上二篇见《三三医报》1924）

128. 致周小农君书（三）

小农仁兄雅鉴，前蒙问奉天之鱼肚出于何鱼，及作鱼肚之法，因移居忙碌未遑即答，今特即所知者略为我兄陈之。按鱼肚色黄，故名黄鱼肚，非出自鳇鱼也。肴品中之鱼骨出自鳇鱼而不出鱼肚，出鱼肚之鱼奉天谓之鲈之，以其巨口细鳞，状如淞江之鲈也。至敝邑（盐山）海中亦出鱼肚，其鱼如鲫大十余斤，俗呼为大鱼，鱼肚乃其胞也。其性温而滋阴，为补肾良药。弟用《内经》四乌乌贼骨一茹藘丸，恒用鱼肚加于其中，以代送丸药之鲍鱼汤。入药时，可用蛤粉炒至发起，即易轧细。若作食品，宜用香油作至发起，再置凉水中浸至柔软，用之。此敬达顺颂著安。

（见《三三医报》1923）

129. 慈溪医学博士张生甫先生六旬初度

天目两乳长，瑞脉赴钱塘，龙蟠又虎踞，宋代曾发祥，余气尚磅礴，直走慈溪乡，山环水抱处，少微下垂芒。伊人谁宛在，张君读书堂，胸中罗万卷，邦家储栋梁，举世无真赏，荆璞沽莫偿，出山曾小试，骥足难腾骧。解组旋饮至，欢迎动一方，黎庶苦疾阨，先生热衷肠，刀圭活万众，生佛姓字香，心得难自秘，简册录彰彰，要旨虚劳著，医学达变详（先生著《虚劳要旨》、《医学达变》二书，为医界所珍重）。风行偏海内，不为名山藏，先生善养生，精神日倍增，历年周化甲，意气自纵横，有如松柏茂，百岁不凋零。太簇律回新，先生初度辰，中旬有三日（先生生辰为正月十三日），华堂集嘉宾，共祝仁者寿，紫霞杯满斟。锡龄邀天祐，矍铄散仙人，岁月既可假，著作更等身，医界迎山斗，流泽万千春。

（见《三三医报》1925）

130. 答徐韵英君疑问四则

心有四孔，西人之说不谬，而《难经》谓有七孔三毛者，古人于微末难见之物，恒比之于“毛诗经”，所谓德輶如毛者是其明征也。推《难经》之意，盖谓人心共有七孔，其中有三孔微细如毛不易考察，可所昭然。考察者，惟四孔耳。其所谓微细如毛，难见之三孔在心下，当为血脉管与回血管在心上，当为通肺之血管，此管虽亦分血脉管与回血管，而二管实相并而行，故可名为一孔也。

人之聪明实关于脑，西人谓脑大者智，脑小者愚，此诚不误然。此理非自西人开始也，五行之理肾属水，水主智。盖肾主藏精，由督脉上输于脑。《内经》谓脑为髓海，髓即精之上输者也。凡人之肾虚者，其人多昏愦，肾足者其人多精明，由是观之，是人之聪明虽在于脑，而聪明之根又在于肾矣。又《内经》谓头者精明之府，脑即头之中心点也。言头为精明之府，即言脑为精明之府矣。又金正希曰：人见一物即留一影于脑中，小儿善忘者，脑髓未满也。老人健忘者，脑髓渐空也。又自古丹家皆以心中为识神，脑中为元神，故李时珍《本草纲目》辛夷条下有脑为元神之府之语，斯皆脑主聪明之明征也。

人之脏腑虽与经络相通，然脏腑在人腹中，经络在人躯壳，足少阳经络行于躯壳之侧，故外应侧面，诸穴内应板油及板油上下之部位。拙拟少阳为游部论中，独言足少阳之经在板油者，以其为足少阳经之都会也。各经皆有都会，其外应之穴治其经最为紧要之处，即其经都会之处，此可于《内经》及针灸书考而得之。人所得之病同，而所以治愈者亦同。合其病有反复，有不反复者，因其身体之强弱不同或卫生之道有异也。

（见《三三医报》1923）

131. 呈请同人书

拙著《衷中参西录》已出版三次，颇蒙医界同人欢迎。其书二次、三次皆于原书中增加，今四期稿已拟定，未曾加于三期书中，约六万余言，自订为上下两册。出版尚无定期，因近日来函，多有未见三期版即欲购四期版者，究之四期与三期互相发明，仍各自为书。非购得四期者，而三期即在内也。又必须见过三期版再阅四期版，乃知其互相发明之处也，特此谨白。

（见《三三医报》1923）

132. 复刘希宪君书

希宪仁兄雅鉴捧读。瑶章对于拙著溢分誉扬，不禁感愧交集。至推为知道弟尤不敢任受，今之同善社诚佳，而弟实未入，非有所不足于同善社也，诚以自古设坛讲道者对大众说法，止言清修工夫，故以灵魂为主，此性学也。至有能于性学甚了，悟者又必详审，其人为载道者之器，而后秘密传以命学，所谓教外别传也。试观释家五祖传六祖时，因其偈语，悟彻性功，然后夜半放舟湖中，授以命功，其缜密竟至如此。吾人此时即入同善社，其秘密者可得闻乎，盖但修性功可以使灵魂长存，而不能化身后日，即不能现身以其近于虚也。所谓化身者，必性命双修，久之此身化为玲珑体步，日月而无影。又久之全身骨肉轻于空气，功候至此，可隐可现，可步云瞬息万里。古人所谓白日飞升者此也。然其道自何入？首要当先明顺之生人，逆之成仙之理。此二语各种丹书载之，而能知其奥者甚少。所谓顺之生人者，男施女受也，所谓逆之成仙者，女施男受也。老子所谓知其雄，守其雌者，实可为此二句之真诠解也。若或疑其不然，可更征之古经籍《易经》云：一阴一阳互为之根，此言阴根于阳，阳根于阴，阴阳互根，所以生生不已也。《内经》云：两精相搏谓之神，既曰两精相搏，不外阴阳互根之理也。佛经云，汝知有躯壳禅否，汝知有老婆禅否。又云：袈裟下大事不明甚苦，裙钗下大事不明更苦。此佛所以在菩提树下独坐十年后，经燃灯，古佛传道归与其妻，相处又二十年也。抱朴子云，夫妇之相成犹天地之相生也。此亦“易经”阴阳互根之理。既曰相成相生则夫妇能修此道者，即能同登仙录可知也。究之此道即心经所谓色即是空，空即是色。从来解此二名者，色字多泛言，是以未识其中奥义。果能识得二句奥义，自然知独身修一身者，非正宗房术，采炼者亦支离也。至于拙著《衷中参西录》虽载有炼气通督任工夫，惟欲藉之以辅药饵所不逮，非敢谓即入道之门也。至兄谓入同善社者可免一切灾疠，诚为见道之言。盖入同善社者其人必能清心寡欲，心常泰者身自安，外邪所以不能侵也。至于弟所得验方无少秘，惜即详登于《衷中参西录》，其有未尽登者，亦必登于绍报及各处医学志报也，此覆即请 道安。

（见《三三医报》1923）

133. 张寿甫先生《医学衷中参西录》第四期药物讲义序

尝闻公输子之巧，不以规矩，不能成方圆。师旷氏之聪，不以六律，不能正五音。尧舜之道，不以仁政，不能平治天下。吾医学亦然，不以《本经》、《内经》、《难经》、《伤寒》、《金匮》等书为基础，不能明证治。方今之世，医学晦冥，大多读书未成，学艺弗就，去而为医者有之，从师数月，抄方一束，去而悬壶者有之，讬神寄巫，符水祝由，持药走方亦有之。此等非驴非马之医生，滥厕其间，无怪乎国粹之日敝也。自欧风东渐，医学日新，泰西十七世纪以还医学之进步，遂挾太平洋之潮流，奔腾澎湃而来。国人趋尚新奇，厌弃旧说，见西人剖割之精，遂群起诋论，目我国医学为空谈，有天演淘汰之势，更无立足之余地矣，此皆不读书之过也。兆熊幼时，体弱多疾，先君子代昭公，亦以医学鸣时，临终时，携兆熊手谓先母曰：此子质弱善病，宜使学医，俾以寿身济世。是兆熊仅六龄，先慈择邻入学，至十五岁弃书学医，受业于同乡刘汉安、余瑞灵二先生之门，授岐黄学，凡十余年。始知我国医学，足可以与西医抗衡者，盖西医解剖虽精，仅就形体而论，我国医学，按天道六气，地运五行，阴阳燮理，神妙无穷，生克制化，玄奥幽微，道中人犹难窥其底蕴，岂寻常辈所能探其理致哉。惟盐山张寿甫先生，宿儒也，信而好古，深得圣经大旨。与时辈相较，弗啻天渊之别。自到奉设立达医院，曾活人无算，济世多功，实于医林，独树一帜也。且不独中医推为巨擘，而奉西医学，亦莫不精深。曩者所著《衷中参西录》，合一二三期版为八卷，鸿猷丕著；治中西医学为一炉，诚寿世之宝笈也。南北诸省，风行殆遍，无不推为当世第一活人医书。今夏又著《衷中参西录》第四期版，卷帙浩繁，竭四十余年之心力，始成此博著，颜曰药物学讲义。余如医论，亦继续付梓，其间中西药品，详备无遗。夫中药治病固验，而生非到地，制弗得宜，因而失其效力，往往有之。且足以杀人者，如石膏煅用，赭石醋淬之类是也。故参以西药，取其化炼精良，量少效捷，用之得当，足以补中药之不逮。顾此书一出，凡彼病夫，莫不忻忻然作喜色曰：救星到矣。吾川偏坏，医少良工，得先生书一指迷径，医界前途，放大光明，莫不沾先生现菩萨身，说法普度之力也。兆熊熏香顶祝，不揣谫陋，欣为之序。

中华民国二占有一席之地年甲子岁夏历六月二十四日泾南后学周兆熊禹锡氏序于万州别墅拯瘼轩下

（见《三三医报》1924）

134. 第一集《三三医书》评

细阅《三三医书》初集三十三种，如游琅环福地，瑶函玉简，美不胜收。如观嵝峋禹碑，绿字赤文，光彩夺目，半生未见之奇编，一旦尽列目前，其佳惠于医林者多矣。鄙人不揣固陋，爰即管见所及，于三十三种，各加评语数行，非敢谓刍荛之论，有当于大雅，亦略以答社长裘君之厚意云尔。

《温热逢源》第一种评

仲景《伤寒论》一书，详于论伤寒，略于论温病，遂使后世之治温热者，各执己见，鲜所折衷。斯编上溯《内经》，凡《内经》之论温热者逐节备载，详为注疏。于温热之证，已能探本穷源，而复即《伤寒论》中之未明言温病，而实则温病者，复胪列若干条，亦复详为注疏，所尤足贵者，“伤寒少阴篇”两三日内，即有大热数条，皆解为伏温发动，可谓独具卓识，戡破千古疑团。仆阅至此，不觉手舞足蹈，乐不可支。或疑少阴病，必脉象沉细，似与温热之脉不符。不知邪伏少阴，若能达于三阳，则脉洪大。若不能达于三阳，虽中有大热，而仍沉细，参透此理，不但能得温热治法，即伤寒一书，亦可豁然贯通矣。至其后论伏温治法，又能通变化裁，各尽其妙，是诚与古为新之著作矣。

《医事启源》第二种评

吾中华医学，创之四千年以前，博大精深，于医理医术，无所不包，无所不盖，乃自西学东渐，浅见者流，竟至厌故喜新，述典忘祖，真可叹也。孰意日本亮祇卿医士，竟能笃信汉学，成《医事启源》一书。凡西人医学新奇之处，莫不于中医古籍，得其源本，而特为表章。俾习医者，知自农轩迄汉唐诸书，皆可宝贵。吾中华医界之览之，能无感愧交集，而自奋勉也乎。

《医经秘旨》第三种评

治病贵究其原因，原因既得，则临症用药知所注重，不治其病而其病自愈。不然则治标遗本，以治此人此病则效，以治彼人此病，不惟不效，转有因之加剧者。《医经秘旨》一书，持此宗旨。凡论病临证，莫不为隔二、隔三之治法。且广引经文，以相印说，又无不与经旨吻合，至其论人身之阴阳，深得易经阴阳五根之理，尤为精奥。

《医病简要》第四种评

医学之理，贵由博返要，尤贵以要赅博。《医病简要》一书，所载病案无多，而分门别类，引申触长，实于医理无所不包，无所不彻，且又时出妙论。时用奇方，发前人所未发，治他人所不能治，且能逆料其将变何证，应如鼓桴，诚为医学中之金鉴也。

《医阶辨证》第五种评

病之为类多矣，而一病之中，其病因又分多类，使不能细为区别，诊病恒误于疑似之间，用药又何能吻合乎。《医阶辨证》一书，证分三十九门，又于每门相类之证，细辨其同中之异，更于相异之处，各究其病因，俾人认定万针，不迷所向，读斯编者，直如饮上池之水，洞见垣一方人也，后附虚证用药之法，亦议论精确可喜。

《喉科秘诀》第六种评

咽喉之证，最为紧要。因其为地无多，食息皆由之经过，偶有阻塞，则食息俱困也。《喉科秘诀》一书，较之他喉科之书，独为详细精确，服药敷药之外，又辅以针灸法，则收效尤捷。其喉证种种名目，亦他书所未备，又得时贤曹君炳章为之批评，可为尽善尽美矣。

《疬科全书》第七种评

疬证西人每用手术剖割，然割处愈后，必有刀痕，且又不易除根，常见有割至再三。其割时屡用蒙药，大致损伤元气，身形因之羸弱者，至中法服药内消，又必需以岁月，收功恒苦其过缓。《疬科全书》之法，以点药治其标，以服药清其本，且其内服之药，又分别各种病因，辨证既精，制方更妙，真疬科之善本也。

《时行伏阴刍言》第八种评

伏阴之症，古书未载，偶遇其症，人或即以霍乱治之，然霍乱无论阴阳，必然腹疼，而伏阴虽致吐泻转筋，不觉腹疼。盖因春夏偶受寒凉，伏于膜原，因感而发，阻塞气化，清不能升，浊不敢降，以致先泻后吐，吐泻不已，遂至转筋。治之宜扶阳抑阴，温中散寒。书中苏砂平胃一方，随症加减，投之皆效，诚无尚之妙方也。至参用经方，若附子理中，旋覆代赭诸方，亦莫不与病机合吻。至贡三李君批注，谓拙拟之卫生防疫宝丹（方载《衷中参西录》第七卷），以治伏阴，亦屡试屡效，斯又愚拟方时所未计及者也。

《村居救急方》第九种评

医书以普济生命为宗旨，然必待知医者始能用其书，则所济亦非普矣。至《村居救急方》多用乡中寻常物产，知医者能用，不知医者亦能择用。用之得当，转能治大病，即不得当，亦无其害，诚村居救急之良方也。至于儿科、产科，备载无遗，尤为周密。

《殴蛊燃犀录》第十评

阅《殴蛊全书》，真如温太真燃犀牛渚，洞彻深渊，物无遁行，奇能怪态，尽现目前。向常见经史及方书所载，如疾化竖子，疮中腹中，有各样动物。心恒疑之，今观斯编，觉四十余年疑团，豁然顿解，真快事也。所尤可取者，殴蛊不必珍贵之品。如败鼓皮、薄荷油，皆为殴蛊要品。盖鼓皮至败，必经鼓桴震动千万遍，其震动之余威，直如雷霆，薄荷古原名苛，其苛辣之性，实禀秋金至刚之气，故用二物殴蛊，则蛊皆披靡，至于防蛊、辨蛊、捉蛊，一切诸法，莫不详细精妙。道人岂仙佛化身耶，不然何仅以燃犀为号，不留姓字于人间耶。

《外科方外奇方》第十一种评

此书第一卷分四部，一曰升降部，升降诸丹，无所不备，所异者，升丹不但有红升，且有白升，至降丹，则可降之再二再三。屡次另加药品，俾用此药者，化腐即以生肌，毫无痛楚。二曰围药部，其锭药散药诸方，围于外者，能束住疮根，不使散漫，即以防周身之热力，贯注于疮，其敷于内者，能使疮毒暗消于形，不留芥蒂。三曰内消部，所载内服诸药，并皆精妙。四曰内护部，能护卫心主，不使疮毒内攻，此虽为第一卷之四部，实为全书提纲。至二卷三卷，疮科杂症俱备，四卷论治疔毒诸方，尤为精当。

《咳论经旨》第十二种评

统观《咳论经旨全书》，凡《内经》、《难经》、《金匮》、《伤寒》、《脉经》诸书之论咳者，莫不备载，且逐节逐句，诠解详明，或引注疏，或参已见，务将经旨曲曲传出。俾咳症之病因，尽皆披露，是其书不但为治咳症法程，实亦解经之善本矣。

《临症验舌法》第十三种评

从来望居四诊之首，较闻、问、切为尤要。然望其外，又不如望其内，至于临症验舌一法，则知外而内矣。古者验舌无专书，至于金镜录、观舌心法诸书，又专为伤寒而设，未及他症。今观杨君云峰所撰验舌一书，其法简而赅，圆机活泼。又示人以法外之法，诚于四诊之外，独树一帜，且于每一种舌下，又必缀明当用何方，或用何方加减，洵诊病之金鉴也。

《沈氏经验方》第十四种评

常思天下事，非亲自实验中来，虽言之凿凿不足信，近阅沈氏经验方一书，历数所用诸方，效验彰彰可考。且其人好行其德，随身自带救急良药，到处济人，其人纯乎善人，其言必确然可信，其方必为救人之良方无疑也。且愚细审其方，实皆能出奇制胜，至其后选杂症诸方，多有愚所习用者，其奏效之处，亦诚如其书中所言也。

《痧疫指迷》第十五种评

痧症与霍乱，皆属暴病，然霍乱可以疫统之，痧症不可以疫统之，因霍乱多遍境传染，痧症则偶有一二也。《痧疫指迷》能见及此，故命名则痧疫并列，至用方处，则痧与霍乱亦恒浑同治之。其开卷急救溯原一段，谓霍乱痧胀诸病，最紧急者，莫如闭痧。然有寒闭、热闭，寒闭开以热药，热闭开以寒药，可谓精论不磨。至其选用诸方，有开寒闭者，有开热闭者，有寒热二闭皆能开者，更辅以刮痧、灸法、刺法，则痧疫诸症，皆能随手奏效矣。

《灵兰要览》第十六种评

金坛王宇泰先生，有明一代之医宗也。所著《医统准绳》之外，又有《灵兰要览》两卷，细阅其书，是先生于各种病症独有会心之处，特为录出，而于喘症、腰痛两门，持论尤为精确。原可与《医统准绳》，相辅而行，洵可宝贵也。

《凌临灵方》第十七种评

临症之道，不用古方，不能治病，拘守古方，亦不能治病。《凌临灵方》一书其谈理透彻，仿佛香岩其用药玄妙。仿佛潜斋，折衷经义，而不必尽用经方，即选用经方，亦必因病化裁。与病机息息相赴，名为灵方，可谓名实相符矣。

《推蓬悟话》第十八种评

愚尝论哲学通于医学，今观李元薦先生《推蓬悟话》，语语多从哲学中来。故其中论人身之气化，较他书为独精，不拘拘于谈医，而医理转因之透彻无遗，此所谓超以象外，得其寰中也。医者执此，既能得养生之道，更能精救人之术矣。

《旧德堂医案》第十九种评

尝思医者喜阅医案，为其足以瀹我性灵，益我神智也。然必其人之性灵神智，迥异恒流，而后其临症治验之案，乃能神明变化，广被医林。愚常持此以衡近代医案，得三家焉。一为喻氏《寓意草》，二为《徐氏洄溪医案》，其三即为《旧德堂医案》也。三家并峙，直如华岳三峰矣。

《内经辨言》第二十种评

《内经》为三坟之一，时当初造文字，字不足用，原有通用之法，有如四子书中，人通于仁，谦通于惬者是也。且年湮代远，日授笔录，亥豕鲁鱼之讹，尤所不免。释经者不谙古训，惟知循文强解，致内经精义不明于世，诚于医学大有关系也。前清俞曲园先生博通经史，深于汉学，其《内经辨言》一书，于注疏错误之处，皆本汉学解经之法正之。俾《内经》之精义，复明于世，其表章《内经》之功，何其伟哉。

《诊脉三十二辨》第二十一种评

医家四诊，以辨脉为最要，医者终身临症，而于诊脉之际，总觉游移无确据，此固因脉法难学，实亦脉学之书，不能简要详明，令人一目了然也。今阅《诊脉三十二辨》一书，开端先论诊脉大法，提纲挈领，已于脉学，探骊得珠。继则纳繁于简，令人易于领略，而又各详其脉形，各详其主病，则简而不漏。有如秦镜高悬，令人脏腑备见。继则将脉道经历之处，主生何症，又详细备载。继又论脉之胃气，脉之关格，脉之有无，凡脉学紧要之处，莫不推论尽致。

《专治麻疹初编》第二十二种评

麻疹之症，在小儿最为危险，诚以麻疹之毒，虽发于内，实多兼外感杂症，则天时人事之交，变化无穷，形迹各异，斯非博采群书，集其大成，不足尽麻疹之治法也。近阅《专治麻疹初编》，分述古征今方论诸编，其述古也，名言鸿论，搜罗无遗。其征今也，辨证审机，洞彻不爽。其方论亦多采之名家，而兼参以心得，麻疹一科，无症无方不备，洵福幼之佳编也。

《产科心法》第二十三种评

产科之书，行世者非无善本，而法皆不备。《产科心法》一书，于胎前产后诸症，莫不探本穷源，详载治法，其辨妊脉，辨所妊男女，皆极精确，至其所论种子之法，且必得男，尤为奥妙，发人梦醒。

《本草衍句》第二十四种评

常观古圣作经，文多韵语，句多排偶，取其便于诵读也。至于医书，欲人便于诵读，则编述之时，句法示宜斟酌。是以《本草衍句》一书，其疏解药性，亦犹他种本草，惟属词比句，易于记诵，最便初学，而每药之下，又详载伍以何药，即能治何病，尤为详细周至。

《先哲医话》第二十五种评

《先哲医话》一书，成于东人，细阅一过，益叹吾中华古圣昔贤，文教广被，流泽孔长也。其书集东国汉学名医语录，共十有三家，莫不祖述农轩，私淑仲景，其卓识妙论，皆与经旨相发明。而其中田和东郭，论药之精当，荻野台洲，辨病之详悉，尤为其中翘楚。吾中华医界对之，能无感愧交集，而深自愤勉也哉。

《陈氏幼科秘诀》第二十六种评

幼科为哑科，痛苦不能自言，而尤皮肤浅薄，脏腑娇嫩，饮食不知自检，易染疾病，加以痘疮麻疹，皆属幼科，是以幼科为难也。《陈氏幼科》一书，凡于小儿易得之症，莫不详载治法，而于疳积惊风诸症，论之尤精，治法尤备，名之曰秘诀，洵非溢美也。

《秋疟指南》第二十七种评

《内经·论疟》历举手足十二经，然但详刺法，而未言用药治法，至后世之论疟者，则又责重足少阳一经，而不赅不备。详阅《秋疟指南》，综汇诸疟，皆详载治法，而其自拟雨泽汤一方，尤为救颠扶危之妙药，是诚集疟科之大成。俾治疟者，无论所遇何疟，皆胸有定识，不迷所向，洵为疟科之指南矣。

《备急灸法》第二十八种评

针灸皆治之捷径，救急之要着。然针法非素习者不能，至灸法若知其当灸何处，则人人皆能，是灸法尤便于针法也。《备急灸法》一书，传之宋代，佚而复得，即非素习医者，按图各灸其处，亦可随手奏效。而于筋骨诸病，或沉痼之疾，灸之尤为得力，真济世活人之慈航哉。

《医源》第二十九种评

治病必探其源，此中医之特长也，然必于医理先穷其源，而后能临症探其源。《医源》一书，先由俯察仰观，以深究天地之气化，更由天地气化，以推及人身气化。人身之气化明，则医理自能得其源矣。所尤足贵者，河图生成之数，可通于脏腑。洛书对待之数，可通于制方。一切医理之深奥难明者，以气化之理推之，莫不触处洞然，纤微备彻，学医得源，自能临症深探其源矣。

《马培之医案》第三十种评

外科之书，不乏善本，至外科医案，则专集罕观。马培之先生所评《证治全生集》，久为世所宝贵，今阅其《外科医案专集》，其审症之确，用药之妙，允足为外科法程，至其所论疬风治法，尤为精当。斯编原可与所论林屋山人《证治全生集》，相辅而行也。

《本事方续集》第三十一种评

常思医方非经名医选择，不足贵，诚以名医能识方，犹伯乐之能相马也。宋名医许叔微，先曾著《本事方》十卷，久为医界所宝贵。至其续集十卷，则得之日本，诚所谓礼失求诸野矣。今观其书，所载诸方，多离奇新异，令人乍视之不得其解，及深思之则确有精义，是诚所谓海上仙方，而不可以寻常方术视之者也。

《曹仁伯医案》第三十二种评

人之脏腑，各有体用，各有性情，不知脏腑之体用性情，不能穷病之根源，既知其体用性情，而不知其与气化相关之实际，亦不能穷病之根源。今观曹仁伯先生医案，其于天地之气化，人身之脏腑，研究深矣，故其临症也，能洞达原因，视彻表里，调药疏方，自能息息与病机相赴，医案中之佳品也。

《南医别鉴》第三十三种评

《内经》论五方用药，各有所宜，至后世用药，则惟注重南北之分。诚以北多陆，南多水，北多寒，南多热，为南多热也，故温病多。为南方多热且多水也，故湿温尤多。自叶香岩之《温病论》治出，谓温病入手经不入足经，而温病之治法明。薛一瓢之湿热条辨出，谓人中气实，则病在阳明，中气虚则病入太阴，而湿温之治法亦明。二家书，诚南医之金鉴也。后公望薛氏，著《伤寒辨证歌括》，实则伤寒、温热并论，且论温热处，又实本源叶、薛二家，故可与叶薛之书，综汇为一编，而为南医之治温热，治湿热者之不二法门。究之医理皆可贯通，引而伸之，触类而长之，即以治北方之病无难矣。

（见《三三医书》1925）

135. 寄周禹锡君书

禹锡贤弟青鉴，拙著医论，约共八卷，二十余万言。凡从前登志报之拙论，皆以类汇集，又重加研究，详细改正。其从前之论有未备者，又复补论若干，书中有朋友来函一门。凡医界同人用《衷中参西录》中方，或有所加减，治愈诸案，致函相告，或登志报相告者，皆列其中。弟用《医学衷中参西录》方时甚多，可编辑一篇，登于志报示知，俾得采入，当可为拙著增色也。因向驰书相问，故特详陈之。再者张之右长处书资，已清还矣。（下略）

（见《医界春秋》1926）

136. 复王肖舫先生书

肖舫仁兄台鉴，昨蒙寄书，虚怀下问，《内经》以何家注疏为最善。弟于《内经》注疏诸家，所见无多。自陈修园于注《内经》家，独推张隐庵，考张氏之注，鸠合其一时同人共成之，似较他家注疏为优，然其中谬误穿凿之处，亦复不少。盖《内经》一书，虽传自开天辟地之圣神，实互相授受，至春秋之末，始笔之于书，其迭次授受之际，约皆有所附会，与经文以俱传，是以《内经》之文，有非圣神不能言者，有近于战国策士夸张之语殊鲜实际者，而注之者必皆一一视为圣神语录，逐字逐句为诠释，此谬误穿凿之所由来也。是以愚生平读《内经》，虽挨篇遍读，实非遍记，亦不留意于注家注疏，而每读至精华之处，直觉其言包罗万有，不但为医学鼻祖，一切后世种种学问，实皆寓于《内经》之中，至偶有会心之处，恒若迥出注疏之外者，有如弟生平慕哲学，而泛览群书，莫得宗旨。后读《内经》到“四气调神篇”，有曰使志若伏若匿，若有私意，若已有得，乃恍悟养生之道，更触类旁通，并知佛经所谓应无所住而生其心者亦此义。道书所谓意双则和，和则增寿者亦此义也。又尝观西人论地为球形，人处于地之上下，实无分于上下，其语甚新奇。及读《内经》“五运行大论”，帝问岐伯：地之为下否乎？岐伯曰：地为人之下，太虚之中也。帝曰冯（音凭）乎？岐伯曰：大气举之也。数语乃知人在地上者，固以地为下，即人在地下者，亦以地为下，故岐伯谓地为人之下也。继又释之为太虚之中，原为大气之所包举，而无分乎上下也，西人之讲地学者，早包括于《内经》数语中也，兄果有志研究《内经》，正不妨寻章摘句，择其至精至纯之处。藉以瀹我性灵，益我神智，此所谓会心处不在多也。况《内经》精纯之处，其光华流露，如日月经天，朗朗照人，令人心目俱爽，无事费心索解，自能豁然贯通，又何须乎诸家之注疏哉。陆晋笙先生寓北京宣武门内翠花街十五号，专此敬复，即请著安。

（见《医界春秋》1927）

137. 致王宇高先生书（一）

宇高仁兄台鉴，素未识荆，而竟屡蒙说项，此诚同声同气之应求，不限于遐迩也。日前所呈拙著三册，想已收到，惟五期书中，排印间有差字，其要紧处，皆已改正。近又阅出一卷三十页二行，第二吸字，确是呼字。前发出者，皆未及改，此系要紧之处，当急为改正之。再者近读贵报，知兄对于国医之受排挤，甚为扼腕，然东人已重兴吾中国医学，发起者为大教授医学博士朝比奈泰彦，药学博士近籐平三郎，举国皤然应之，凡素习西医者，莫不精研中医，标其名曰皇汉医学。究其原动力，实由于《医界铁椎》一书，此书日本和田十郎所著，天津卢氏医院卢抑甫，精通中西医学，与弟交颇深，卢君向曾师事和田十郎，是以早知日本消息，谓此时日本西医，无不研究中医，即中医亦无不研究西医，不久即有中西共研之医报出版。若至彼时，彼相排挤者，勿事与之辩驳，亦退然自反矣。至日本立会，发起中医之通告，吴兴医报，曾详载之，想兄亦早见及也。至于弟平生与西医驳辩，及临证比较之处，多载于《衷中参西录》第五期中，今复略举数则于下，以质诸医界同人。

沈阳县尹朱霭亭君之夫人，年过五旬，于戊午季秋，得瘟病甚剧，先延南满医院东人治疗（东人皆习西医）。所服不知何药，外用冰囊以解其热。数日热益盛，精神昏昏似睡，大声呼之，亦无知觉，其脉洪实搏指，而至数如常，知其易治，遂俾撤去冰囊，用生石膏细末四两，粳米八钱，煎取清汁四茶杯，徐徐温灌下，自晚五点钟，至夜半尽剂，豁然顿醒，后又用凉润之药，清其余热，两日痊愈，霭亭喜甚，因命其子良佐，从愚学医。

又其署科长某，患梅毒，入东人受田医院治疗，旬之后，周身皆肿，谵语不省人事，受田遍询东西医者，皆谓此系梅毒走丹，无法可治。其友孙俊如，沧州拔贡生，强愚往视，且求即携应用药物。因思此症，必是夹杂外感，遂用蒸馏水，煮生石膏细末六两，取清汤一大瓶，携之同往，见其周身肿而且热，昏愦谵语，脉象洪长，知其确系夹温病实热，遂俾将携去之药，徐徐温饮之，至热退停服。翌日俊如又邀往视，瓶中之药，已服一半，热已见退，其脉象转加数，神识之昏愦如故，恍悟此症，屡次服东人之药，凡西术对于有热之症，多用留苦泻之，询之果服泻药数次。伤寒之例，凡用白虎汤于汗吐下后者，宜加人参，前此之药不效，以未加参故也。遂俾其买潞参六钱煎汤，兑瓶中余药，徐徐温服，尽剂而热退神清矣。翌日病人自命人延愚，既至，病人深谢救命，且言余一误不可再，以后决移至贵院中调治。乃当病热重时，受田原屡次怂恿其出院，今见病轻，又复阻其出院，署中诸人，与之交涉，说明病轻之由，彼亦无理复阻，即日移来，以便调治。旬日，瘟热与梅毒痊愈。

又奉天抚唝军官某，在京陆军部充差，先染淋毒，后因淋毒，变为梅毒。注射西人药针十余次，初则旋愈旋发，继则连注射数次，且服西药，竟毫无效验。据西医云，凡由淋毒变梅毒者，其毒若深入骨髓，无论何药，皆不能拔除病根，后经其奉天友人介绍来奉，求为诊治，其毒周身不现形迹，惟觉脑际沉昏颇甚，心中时或烦躁，骨节多有疼痛之处，所甚异者，其眉稜眼角及手足指节之处，皆生软骨。愚对于此症，不敢谓必能治愈，犹幸身体不甚羸弱，遂将自制洗髓丹一剂，将其分量减轻三分之一，又歇息数日，再服一剂，将其分量又减三分之一，其病递次消除。凡软骨之将消者，必先发起，然后徐徐水肿，化为无有，一月诸病痊愈矣。后与精西医者言及此事，彼谓此软骨原系梅毒，入骨所生，在西法原无治愈之理，君药竟能治愈之，何异于神丹哉。按洗髓丹治梅毒，即其毒极重，一剂未有不治根者，而此症如此多服者，因消其软骨较难也。

又奉天警务处科长郝景山，年四十余，心下痞闷杜塞，饮食不能下行，入东人医院，治一星期，病势加重，不能起床，吐痰腥臭，精神昏愦，归家再延医诊治，以为肺病已成，又兼胃病，不能治疗，其家人惶恐无措，为备后事。适其友人裴云峰视之，因从前曾患肠结，亦饮食不能下行，经愚治愈，遂代为介绍，迎为诊治。其脉左右皆弦，右部则弦而有力，其舌苔白厚微黄，抚其肌肤发热，问其心中亦觉热，思食凉物，大便不行者四五日，自言心中满闷异常，已数日不进，吐痰不惟腥臭，且又觉凉。愚因思仲师平脉篇，谓双弦皆寒，偏弦者饮。今此脉左右者弦，其为素有寒饮无疑，其右脉弦而有力者，又必挟有外感之热，是以其身心皆热，而思食凉物也。其痰腥臭者，为外感之热所熏蒸也，腥臭且觉凉者，以其痰原系凉痰，此时口中因受外感而发热，是以吐时觉凉也。其胸膈若是之满闷者，因痰饮与外感相并，而成结胸也。为疏方用蒌仁、生赭石细末各一两，玄参、知母各八钱，苏子、半夏、党参、生姜各四钱，煎汤冲服。西药留苦四钱。一剂胸次豁然，可进饮食。右脉较前柔和，舌苔变白，心中犹觉发热，吐痰不臭，仍然觉凉，遂将原方前四味皆减半，加当归三钱，服后大便通下，心中益觉通豁。惟有时觉有凉痰，自下发动，逆行上冲，周身即出凉汗，遂改用赭石、党参、干姜各四钱，半夏、生杭芍各三钱，川朴、五味、甘草各二钱，细辛一钱，连服四剂，凉痰亦消矣。按此症原寒饮结胸，与温病结胸，相并而成。而初次方中，但注重温病结胸，惟生姜一味，为治寒饮结胸之药，因此二病之因，一凉一热，原难并治，若将方中之生姜入为干姜，则温病之热必不退，至若生姜之性虽热，而与凉药并用，实又能散热，迨至温病退热，然后重用干姜以开其寒饮，此权其病势之缓急，先后分治，而仍用意周匝，不至顾此失彼，是以能循序奏效也。

又奉天高等师范学校书记张纪三，因温病服药错误，少腹肿痛，后破孔五个，小便时五孔中皆出尿，西医谓须得割剖缝补，大施手术。然用手术时，须先自立情愿书，是不敢保要其必无闪失也，因此未敢遽治，迟延数日。肾囊亦肿而溃烂，睾丸透露，遂舁来院中，求为诊治，惴惴惟恐不愈。愚晓之曰，此非难治之症，惟疮口溃烂，深而旁达，无由敷药，而下焦为元气所存，又不可轻施割剖，然亦无须割部也。惟多服补助气血之药，而少佐以化瘀解毒之品。俾气血壮旺，自能自内生肌，排脓外出，至所破之孔皆愈，小便自归正路矣。为疏方：生箭芪、天花粉各一两，金银花、乳香、没药、甘草各三钱，煎汤，连服二十余剂。溃烂之孔，皆自内生肌，排脓外出，结痂痊愈。其肾囊之溃烂亦愈，皆始终未常敷药。按溃疡宜服补药，人所共知，然补药实不易用。忆昔邻村，有病溃疡者，延外科调治，所用之方，不外八珍、十全，出入加减。病者饮食日减一日，服药月余，竟成痨瘵。后延愚诊视，其脉数八至，知不可治，力辞之。其翌日即没，是非死于疮，而实死于补药也。拙拟方中，虽重用黄芪一两，然有花粉等分并用，甚性能水肿排脓，即以解黄芪之热。又佐以乳香、没药，其性能化瘀生新，兼能开胃进食，以化黄芪之滞，连连服之。不但饮食不减，而转能日日增加，以培养其气血，其肌肉之生长自速也。

天津英商老德记药方同事盛隽卿，得噎膈症。西医谓系胃癌，屡次服药，病转增剧，惟能少啜稀粥。适有其友何翳云孝廉（何子贞绍基公曾孙），来津住于其家，翳云因喜阅《衷中参西录》，遂力为介绍，延愚诊治。其脉左右皆弦长，右部略似有力，频作呃逆，大便燥甚，五六日一行，知其肝胃之气上逆，更兼冲气上冲也。治以拙拟参赭培气汤（方系生赭石细末八钱，潞党参六钱，知母五钱，天冬、肉苁蓉各四钱，当归、清半夏各三钱，柿霜饼五钱，服药后含化，徐徐咽之），加桃仁三钱，三棱二钱，煎服一剂，即能进食。服至五剂，呃逆全无，大便亦按时通下，以后不外此方加减，连服二十余剂，后自大便下脓血若干，其病遂霍然痊愈。盖此方能治中焦气化虚损，不能撑悬贲门，致胃口窄隘，或有痰涎杜塞；又能治冲气上冲，肝胃之气上逆，或因诸气冲逆，而血瘀胃口成疙瘩（即西医所谓胃癌，如山石之有岩也），所以用之必能奏效也。拙著五期《衷中参西录》中，论治此症最详细，兹乃约略言之耳。专此敬达，顺颂著安。

138. 再致王宇高先生书（二）

宇高兄鉴，前函谅达，念念。目今习医，宜融会中西，力求进步。况吾中医书中，多寓西医之理，沟通中西，原非难事。兹奉此篇，虽为五期《衷中参西录》开卷首篇，实又添上两条，较从前登《医界春秋》之文，尤多若干。今因西医之毁谤中医，故特添补寄上，希早登于贵报传宣，以质诸当世之业西医者。鄙人才质庸碌，而性好深思，自幼承家学渊源，医学与读书并重，是以自成童时，即留心医学，弱冠后即为人诊病疏方。年过三旬，始见西人医书，颇喜其讲解新异。多出中医之外，后又十余年，于医学研究功深，乃知西医新异之理，原多寓中医古籍之中，特其语意含浑，有赖后人阐发耳。今不揣固陋，远采古籍所载，近参时贤之说，胪列数则于下，以证明之。

西人谓人身有血脉管、微丝血管、回血管，为血脉循环之道路。血脉管自左上心房，转落左下心房，入于血脉管，由血脉管入微丝血管，以散布于周身，内而脏腑，外而肌肉，迨脏腑肌肉濡润之余，又传入回血管，由回血管收回右上心房，转落右下心房，更由右下心房，以上注于肺，此时因血中混有炭气，其色紫黑，迨注肺之后，隔肺膜呼出炭气，吸进养气。其色仍赤，复还左上心房，如此循环不已。其说可谓奇僻生新矣，然此理固寓于扁鹊《难经》中也。其第一节云，十二经中，皆有动脉，独取寸口，以决五脏六腑死生吉凶之法，何谓也？然（然是答词此设为问答之词也）寸口者，脉之大会，手太阴（肺经）之动脉也，人一呼脉行三寸，一吸脉行三寸，呼吸定息，脉行六寸，人一昼夜，凡一万三千五百息，脉行五十度周于身，漏水下百刻，荣卫行阳二十五度，行阴二十五度，故五十度复会于手太阴寸口者，五脏六腑之所终结，故取法于寸口也。按人之脏腑，皆有脉血管与回血管，其回血管之血，由心至肺，将炭气呼出，是诸脏腑之回血管至此而终也。迨吸进养气，其血仍赤，归于心而散布于诸脏腑，是诸脏腑之血脉管自此而始也，故曰五脏六腑所终始也，为肺能终始诸脏腑，是以诸脏腑之病，可于肺之寸口动脉候之，而寸口之动脉，遂可妥其部位，而应诸脏腑矣。

西人谓左右心房各有二，是心之体原四孔也。而《难经》谓心有七孔三毛，夫七孔之数，既与心房之数不侔，三毛之说，又毫无形迹可征，此非中西之说显然不同乎？不知《难经》此节之文，多被注疏家误解，尝考古训。凡细微难察之物，恒比之于毛。《诗经》所谓德輶如毛，孟子论目之明，而极之于能察秋毫之末，皆其明征也。盖人之心房，虽止有四，而加心下血脉管及回血管与心相连之处，则为六孔矣。至心上血脉管、回血管与心相连之处，似又加两孔，而同在一系之中，故人仍以为一孔，是共七孔也。此言心之孔虽有七，所易见者，止有四孔，其余三孔，则如毛之细微，而不易视察。所为如毛之细微而不易视察者，实指血脉管与回血管连心之处而言也。

中说谓人之神明在心，故安神之药，注重于心。西人谓人之神明在脑，故安神之药，注重于脑。及观《内经》。知中西之说，皆函盖于《内经》中也。《内经·脉要精微论》曰，头者精明之府，谓其中有神明，故能精明，谓神明藏于其中，故名曰府，此西法神明在脑之说也。又《内经·灵兰秘典》曰，心者君主之官，神明出焉。所谓出者，言人之神明由此而发露也，此中法神明在心之说也。盖神明之体藏于脑，神明之用发于心也。如必执定西说，谓心脏惟司血脉之循环，于人之神明毫无关涉者，可仍即西人之说以证明之。

西人生理家勿阿尼氏，研究灵魂之结果，谓灵魂者栖于人类各细胞中，其色浓紫，质不透明，比肉体重约千分之一。具运动之器关，能上达于地二百里以上之处，不待食物而生存。且具有良心，修养其正义亲戚同情之高等道德云云。其所谓各细胞中，其色浓紫，质不透明者，明明非灰白色脑质髓，与神经细胞可知矣。明明指循环系中之有色血液细胞，更可知矣。又丁仲祜氏之译述西说也，谓细胞之功用，能将血液内之荣养料及空气，分给全身细胞，又能服从性灵，而性灵亦能处处保护之。其所谓性灵，非即人之神明乎。心即为血液循环器之主，即可为细胞之主，而在保护细胞之性灵，自当以心为中枢，即西人之说，而深为研究，与《内经》所谓心者君主之官，神明出焉者，何以异乎（此节采时贤蒋璧山氏说）。

中说谓肝左脾右，西说谓肝右脾左，此又中西显然不同处也。不知肝右脾左之说，早见于淮南子，扁鹊《难经》亦谓肝在右（《难经》曰，肝之为脏，其治在左，其脏在右胁右肾之前，并胃著脊之第九椎。《金鉴·刺灸心法篇》引《难经》有此二十五字，今本删去）。夫肝在右，脾自当在左矣，而医家仍据肝左脾右以治病者，诚以肝虽居右，其气化实先行于左，脾虽居左，其气化实先行于右。是以肝之脉诊于左关，脾之脉诊于右关，因其气化先注之处，而脉亦随之外现也。按此诊脉治病则效，不按此诊脉治病则不效，若不信肝之气化先行于左，脾之气化先行于右之说者，更可以西人生理学家之言征之。

按西人生理家，言脾固居胃左方下侧，然其与胃通也，乃从脂膜相连处右行，输送胃液腺于胃腑，其与膵通也。乃从膵尾端右行，输送制造膵液之原料于膵脏，其与肝通也。乃从脾静脉开口于肝门静脉，输送红血球中之红色铁质于肝脏，为造成胆汁之料，其上与肺通也，乃右行假道于胃膜，以达于肺膈膜，而入于肺，其下与肠通也。乃右行假道于膵脏，由膵液排泄管，以达于十二指肠，其与周身通也，乃从脾动脉右行，开口于大动脉干，输送白血球于毛细管，以达于身体内外诸部，无所不到，是脾之本体，虽居于左，而其功用无不在于右，是则谓脾居于右，谁曰不宜。如肝固居于腹腔之右侧上部，而其吸收脾与胃中之血液，以营提净毒质之作用者，乃由肝门静脉之血管，从肝脏之后缘而出，开口于大静脉，向左上方，入大静脉干，以达右心室，是肝脏血液循环之机能，皆于左，是则谓肝居于左，谁曰不宜（此节采时贤蒋璧山氏说）。是知以实验论，西说固是，以气化论，中说亦不误也。研究医学者，正可参观而汇通之也。

西人谓胆汁渗入十二指肠，能助小肠消化食物，此理《内经》未尝言之，似为中医疏忽之处。不知后世名医，曾言之矣。吴鞠通《医医病书》曰：胆无出路，借小肠以为出路，此非谓胆汁能入小肠乎，至于胆汁能化食之说，中医书中，亦早寓其理。《神农本经》之论柴胡也，谓能去肠胃中结气，饮食积聚，寒热邪气，推陈致新。夫柴胡为少阳胆经之主药，而其功效多见于肠胃者，为其善理肝胆，使胆汁流通无滞，自能入于肠中，消饮食积聚，以成推陈致新之功也。至于徐灵胎《注疏本经》，则以木能疏土解之，是知肝胆属木，脾胃属土，小肠与胃相连一气贯通，亦可从土论。徐氏既云木能疏土，是明谓肝胆能助肠胃化食也，而胆汁能助小肠化食之理，即在其中矣。

西人谓中医不知有膵，不知古人不名为膵，而名为散膏。《难经》谓脾重二斤三两，扁广三寸，长五寸，有散膏半斤，散膏即膵也。谓膵之质为胰子，形如膏，而时时散其膏之液，于十二指肠之中，以消胃输于肠未化之余食，故以散膏名之，原为脾之副脏。至脾之正脏，《内经》谓其为营之所居，即西人脾能制白血球之说也。由斯知凡古说言脾统血者，指脾之正脏而言也。凡言脾化食者，指脾之副脏散膏而言也。凡言脾色黄脾味甘者，亦指散膏而言也。散膏与脾为一脏，即膵与脾为一脏也。且以西说考之，膵尾衔接于脾门，其全体之动脉，又自脾脉分支而来。即按西说，脾与膵亦可合为一脏也（此节采时贤高思潜氏说）。

又西人谓中医不知有水道，不知西医之所谓水道，即中医之所谓三焦。其根蒂连于脊骨自下上数七节之处（其处即命門）。在下焦为包肾络肠之脂膜，在中焦为包脾连胃之脂膜，在上焦为心下之膈膜，统名为三焦，能引水液下注于膀胱。《内经》所谓三焦者决渎之官，水道出焉者是也。夫《内经》既显然谓三焦为水道，何谓不知水道也，盖其名虽异，而核其实则同也。

《内经》谓肾者作强之官，伎巧出焉。所谓作强伎巧者，指其能生育而言也。西人则谓肾脏专司漉水，与生殖器毫无关涉，此又中西医学显然不同处也。然谓内肾与外肾不相关涉者，乃西人从前未定之论，非其近时实验之言也。夫中医之论肾，原取广义，非但指左右两枚也。今西人与生理学研究功深，能悟副肾髓质之分泌素（即是命門分泌而出与督脉相通者）。有迫血上行之作用，名之曰副肾碱。是悟肾中真火之用也。又悟副肾皮质之分泌素（即自胞中分泌而出与任脉相通者），有引血下行之作用，名之曰确灵，是悟肾中真水之用也。既悟得肾中真水真火之作用，即当知肾之所以作强，所以伎巧，无非赖此水火之气，以酝酿之，激发之，斡旋之，有如火车诸机轮之转动，莫不以水火之气为原动力也。

又西人有精虫之说，似属创论。然其说不自西人始也，小乘治禅病秘要经曰，筋色虫，此虫形体似筋，连持子脏，能动诸脉，吸精出入，男虫青白，女虫红赤。又小北正法念处经曰，十种虫行于髓中，有形于经中云云。是精虫之说，始于印度，久入中国，章氏丛书杂录，引而注解之，谓即胚珠，是其说亦可为中说矣（此节采时贤杨如侯氏《灵素生理新论》）。且人为倮虫（人为倮虫之长），古书所载，以人资生之始为精虫，不亦理明词达乎。是西人精虫之说，原非创论，无庸惊其新奇也。

试再以病论之，如内伤黄疸证（黄疸有内作外感之区别）。中法谓系脾有湿热，西法谓系胆有凝石，杜塞胆汁入小肠之路，或胆管肿胀，窒塞胆汁入小肠之路。又有谓小肠有钩虫者，而投以金匮硝石矾石散，莫不立愈。盖矾石能治脾中湿热，硝石能消胆中凝石，及胆管肿胀窒塞，二药并用，又能治钩虫，是以无论脾有湿热，胆有磁石，肠有钩虫，或胆管因热肿胀，投以此方皆愈。是仲景当此方时，原对于此四种病因立方，非仅对于脾中湿热立方也。且矾石为皂矾（《尔雅》名矾石为羽涅，又名为涅石，故知为皂矾），谓其系铁与硫养化合而成。且又色青，故能入肝胆，以敛汁之妄行，兼有以金制木之义。若但为治脾家湿热，何为不用白矾，后世不明古人制方之义，而但以治脾中湿热释之，是知其一而遗其三也。至明季喻嘉言出，深悟仲景之治黄疸，不但治脾，实兼治胆，遂于治钱小鲁之案中，显然揭出，谓其嗜酒成病，胆之热汁满而溢于外，以渐渗于经络，则身目俱黄云云。其原案载所著《寓意草》中，彼时犹未见西人之说，而实与西人论黄疸之病因，侧重于胆者相符也。

又如中风证，其人忽然眩仆，更或昏不知人，其剧者即不能苏复，其轻者虽能苏复，恒至瘫痪偏枯。西人谓此非中风，乃脑充血也，此又中西显然不同处也。不知此证名为中风，乃后世医者附会之说，非古圣相传之心法也。《内经》谓血之与气，并走于上，则为大厥之证，既由于气血相并上走，其上走之极，必至脑充血可知，此非中西之理相同乎。至谓气反则生，气不反则死者，盖气反则血随气下行，所以可生，若其气上走不反，血必愈随之上行，其脑中血管，必至于破裂出血不止，犹可望其生乎。细绎《内经》之文，原与西人脑充血之议论，句句吻合，此实不可谓不同也。又《史记·扁鹊传》所载虢太子尸厥，亦脑充血证。至扁鹊治之，亦知其为脑充血证。观其未见太子，知其必耳鸣鼻张，盖知其脑充血之极。其排挤之力，使耳中作鸣，形动张也。其见太子也，谓上有绝阳之络，有破阴之纽。盖言人身之阴阳，原相维系，偶因阴纽破坏，不能维系，其阴中之真阳，脱而上奔，更挟气血以上冲脑部，其上冲之极，几至脑中之络破裂断绝，故曰上有绝阳之络，而推其原因，实由下有破阴之纽也。此虽未明言脑充血，实不啻明言脑充血也。特是《内经》论大厥，但言病因，未言治法。扁鹊治虢太子尸厥，其本传所载者，系先用针砭救醒，后服汤药，其所服者，亦未说何方。至西人对于此证，虽有治法，亦难期必效。愚曾拟有建瓴汤（方载拙著《衷中参西录》五期三卷）和怀膝、赭石，以引血下行，而辅以清火镇肝，降胃敛冲之品，用之救人多矣。其脑中血管破裂不甚剧者，皆可挽回也。

试更以药论之，如石膏善退外感实热，为药中最紧要之品。而丁仲祜氏译西人之说，竟谓石膏不堪列于药品，此又中西之说显然不同处也。然谓石膏不堪列入药品者，乃西人之旧说，至西人新出之说，实与其旧说迥异，而转与中说相同，何则？硫养轻钙，石膏之原质也。西人工作之时，恒以硫养钙为工作之料，迨工作之余，所剩之硫养钙，即结成若干石膏，较天产之硫养轻钙石膏，犹缺一原质未备。此等石膏，原与煅石膏无异（石膏经煅则轻气飞去，其性黏收敛，可代卤水点豆腐，断不可服）。西人所谓石膏不堪入药者，指此等石膏而言也。迨其后用天生石膏，知其凉而能散，大有功效，遂将石膏列于石灰基中（石灰即钙），并将素所不信之中药两味，亦列其中，是以炭养石灰，牡蛎也。磷养石灰，鹿角茸也，硫养轻石灰，石膏也。西人皆精验其原质，而列为石灰基中要药，西人可为善补过矣。而笃信西法者，犹确守西人未定之初说，与中说相龃龉，何梦梦也。

又如黄连、龙胆，中法以为退热剧药，用之过量，能损胃减食，至西人则皆以为健胃药，似又中西不同处也。然究其所以不同者，因西人以肉食为本，胃多积热，易至生炎（西人以红热肿痛为炎），二药善治其肠胃生炎，故善助其肠胃化食。至吾人以谷食为本，胃气原自冲和。若过服凉药，致肠胃中热力不足，即难熟腐水谷。此中西论黄连、龙胆之所以不同也。然阅诸家本草，黄连能厚肠胃，其能助肠胃化食之理，即在其中。龙胆能益肝胆，其能增补胆汁，以为化食之资藉，又显然也。由斯知中西之论药性，凡其不同之处，深究之又皆可以相通也。夫医学以活人为宗旨，原不宜有中西之界限存于胸中。在中医不妨取西医之所长（如实验器械等）以补中医之所短，在西医尤当精研气化（如脏腑各有性情及手足六经分治，分主六气等），视中医深奥之理，原为形上之道，而非空谈无实际也。专此布达，顺颂近好。

（以上二篇见《中医新刊》1928）

139. 答吴玉纯君书

玉纯仁兄赐鉴。惠赠令师张聿青先生医案全集，弟穷旬日之力，细细捧读一过，如游琼楼玉宇，胸中开朗非凡。夫大江之南，原多名医，有清一代，若叶香岩之灵敏，徐灵胎之淹博，吴鞠通之弘通，王孟英之精细，洵皆医界山斗。而聿青先生医案，则综会诸家之所长，无美不备，诚医学中之大观也。全书约五十余万言（广告谓六万余言者误），共载医案千余，因证疏方，无法不备，且一案之中，恒有自初诊至七八诊者，病机万变，而心地活泼，神明朗照，自能息息与病机相赴，有如黄帝衍卦，作阵风电龙虎，变现出没，而仍步伍整齐，犄角森严，不失先民矩镬。宜乎先生名震一时，而列先生之门墙者，至今皆为当世名医也。又案后附载医论若干篇，多系与兄一堂授之言，尤为精确不磨，其为百世必传之著作无疑也。至贵处若果出版无期，弟所寄呈之稿，转杭亦可。此敬达，顺颂道安。

（见《三三医报》1925）

140. 致俞鉴泉君书（一）

鉴泉先生雅鉴。本报二卷十二期载有先生因见天地模型钟图，欲更研究其详也。其说谓地形原系平盘，以中央为北，以周遭为南，中央者北极下临之处也，即北冰洋也。西人谓下有极大磁石，故罗经之针其北端皆指其处，夫罗经针之北端，即长指北极下临之处，则居其西南者，自当以东北为北，西南为南矣，居其正西者，自当以正东为北，正西为南矣，居其西北者，自当以东南为北，西北为同矣，居其正北者，自当以正南为北，正北为南矣，居其东北者，自当以西南为北，东北为南矣，居其正东者，自当以正西为北，正东为南矣。居其东南者，自当以西北为北，东南为南矣。此中央为北，周遭为南之说也。由此推之，西人所谓西行不已，可自东还，以微地圆球之说，实亦绕北极照临之处，平行而谓一周也。何以言之，东西南北之经纬交处，当成十字。设若西行不已，至以西南为南之处，则以西北为西矣，至以正西为南之处，则以正北为西矣。至以西北为南之处，则以东北为西矣，至以正北为南之处，则以正东为西矣。至以东北为南之处，则以东南为西矣，至以正东为南之处，则以正南为西矣，至以正东为南之处，则以正南为西矣，至以东南为南处，则以西南为西矣。此西行不已，而从东还者，不仍然绕地平行乎。

（见《三三医报》1925）

141. 致俞鉴泉君书（二）

日绕地平行，以北极照临之处为中心点，其绕行之轨道有冬至圜，有夏至圜，冬至圜极大，为其大也。与人距离远，故寒夏至圜极小，为其小也。与人距离近，故热，至日绕地平行。而人之视日，有高有低，有见时有不见时者，有如电灯一行，某高相等，其距离最近之电灯，则见其高，愈远则视之愈低，渐至低于地平，再远则若被地遮，而不见矣。人之视日，或高或低，或见或不见者，亦犹斯也。其辨疑诸条，立论精确，直使西人无从置口，略录两则以见梗概。其第一条云，西说太阳为恒星之一，其有非常热力，而太阳系统中诸行星，皆抑赖太阳吸力以运行，太阳直径凡八十六万英里（一英里约为中里之三里）。大于地球百三十五万五千倍有奇，其重为诸行星之和之十百五十倍。行星总数共四百有余，其间以八星为最大，今依各星距离太阳，由近及远数之，则有水星、金星、地球、火星、木星、土星、天王星、海王星等。今按太阳系统中诸行星，小者始无论矣，即如八大行星，罗列天中，既皆仰赖太阳之吸力以运行，而太阳之吸力，对于各行星，自然相同。惟行星之大小不同，距离太阳之远近亦异，如水星、金星、地球、火星等。距日既近且小，则抗拒力（即远心力）亦微，距日既近，则所受之吸引力亦自浓厚，以四行星小抗拒力，抵太阳之大吸引力，宜其被日吸去，如磁石之引针引铁末者。又如木星、土星、天王星、海王星等，距日既远且大，大则抗拒力亦大，距日既远，而所受太阳之吸引力，宜其薄弱，以四星之大抗拒力，抵太阳薄弱之吸引力，能无脱日而渐远，以至于坠落。何以诸行星运行天空，历数千年尚不失其常度耶。岂太阳之吸力，对此行星则小，对彼行星则大乎。况水星为第一轨，金星为第二轨，皆运行于地球里圈轨道，星光之半面，适与地球相背，既相背则二星必不能见，今既见之，此诸行星绕太阳之明征也。

其第五节云，若地果为球形，中央赤道凸起，两极渐次缩小，则南北两冰洋，周围当然相等。而南北两温道经纬度，距离相等之航路，其航行之日期亦自相同矣。查北温道，由日本横滨，至美国旧金山之航路，航行仅十二日可达。又南温道，由新西兰岛，至南美合恩角之航路，必须念四日始达。若按地球仪器量之，两航路则相等，何以航行之日期，竟相差一倍欤。此又地非圆球之明证也，亦即南冰洋大于北冰洋之明证也。

所最奇者，所制之天地模型钟，冬至圜至大，而太阳运行之圜，自冬至后每日缩小一线，缩至夏至圜，其时必然夏至，自夏之后，其运行至圜，又每日放纵一线，放至冬至圜，其时必然冬至，其或缩或放之机关，皆顺天时。自然运行与在天太阳运行无异，至太阳之运行，亦每月三移其轨道。亦与太阴之在天运行者无异，仆曾作一天地模型钟赞，载于地新学说，并录其原文如下。

天地模型钟赞，此钟上悬天文，下括地理，无一不与真天地相符。观其日之运行，可以知周岁节候，观其月之运行，可以知朔望盈虚，观其星宿之运行，可以步天，可以制历。至其地为平盘，中央外周，皆系冰洋，山水回环，五洲错列，天星分野，界昼精详，坤舆全形，尤了如指掌。且其地体有升降，以象天地之呼吸，观其升降，更可验北极之高度，因之微有低昂，海水之潮汐，因之应期不爽。西人所制之钟，惟以推测十二时，故每日运行皆同。此钟之运行，则逐日改试移，一岁三百六十五日四分之一，此钟即改移三百六十五次四分之一。造化在心，精义入神，天地苞符之奥，

尽具于此钟模型中矣。至其应时而鸣，不差分秒，日表星期，随时出现，又此钟之余绪焉尔。（未完）

（见《三三医报》1925）

142. 致俞鉴泉君书（三）

天地新学社中，张、苏、姜三人，张则提倡天地新学者也，苏则阐发天地新学者也，姜则编辑天地新学者也。愚有题三人肖相诗，题张曰：古貌清奇世外身，参禅养性几经春，更从玄理悟新理，俯察仰观妙入神。题苏曰：一点灵台万象涵，千秋慧业静中参，从今开阙新天地，扫尽西人荒渺谈。题姜曰：珠玉丰姿秋水神，文参造化笔超群，毛锥不是封侯业，定远功名须待君。张毓祥、苏明阳皆深于禅学，姜翁为毓之婿，少年英发，素习韬略，诗中云云，各欲肖其人也。且张苏二君，不但能造天地模型钟也。凡一切利用机器，皆能制造，钟山（毓祥子）曾造自动机，激水环流不息，藉以冲动工作机器，明阳曾造自行车，乘车按其机纽，其行甚驶。又谓工作利用莫如电，然必多设电厂以取电，则多耗资财，莫若于流水之处，藉流水之力，激动磨电之机以磨电，即将所磨之电，用电线引至大商埠都会之处，以便工作。虽在数百里外，亦可引用。又可于田畔多栽树木为电杆，更可引至田间，藉电力以利耕种，更可引至场圃之间，以便汲水轧场，诚能全国如此，则国之强，可指日而待也。如此有用之才，当路诸公，不能虚心延揽，置之有用之地，良奇惜也。

（见《三三医报》1925）

143. 和胡天宗君五旬自寿原韵

剑铗羞随俗士弹，浮云富贵等闲看，志存济世弘胞与，水饮上池见肺肝，医国经论原素裕，活人千万更何难，年华半百逢初度，菊绽黄英正可餐。

数卷书成寓化机，轩岐奥理想非非，神明劳瘁奚暇恤，黎庶痌瘝甚可悲，既倒狂澜凭挽救，多歧医术定从违，群生普度功无量，煦物深恩同曙晖。

感慨同胞忧采薪，仁心救世发天真，经研灵素深参奥，理汇中西妙入神，愿力慈祥能广被，陶情诗酒不妨贫，地仙岁月间中度，随意逍遥江水滨。

吴江枫冷叶丹黄，隐士堂中共举觞，澹于为官轻解组，偶逢作赋喜登场，功回造化人同寿，德被苍黎后自昌，调剂阴阳身不老，筹添海层记沧桑。

（见《三三医报》1923）

144. 致山西中医改进研究会书

敬陈者贵会建立医学校，曾购去拙著《衷中参西录》

百部，言每学生一部，作为讲义课本，但此书排印较对未审，错讹实多，虽附有正误表，仍多遗漏，今特将正误表所遗漏紧要数处详列于后，迨阅书至此，可按所列者改正，并冀他处同人购此书者，亦可按此改正，庶用之不致有误也。

致山西中医改进研究会书

第二卷七十六页一行也，字下有见，有肾气旺而膀胱流通者，又必能吸引上焦水饮下归膀胱，此肾丸治饮之理也，共三一字。

第三卷三十三页行生石膏二钱，当作二两，六十四页十三行生杭芍二，当作二钱。七十五页三行生赭石二钱当作二两。

第四卷四十七页九行于白术三钱当作六钱。

第五卷三十六页二行汗解下有故于汗出上特加一却字，言非发其汗，而却由汗解共二十字。

第七卷二十九页一行朱砂下有赭石三钱四字。

再者贵会中赵瑞芝君问《衷中参西录》西药山推面骨湃波英文作何字，今并将二药英文字样列左

山推而 Santyl – Knoll 骨湃波 BalsaCopaiva

上敬达顺颂 教安

（见《三三医报》1923）

145. 临证随笔录

奉天开埠局旁吕姓子年五岁，于季夏初旬周身发热，至下午三句钟时忽又发凉，须臾凉已其热愈烈，此温而兼疟

也。先就治于东人所设南满医院，东医治以鸡纳霜数日，病不少减。盖但知治其间歇热（鸡纳霜治间歇热疟，亦间歇热之类）不知治其温热，其温热不愈，间歇热亦不愈耳。及愚视之，羸弱已甚，饮水服药辄呕吐，大便数日未行，脉非洪大而重按有力，知其阳明之热已实，其呕吐者阳明兼少阳也。为兼少阳，所以有疟疾。为拟方：生石膏三两，代赭石、生山药各六钱，碎竹茹、甘草各三钱，煎汤一盅半，分三次温饮。下将药饮完未吐，一剂大热已退，大便亦通。至翌日复作寒热，然较轻矣，投以硫酸规泥涅（即鸡纳霜经硫酸制者）二分，分三次用白糖水送下（宜于未发寒热之前三次服完），寒热亦愈。

奉天大南关马姓幼女于午节前得温病，医治旬日，病益增剧，周身灼热，精神恍惚，烦躁不安，形势危殆，其脉确有实热而至数，嫌其过数，盖因久经外感灼热，而阴分亏损也，遂用生石膏两半，生山药一两（但用此两味者取其易服），煮浓汁两茶盅，徐徐与之，连尽两剂，灼热已退，从前两日未大便，至此大便亦通，而仍有烦躁不安之意，遂用阿斯匹林二分许，同白糖钱馀，开水冲化服之，周身微汗透出，白痧满身而愈。

或问外感之证在表者当解其表，由表而传里者当清其里，今此证先清其里，后复解其表者何也？答曰：子所论者治伤寒则然也，而温病恒表里毗连，因此表里之界限不清。其证，有当日得之表，未能罢而即传于里者，有传里已多日，而表证仍未罢者。究其所以然之故，多因此证内有伏气，又薄受外感伏气，因感而发。一则自内而外，一则自外而内，以致表里混淆。后世治温病者恒不以六经立论，而以三焦立论，彼亦非尽无见也。是以愚对于此证，有重在解表而兼用清里之药者；有重在清里而兼用解表之药者；有其证似犹可解表，因脉数烦躁遂变通其方，先清其里而后解其表者。如此则服药，不到瞑眩而其病亦易愈也。上所治之案盖准此义。试观解表于清里之后，而白痧犹可表出。是知临证者原可变化，因此不必拘于一端也。

奉天高等检察厅书记官徐华亭，左目睛红胀肿疼，入西人所设施医院治数日，胀疼益甚，其疼连脑，几不可忍，一夜未眠，左目竟生肉螺，乃转以而求治于愚。其脉沉部有力，而浮部似欠舒畅，自言胸胃之间满闷而热，投以调胃承气汤加生石膏两半，柴胡二钱，下燥粪若干，闷热顿除，而目脑之胀疼如故。遂改用怀牛膝一两，玄参、知母、龙胆草、白芍、石决明各四钱，苏子、生桃仁各三钱，煎服后胀疼顿愈。又服两剂，头部清爽。遂停服药与以磨翳药水一瓶，方载著《衷中参西录》八卷，俾点眼上，日十余次，久之肉螺自消。按此证虽系目疾，其原因乃脑充血也（即方书所谓绝巅病）。若充血之甚者，可至血管破裂，血溢脑中，其危在顷刻。若血管微有罅漏出血不多，其人亦多得痿废之疾，此证血管未至破裂而殃及目系，所以目与脑胀疼殊甚而生肉螺也。方书治此证者多龙骨、牡蛎、赭石、磁石诸药，敛之、镇之使脏腑之气血不复上攻，而究不能引已上之气血下行。惟重用牛膝，而以清火降气之药佐之，即能引脑部之充血下行。试观此证，先用承气加石膏，以开其胃，而目与脑之胀疼如故，继服重用牛膝之方，而胀疼顿愈，则药力之区别自见矣。

奉天大北关陆军次长韩芳辰之太夫人，年六十四岁，手指生疔毒，外科徒知外治，不知用药清其内毒，以致毒热挟痰涎上壅，填塞胸胃，不能言语，气息奄奄，呼之亦无知觉。西医治以清痰药水阅三句钟，气息愈微，诊其脉六部皆全重，按有力，知犹可治。遂用蓬砂细末五钱，开水冲化，俱灌之。病家惶恐不敢用，芳辰之妹丈萧本滋力主服之，遂将蓬砂水灌下，须臾吐出痰涎两大碗，霍然醒悟。

奉天测量局帮办冯际唐之幼女年十二岁，温热出疹毒，热太盛，医治失宜，其毒热不能外透而内陷，以致烦躁不安，彻夜不眠，其脉洪实，周身灼热，其疹半隐半透，大便两日未行，与以急救回生丹（方载《衷中参西录》第七卷，系片朱砂钱半，粉甘草细末一钱，冰片三分，薄荷冰二分，为治霍乱之最效药）一钱五分，作四次服，每次服后半句钟饮溜水所煮石膏汤半茶盅（方用生石膏细末三两，以馏水煮两三沸，澄取清汤三盅，所谓馏水者乃蒸汽之水，非街市所卖之汽水也。若无馏水，可将生石膏轧极细，以滚水清取清汤代之）。迟半句钟再服回生丹一次，如此迭服各四次，疹出热退，其病遂愈。

奉天省公署科员赵希尧之幼女年五六岁，头面微似出疹，周身灼热，上焦烦渴，嗜饮凉水，下焦复滑泻无度，脉象浮数有力，重按不实，因谓希尧曰，出疹最忌滑泻，滑泻则疹毒内陷不能外透，甚属危险。疏方必上清其热，下止其泻，而复托毒外出，俾周身皆见出疹，始保无虞。希尧曰：一剂之中能若此之兼顾乎？答曰：如此兼顾亘古原无成方可遵，惟拙著《衷中参西录》中有滋阴宣解汤（方在第五卷，系滑石、生怀山药各一两，连翘、蝉蜕、甘草各三钱，生杭芍四钱），治此证则兼顾无遗，遂为书其方，惟将蝉蜕减去一钱，又谓看护者曰服此药后不可再饮凉水（疹证原不忌凉水，因其滑泻故忌之），宜用微温之开水代之，且此药大能清上焦烦热，上焦之烦热清亦必不若从前之嗜凉水矣。再者药剂甚重，宜煎一大茶盅分数次温服，之后果如法煎服，翌晨视之，烦热滑泻皆愈，上半身强半已出疹矣。即原方加薄荷叶、僵蚕各一钱，玄参三钱，煎汤仍如前，作数次服。翌日视之，滑泻已止，下半身亦皆出疹，惟肌肤犹热，又稍有烦渴之意，遂减滑石之半，加生石膏六钱，服后痊愈。

（见《三三医书》1923）

143. 复竹祥余君书

祥余贤弟青鉴，阅本报十五期殷殷劝愚入同善社，相爱之情深铭肺腑。夫同善社诚有真传，愚非不信然，不可谓同善社外无真传也。愚之来奉固应彼都人士之聘，实兼以访道也。盖奉天之地自古多得道之士，若丁令威、张三丰、纪学唐尤其彰彰者也（奉天宽甸阮国常一百六十四岁，康健如少年，省长岁给以养老之资，想亦得道之士）。至奉之后幸遇良师益友，传以不传之秘，知还丹大道原贵化身。所谓化身者身为金丹，酝酿既入，肌骨澄澈，浸至步日月而无影，浸至身如清气，可隐可现可白日飞升，此乃无上妙丹法。若佛家之圆寂，仙家之坐化，皆非其道也。特其道至为郑重，不遇其人不传，遇其人而未入其门仍不传，且入其门闻道矣，而无传道之资格仍不敢以道传人，兹因与弟至契敢约略陈之于左。

弟于绍报十三卷一号论同善社静坐法，称为达摩真传。夫达摩为中国佛家第一祖，三传至司马道信为第四祖，时有栽松道人求四祖传道，四祖谓老而无情当转世再来，道人即立转为周弘忍，得四祖之传为五祖。夫清修家以无情为正宗，何以无情即不能修道，且栽松道人立地即能转生，已得仙家正果，何以复向四祖求道。盖四祖所传者，为佛家秘宗（佛家有秘宗，即达摩所传之道，亦即化身之道），必藉后天之情，以修先天之性，此坛经所谓淫根即佛性也。

五祖传六祖卢慧能，时当夜半放舟湖心而后相传（盖以相传之道，原系秘宗不得不如此谨慎），其得传之后隐于猎户家七年（有谓十三年者），然后成道。夫佛家最以慈悲为怀，爱惜生命，其隐于猎户家何为？盖佛家秘宗必浑俗和光以求同心侣伴，此六祖坛经所谓有情来下种，因地果还生也。

龙牙禅师偈云，人情浓处道情微，道用人情世岂知，但有人情无道用，人情能得几多时。按此四句，人多误解，盖首句之解，言人情浓处而道情之微妙，即存于其中二句之解，言修道者必用人情而后能修成此道。特知之者甚少耳，至三句、四句之解谓人但知有情不知用此情以修道，倏忽之间遂至老而无情，再欲修道无所凭藉，追悔何及，其警人也深矣。

顺之生人逆之成仙，道书中多有此二语，所谓顺之生人者，阳施阴受也，此夫妇之愚可以与知也，至逆之则成仙句，无非将受者变为施，施者变为受，即老子所谓知其雄守其雌也。此非隐语，原无难解之处，昧者不知，轻信逆转河车之法，独修苦炼致纯阳不化，胃脘结成顽白骨，阻塞食道（说见吴鞠通医案）。此《西游记》所以有车迟国一篇之警戒也。

此时道书多端讲房中术者，损人利己固非正法，即“悟真篇”所谓白虎首经者，亦非无上尚妙丹法，惟吕祖全书载有百字碑谓，更有妙丹法以下云云，共百字宜细参也。

此道可征之于易，易谓一阴一阳之谓道，此言阴阳成对待之体，但阴不可谓道，但阳亦不可谓道也。又谓一阴一阳互为之根，此言阳以阴为根，而阳可长存，即阴以阳为根，而阴亦可长存。细参此互字，非但利于阳并有益于阴也。易又谓寂然不动，感而遂通。此二语颇形容尽致。所谓寂然不动者，色即是空也（色字不可泛解）。所谓感而遂通者，空即是色也。

此道又可征之《内经》，《内经》谓两精相抟谓之神。所谓两精者，一阴一阳之谓也。所谓相抟者，盖以阴抟阳，其神可长留于天地，以阳抟阴，其神亦可长留于天地，亦即阴阳互根之理也。

统观以上数节，圣经佛语融会一贯，同善社纵有真传，岂能外此而更有妙法乎。

八仙中有篮采禾者，即唐代诗人陈陶其诗有：“可怜无定河边骨，犹是春闺梦里人”之句。又有“劝君莫问封侯事，一将功成万骨枯”之句。因其夫妇偕隐同修大道，携篮采山中野禾食之，遂以篮采禾名。

元初有邱真人，慨大道之不明，托于戏言著《西游记》一书，以明还丹大道，后又得悟一子，为之注解。几至阐发无隐，若悟空之求道，及通天溪、女儿国、缠丝洞诸处，将其正文及注解一一细阅，当得入道门。径且贤弟述养真子之言，谓不可去人伦以求道，是诚见道之言，所谓大隐在市朝也。此复即候。道祺。

（见《三三医书》1924）

147. 复李祝华君书

祝华先生伟鉴，过蒙奖誉，感愧交集，仆自学疏才浅，混迹医界，徒为滥竽，又何敢为人师乎。然深感先生痛家庭之多故而发愤学医，担箕负笈，遍访于江淮汝泗，以求师资之。而仆生平之稍有心得，诚有不能自秘者。夫学医工夫原有数层，悉论之累幅，虽今先即第一层功夫言之，则最要在识药性也。药性详与本草诸家，本草皆不足信，可信者惟本经，然亦难尽信也。试先即其可信者言之。如石膏，本经谓其微寒，且谓其宜于产乳，是以《金匮》治妇人乳中虚烦乱呕逆，有竹皮大丸，中用石膏。徐灵胎治陆氏妇产后温热用石膏。仆治产后寒温证，其实热甚剧者，亦恒用石膏（宜用白虎加人参汤，去知母，加玄参，且石膏必须生用）。而诸家竟谓其大寒，未有谓其可用于产后者。又如山茱萸，本经谓其逐寒湿痹，仆遇肢体疼痛，或腹胁疼痛，脉虚者重用萸肉，其疼即愈。因其气血因寒湿而痹，故作疼，痹开则疼自止也。而诸家本草不言其逐痹。本经又谓其主寒热，仆治肝虚极，寒热往来，汗出欲脱，重用萸肉即愈（有案：

载《衷中参西录》第一卷，来复汤下）。诸家不言其主寒热往来也。又如桂枝本经谓其主咳逆，上气吐吸（喘也）。仲景桂枝加桂汤，用之以治奔豚上逆，小青龙汤用之以治外感喘逆（用小青龙汤之例喘者，去麻黄，加杏仁，不去桂枝，则桂枝为治外感痰喘之要药可知），是深悟桂枝主上气吐吸之理。仆屡次用二方，亦皆随手奏效。而诸家不言其能治上气吐吸也。如此者，难枚举试。再言其难尽信者。如人参性本温也，而本经谓其微寒，当归味本甘而微辛也，而本经谓其味苦，诸如此类，或药物年久有变迁欤，或其授受之际有差讹欤（古人之书，皆以口授）。斯皆无从考究，惟于其可信者，则信之，于其不能尽信者，又须自费研究也。是以仆学医时，凡药皆自尝试，即毒若巴豆、甘遂，亦曾少少尝之，犹记曾嚼服甘遂一钱，连泻十余次后，所下者皆系痰水，由此悟为开顽痰之主药，惟服后恶心欲吐，遂与赭石并用（赭石重坠止呕吐），以开心下热痰，而癫狂可立愈。又曾嚼服远志，其味甚酸（本经言其味苦），且兼有矾味。知其性当能敛肺化痰，以治痰嗽，果为妙品。惟多服者，能令人呕吐，亦其中含有矾质之征也。语有之良工心苦，仆于医学，原非良工，然已费尽苦心矣。近集四十余年药物之研究，编为《药物学讲义》一书。中西药品皆备，其要约十万余言，拟于孟夏出版为四期，《衷中参西录》中之第三册（四期《衷中参西录》稿甚多，计三次出版，每次一钜册）以公诸医界，庶可为振兴医学之嚆矢乎。至现印行之《衷中参西录》，原系三期版，合初期二期共集为一书，约二十二万余言，分作八卷辑，为上下两钜册，朋友集资印成。即在敝院寄卖定价大洋一元五角，邮买者不加邮费，有挂号标

五分，寄时挂号，可免造遗失。专此敬复顺颂，道祺

（见《三三医书》1924）

148. 复冉雪峰君问创建医学校规划书

雪峰仁兄雅鉴，为创建医学校，殷殷驰书下问，足见提倡医学之深心也，特是弟才庸识浅，何敢言千虑一得，而重违兄命，敢略陈刍荛之言，以备采择。赵充国云，百闻不如一见，此论用兵也，而用药等于用兵，故学医者，亦耳闻不如目睹。医学校常与医院并立，合为一事，以医院中大夫，充医学校中教员，众学生平日闻于师者，及见师之临证处方，与所言者若合符节，所治之病又皆能随手奏效，则学生对于经见之证，异日经手治疗，自然确有把握也。所可虑者，教员讲衍，无善本讲义可遵。不得不仍取《内经》、《难经》、《伤寒》、《金匮》诸书，为讲义，然如此以教学生，取径太远，非阐十年之功，于此等书不能卒业，即使能卒业矣，而施之于实用，果皆能得心应手乎。是以弟在医院中，教导学生不敢徒慕高远，惟授以拙著《医学衷中参西录》。俾其自阅，于难领略处亦间为讲解，其中一百六十余方，需以三年之久。大抵学生能历睹弟用诸方，以治愈诸证，是以三年期满，皆可行道救人。此非谓《内经》、《难经》诸可废也，因古籍紧要之处，已粗搜罗于拙著之中，而便于领略也。我兄医界国手，负时重望，当广搜群籍撷其精，参以西学择其粹，尤当独其见解，发古人所未发，补中

西所未备，撰为医学新讲义，以教导生徒，诚千古之慧业也，济世之仁术也，岂不美哉。兄其勉旃，弟日望之矣。下略。

（见《中医杂志》1933）

149. 答医界同人问双修之道

一阴一阳，互为之根，天地之所以长存也。而欲长存于天地之间者，自当以天地为法，于是双修之道出焉。是以“佛经”有色即是空，空即是色之语（色字非泛言）。《道经》有：知其雄，守其雌之语（双修当以女为男，以男为女），皆双修之道，所由起点也。迨至后世释家六祖坛经，谓淫性即是佛性。道家“紫阳悟真篇”谓未炼还丹莫入山，山中内外尽非铅。此般至宝家家有，只是愚人识不全。则显然揭出矣。至仆所谓双修者，又与他书所言双修之道不同。何者？他书虽言双修，或言同心侣伴须三人，或言必须白虎首经，而仍非双修成之正道，吾儒或有不取焉。仆之所谓双修，纯本一阴一阳互根之理，即此夫妇居室之常，不失其道，自能同登仙缘，又何取乎侣伴三人，又何需乎曰虎首经也。然此道非少年所能辨，盖因此道纯用先天之气，少年后仍然不衰，而后天血气之性，至此已平，始可以言双修。此欲双修者，不可不先讲清修也。夫清修之功，何由昉，亦昉于静坐而已。夫静坐之功，当凝神入气穴，人之所共知也。然当用脑中之元神，不宜用心中之识神。元神者，无思无虑，自然虚灵也。识神者，有思有虑，灵而不虚也。用识神则又着相之弊，用元神则有天道下济光明，无心成化之妙。迨至静坐功深，元阳充足，征兆呈露，气机外动，此时又宜用采阳生功夫。然阳之生也，多在睡眠之际，偶然知觉，宜急披衣起坐，先急呼气数口，继徐呼气数口，又继则徐而且长，呼气数口，且当其呼气外出之时，心中识神，宜注意下降，与肾气相团结。呼气外出之时，肾气在呼气上升，自与下降之心神相遇，此道家所谓吸升呼降之功，亦即所谓巽风倒吹之功（拙著《衷中参西录》第一卷敦复汤后论之甚详，可参现），以收回元阳。善静坐之时，用脑中元神者，文火也；采阳生之时，用心中识神者，武火也（至双修之文武火，则左右分矣。“悟真篇”明载之）。文火武火，互用不熄。气海之元阳充实旁溢，督脉必有骤开之一日，此是周身如醉，神情如痴，统体舒畅、愉快，莫可名言，道家书所谓药产者是也。由此工夫纯粹，药产屡见，又可由督脉以通任脉，盖通督脉可愈后身之病，通任脉可愈前身之病，督任皆通，法轮常转，精神日健，百病消除，至此可以长生矣。特是督脉之通，火候到时，可纯任天机之自然。至由督脉以通任脉，火候到时，又须稍助以人力。至于火候如何为到，人力如何运用，此中原有师传口诀，至为郑重，不可轻泄。仆幸得真传，不肯自私。拙著《衷中参西录》第八卷之末，论治梦遗运气法，曾详言其理。有志清修者，细观其处，自能会悟，兹不复赘也。工夫至此，骨骼变化，神明顿开。若欲进求双修，以成还丹大道，自能悟其门径，再遇名师益友，略为指点，即得其玄妙无难也。若更欲藉医术救世，以求功德圆满，尤能于医学别有会心，此哲学之理，大有益于医学也。仆生平有志哲学而未逮，原不敢自命为哲学中人，而偶有会心，恒可通之于医，彼注重西法者，犹议仆不，而不欲采取乎。

（见《三三医报》1924）

论文选编索引

一、研究性论文

1　论中医之理多包括西医之理沟通中西原非难事（27、3；医界春秋；9期）

2　论中西之药原宜相助之理（25、10；三三医书；3卷9期）

3　元气诠（24、9；三三医书；2卷5期）

4　大气诠（24、10；同上；2卷9期）

5　深研肝左脾右之理（24、12；同上；2卷15期）

6　续申左肝右脾之研究（25、3；同上；2卷24期）

7　论先天元气与人身之关系（1934年；中医世界6卷3期）

8　论哲学与医学（29、8；中医世界；1卷2期）

9　论人身君火相火皆有先后天之分（30年；如皋医学报五周合刊）

10　医学宜参看丹经论（28、7；医界春秋；25期）

11　少阳为游部诠（21、6；医学杂志；1期）

12　论用药胜病为主不拘分量之多少（25、6；三三医报；2卷31期）

13　人身神明诠（25、5；三三医报；2卷31期）

14　心与脑之知觉运动（ 28、4；卫生报19期P146 ）

15　谈七伤（29年；上海医报P201）

16　内肾、外肾、睾丸在人之功用（29年；上海医报P222）

17　《伤寒论》中有治温病初得方用时宜稍变通说（26、5；三三医报；3卷28期）

18　论《伤寒论》少阴篇桃花汤是治少阴寒痢非治少阴热痢（24、1；三三医书；1卷16期）

19　伤寒风温始终皆宜汗解说（23、6中医杂志8期）

20　《伤寒论》以六经分篇未言手经及足经后世论温病者言入手经不入足经且谓温病不宜发汗之质疑（27、12，医界春秋，18期；26、6 三三医报 3卷30期）

21　论冬伤于寒春必温病及冬不藏精春必温病之治法（30、9；中医世界；2卷9期；32年；神州国医学报；1卷3期）

22　温病之治法详于伤寒论解（26、9；三三医书；4卷4期）

二、临床性论文

23　论火不归源治法（25、8；三三医书；3卷2期）

24　治虚劳证宜防汗脱说（27年8月；医界春秋；14期）

25　续断筋必效（29、7 幸福报 122期）

26　温病结胸与寒痰结胸相并治验（24、6；三三医报；1卷31期）

27　温病虚极并大气下陷（31、11；医界春秋；65期）

28　答邓卓卿问痫风治法（28、12；医界春秋；30卷）

29　三家磨刀水可治痫风（29、9、21；幸福报；137期）

30　痫风论治（30年 幸福报 176、177期）

31　治下焦寒凉泄泻及五更泻方（30年 幸福报 226、227期）

32、33、34、35　论吐血衄血之原因及治法（30、2、15、18、21、24日，幸福报，185、186、187、188期；29、11，医界春秋，40、41期）

36　论吐血衄血不可但用凉药及药炭强止其血（25、8；三三医书；3卷2期）

37　肝病治法（31、3、24日；幸福报；308期）

38　肺病之治法（30、9、21、24、27、30日；幸福报；257、258、259、260期；如皋医学报汇刊本 1930）

39　治肺病便方（28、6 卫生报）

40　总论喘证治法（23、10 三三医报；卷5期）

41　肺痨咳嗽治法（28、4 卫生报 19期）

42　治肺痨咳嗽要方（30、6 幸福报 223期）

43　治肺病发热咳吐脓血方（30、6 幸福报 224期）

44　论治淋证（21、10；医学杂志；3期）

45　答严坤荣君代友问痰饮治法（23 年；三三医报；1 卷 1 期）
46　答金履升君代友问治吐血后咳嗽之法（23、5；同上）
47　论气臌治法（24、6；绍兴医药学报；1 卷 6 期）
48　论血臌治法（同上）
49　论脑充血之原因及治法（26、5，三三医书，3 卷 28 期；）
50　脑充血之原因及治法（30、8 中医世界 2 卷 8 期）
51　脑充血秘方（34、8；幸福杂志；11、12 期合刊）
52　治脑充血便方（28、6 卫生报 26 期）
53　新拟治消渴方（26、5；三三医报；3 卷 28 期）
54　论消渴治法（30 年；如皋医学报五周汇刊）
55　因凉而得之吐血治法（34、4；幸福杂志；7 期）
56　神昏谵语之原因及治法（29 年；上海医报 P164）
57　论胃气不降治法（30 年；如皋医学报五周汇刊）
58　噎膈论治（同上）
59　论噎膈及反胃治法（26、1；三三医书；3 卷 17 期）
60　论中风之原理及治法（31、4；医界春秋；60 期）
61　脑贫血与肢体痿废之关系（34、7；大众医药学刊；9、10 期合刊）
62　论冲气上冲之病因病状病脉及治法（25、3；三三医报；2 卷 22 期）
63　麦苗善治黄疸（29、10、3；幸福报；141 期）
64　论黄疸有内伤外感及内伤外感兼证并详治法（26、1；三三医报；3 卷 16 期）
65　用金匮硝石矾石散治愈内伤黄疸医案（23、10；三三医报；1 卷 8 期）
66　申论黄疸治法（24、12；绍兴医药报；12 期）
67　虚劳温病比忌橘红说（25 年 8 月；三三医书；3 卷 2 期）
68　论鼻渊与脑漏之异同（1924；绍兴医药学报 6 卷 6 期）
69　胡莱菔能解砒石毒（29、9、30；幸福报；140 期）
70　少年温病痧疹治验记（23、11 中医杂志 9 期）

71　治小儿温疹兼泻泄方（30、6 幸福报 225 期）

72　论龙骨之由来及龙骨入药之功效（24、6；三三医报；1 卷 31 期）

73　论治疗应重用大黄（24、5；三三医报；1 卷 30 期）

74　野苋菜根为治霍乱之良药（29、4；康建杂志；1 卷 4 期）

75　山药解（29、9；同上；1 卷 9 期）

76　77、78、79、80：石膏煅用性同卤水生用直如金丹说（30 年；医界春秋；42、45、46、47、48 期）

81　石膏煅用即为鸩毒之警告（30 年；如皋医学报五周汇刊）

82　论石膏不可煅（23、11 中医杂志 9 期）

83　论石膏善解疮疡热毒（同上）

84　85、石膏论（药物）（22、4、6；医学杂志；6、7 期）

86　石膏煅用即同卤水说（33、8 医学杂志 69 期）

87　论鲜茅根生石膏与西药阿斯必林并用可代羚羊角（33、2；神州国医学报；1 卷 6 期；）

88　三七治验（25、9；中医杂志；16 期）

89　论三七有殊异之功能（27、8；医界春秋；14 期）

90　答黄雨岩君问有谓三七是破血之药非止血之药者《衷中参西录》中治吐衄之方多用之究竟其性何如（1924、4；三三医报；1 卷 25 期）

91　鸡内金解（23、7；三三医报；1 卷 3 期）

92　小茴香辨（28、6 卫生报 26 期）

93　答黄雨岩君问小茴香或云有毒用至三钱以上即足伤人《衷中参西录》温通汤用小茴香至一两岂无妨碍乎（24、4 三三医报；；1 卷 25 期）

94　牛肉反红荆之目睹（28、7 卫生报 29 期）

95　论白虎汤及白虎加人参汤之用法（26、5；三三医报；3 卷 28 期）

96　历序用小青龙汤治外感痰喘之经过及通变化裁之法（25、9；同上；3 卷 7 期）

97　论李东垣补中益气汤所治之喘证（23、11；中医杂志 9 期）

98　治肠结兼呕吐验案（30、7、3；幸福报；181 期）

99　重用赭石治胃气不降验案（30 年 2、6；同上；182 期）

100　治吐血单用赭石验案

101　一个内伤外感相并成结胸险证（28、11 幸福报 39 期）

102　瘰疬验方（中西各一）（1930 年；如皋医学报五汇刊本 ）

103　腹痛治验出疹喘泻治验（同上）

104　小便秘治验（同上）

105、106　怪病奇治（29、1 月 16、19、22 日；幸福报；62、63、64 期）

107　论室女月闭血枯治法（28、12；医界春秋；30 期）

108　答人问胞中子宫气海儿枕（1925 三三医报 2 卷 23 期）

109　答唐秋成君问白翳治法（24、4；三三医报；1 卷 26 期）

110　阅刘华封君烂喉痧证治辨异书后（27、1；三三医报；4 卷 17 期）

111　论痢证治法（同上）

112　治痢之方（29 年；上海医报）

113　痢疾治验笔记（29 年 上海医报 P405）

114　论治痢（22 年 8 月；医学杂志；8 期）

115、116、117、118、119　痢疾证治详论（1928、10；卫生报 41、42、43、44、45 期；）

120、121　治痢最要药（28、11；卫生报；47、48 期；）

122　西法治痢之方（28、12 卫生报 49 期，P386）

123　论伤寒霍乱之病因及治法（22、4；医学杂志；6 期）

124　温病结胸与寒痰结胸相并治验（24、6 三三医报 1 卷 31 期）

125　论治疯犬伤方（33、6；神州国医学报；1 卷 10 期）

126　评论猩红热治法（31、10；医界春秋；64 期）

127　治鼠疫之原因及治法（24、12；绍兴医药学报；1 卷 12 期）（26、8；三三医报；4 卷 3 期）

128　论卫生静坐法（23 年；中医杂志；6 期）

129　论医士当兼用静坐之功以悟哲学（25、4；医学杂志；24 期）

130　志诚堂医案（31、6；医界春秋；60 期）

131、132、133　志诚堂医案（1933、6；神州国医学报；1 卷 1、2 期）

134　喉症治验（28年；幸福报；27期；）

三、其他论文

135　敬致医界诸同人书（1924、9；三三医报；2卷6期）
136　答萧介青先生书（26、9；三三医报；4卷4期）
137　答人问泌尿道路（25、8；三三医报；3卷2期）
138　慈溪张生甫先生医学达变序（25、1；三三医报；2卷16期）
139　《金匮广义》序（24、7；三三医报；2卷3期）
140　周禹锡伤寒金匮三字经序（1925、12；同上；3卷14期；）
141　张山雷先生中风斠诠序文（25、3；同上；2卷22期）
142　杨如侯先生灵素生理新论序（23、11；同上；1卷12期）
143　黄纂医学要诀四种序（24、11；三三医报；2卷10期）
144　儿科诊断学序（26、9；三三医报；4卷4期）
145、146　致周小农君书（23、10；三三医报；1卷7期4卷17期）
147　致周小农君书（24、7；同上；2卷3期）
148　慈溪医学博士张生甫先生六旬初度（25、1；三三医书；2卷16期）
149　答徐韵英君疑问四则（23、5；同上；1卷1期）
150　呈请同人书（同上）
151　复刘希宪君书（23、7；三三医报；1卷2期）
152　敬致医界同人书（24、9三三医报2卷6期）
153　第一辑三三医书评（25、2三三医报2卷21期）
154　寄周禹锡君书（26年；三三医报）
155　复王肖舫先生书（27、1；同上；4卷17期）
156　致王宇高先生书（1928年；中医新刊；7期）
157　再致王宇高先生书（同上；8期）
158　答吴玉纯君书（25、2三三医报2卷17期）
159　致俞鉴泉君书（一）（同上）
160　致俞鉴泉君书（二）（同上，2卷18期）
161　和胡天宗君五旬自寿原韵（23、5；三三医报；1卷1期）

162 致山西中医改进研究会书（23、10；三三医报；1 卷 8 期）

163 临症随笔录（同上）

164 复竹祥余君书（24 年；同上；1 卷 19 期）

165 复李祝华君书（同上；16 期）

166 复冉雪峰君问创建医校规划书（1933、6；中医杂志；7 期）

167 答医界同人问双修之道（24、12；三三医报；2 卷 14 期）

出版后记

2007年在做《中医临床家代表作》系列丛书中的《中医火神派三书》、《灵素商兑与群经见智录》、《圆运动的古中医学》时，通过对中医图书现状的一些了解，我感觉近现代一些中医名家的作品在上世纪初及二三十年代确有承上启下的作用，就是时至今日也不乏传承经典启迪思路的作用，这部分选题包括一些近现代中医大师撰写的对中医古典理论在临床运用的再认识，诸如恽铁樵的《伤寒论研究与临证演讲录》、曹颖甫的《经方实验录》《伤寒发微》《金匮发微》、陆渊雷的《伤寒论今释》《金匮要略今释》等，甚或是《胡希恕伤寒论讲座》、《胡希恕金匮要略讲座》、《赵绍琴温病讲座》、《任应秋医学讲稿文集》等，书中融入这些临床家个人对典籍的理解和运用典籍的临证经验。它的价值在于理论指导实践，实践印证理论，对我们的读者有很大启迪作用，也是中医传承上的一项重点工作。之后，我们陆续编辑出版了一系列民国时期及当代的名医名家之作。

常言说"踏破铁鞋无觅处，得来全不费功夫"，一次在玉田开全国王清任学术研讨会的时候我遇到了中医科学院文献学专家伊广谦先生，当时谈起正在陆续编辑出版的民国时期的医家著述，谈到对那个时期医家医著对后人的影响具有承上启下巨大作用时，竟有一种英雄所见略同、知音相见恨晚的共鸣。巧得很，当时伊先生带着神秘和狡黠的神情说：我有一个选题可以推荐给你，在我迫不及待地追问下，伊先生便详细地介绍他们单位曾经做过的一个科研课题，该课题完成的是文献名录，但在整理过程中搜集到了近千万字的上世纪众多医家撰写的在报刊上发表的文章等资料。事后引荐我们拜访了有关课题的负责人王咪咪副研究员，当即确定以1900～1949年的中医及相关期刊上的医学论文为依据［个别医家因其论文的连载及学术的延续性，可到建国初期（1955年）以前］，由王咪咪副研究员担任主编，编纂一套《二十世纪初中医名家医学文集丛编》，随后商讨了选题计划、编写方式及体例。

从2008～2011年，经过3年多的时间，我们陆续完成《二十世纪初中医名家医学文集丛编》第一集300余万字的编辑工作。二十世纪初，虽然经过新文化运动倡导白话文的洗礼，但民国间期刊论文90%以上以竖排本、繁体字、无标点（有的有句读）形式出现，同时文白夹杂，引经用典无时不在，自造词语、错白字现象比比皆是，给编校工作带来了巨大的困难。这其中仅编辑体例的确定，就经过无数次商讨、修改，征求同行及有关专家的意见，最后定稿如文集前编辑体例。历经三年、几经编辑校勘，终于完成编校并付梓出版。

《医学文集丛编》把二十世纪百位中医名家在此期间发表的优秀论文汇集成册，且在书前编撰完整、真实、客观的生平介绍，重现这些历史名家的风采，充分展现这些医家全面的医学成就，从另一个侧面客观地反映了这百年间的中医发展史。

这些资料历经七、八十年甚至近百年时间，保存至今都已相当宝贵。《医学文集丛编》的出版，可以说填补了一项空白，一段历史文献的空白，正像中国中医科学院李经纬研究员所说，《二十世纪初中医名家医学文集丛编》的出版“是系统研究中国医学史、中医文献发展及医家个人学术经验不可缺少的宝贵资料。”

对于一个以弘扬中华文化为中心；以学术的传承和普及教育为基本方向；以中国传统医药学、地学、生物学为主的科技图书为重点，走内涵式增强实力的稳步发展道路，建设有一定出版特色、有读者认可的品牌产品的小而强的专业性出版社的学苑人来说，能为中医药事业的传承做些许贡献是我们的荣幸，因此在这里我们要特别感谢文集的编纂者王咪咪老师，没有她的呕心沥血的努力工作，就没有文集的诞生；感谢伊广谦老师，没有他文集就不会在学苑出版，同时还要感谢伊老师无私地为本文集提供部分图片资料；感谢编审高振英老师，以编辑出版专业角度为本文集做了大量的审校工作、并提出了宝贵的意见和建议；特别还要感谢的是为本文集撰稿的各位专家学者，是他们给予的诸多支持，使本文集锦上添花，是他们那专业而有文采的文章，在近百年前诸多的医家与今天的读者之间架起了一座跨越时空的桥梁。

本论文集所收论文有的已距今百年，大部分也七八十年了，故字词句用法、语言断句有的与今日之文章有很大差异。编校疏漏在所难免，敬请广大读者批评指正，以便我们在重印时及相继陆续出版的文集中不断地修订与完善。

学苑出版社医药编辑室

陈　辉

2011 年 5 月 18 日于黄村

编著者简介

王咪咪，副研究员。曾任中国中医科学院中国医史文献研究所文献室主任。兼任中华中医药学会文献学会委员、中国药学会药史分会委员、北京中医药学会基础理论分会秘书。硕士生导师。研究方向：中医文献研究。

参与国家新闻出版署课题《中华大典·药学分典》的编纂工作，任副主编；参与国家科技部在研课题《海外回归中医善本古籍的电子版保存》；主持国家中医药管理局2004年中标课题：1949年前中医期刊及相关文献的收集研究与数据库的建立等项目。

主编、副主编或编委编著的学术著作有：《全国中医图书联合目录》、《敦煌古医籍考释》、《本草纲目索引》、《唐容川医学全书》等三十余部。发表的论文四十余篇。